Documenta Paediatrica Band 20
Separata aus „der kinderarzt"
Herausgegeben von Theodor Hellbrügge

Die neurophysiologischen Grundlagen der Rehabilitation

Von Gino Gschwend

Redigiert von
Theodor Hellbrügge

HANSISCHES VERLAGSKONTOR H. SCHEFFLER · LÜBECK
1994

Documenta Paediatrica Band 20
Herausgegeben von
Theodor Hellbrügge · München

ISBN 3-87302-083-1 2. Auflage 1994
ISBN 3-87302-067-X 1. Auflage 1991

Alle Rechte, auch des Nachdrucks, der Wiedergabe in jeder Form und der Übersetzung behalten sich Urheber und Verleger vor. Es ist ohne schriftliche Genehmigung des Verlages nicht erlaubt, das Buch oder Teile daraus auf fotomechanischem Wege zu vervielfältigen und unter Verwendung elektronischer bzw. mechanischer Systeme zu speichern, systematisch auszuwerten oder zu verbreiten.

© **Hansisches Verlagskontor · Lübeck 1994**

Satz: Beleke KG, Essen – Druck: Max Schmidt-Römhild, Lübeck

Inhalt

Vorwort	5
Geleitwort	7
Die Neurophysiologie in der Übersicht	9
Das Sehen	46
Das Hören	59
Der Hautsinn	68
Der Geschmack und der Geruch	79
Der Integrator	86
Die Sprache, die Schrift und das Rechnen	114
Die Motorik	140
Das Gleichgewicht	173
Das menschliche Instinktverhalten	184
Das Spielverhalten	217
Das vegetative Nervensystem	219
Die Bewußtseinssteuerung	234
Der Rehabilitations-Bedarf des Säuglings	246
Die neurophysiologischen Zeitmarken der Entwicklung	248

Anschrift des Verfassers:

Dr. med. Gino *Gschwend*
FMH Neurologie
Haldenstr. 11
CH-6006 Luzern

Vorwort

Keine Läsion ohne Rehabilitation. Damit ist der Stellenwert der Rehabilitation bereits umschrieben.

Wie aber soll rehabilitiert werden?

Das ist eine ganz andere Frage, die nicht um die Neurophysiologie herumkommt, weil die Neurophysiologie jenes System studiert, das den ganzen Körper sowohl in seiner Innenwelt wie auch bezüglich seiner Auseinandersetzung mit der Außenwelt steuert. Noch mehr, dieses System steuert sogar sich selber. Es heißt Nervensystem.

Die meisten Kenntnisse der menschlichen Neurophysiologie (auch hier als Grundlage des neurophysiologischen Modells verwendet) stammen aus den unerwünschten Experimenten der Natur, wenn sie nämlich kleine Ausfallsherde (zB bei der Multiplen Sklerose, bei kleinen Tumoren oder bei kleinen Gefäßverschlüssen), oder aber umgekehrt Reizherde (epileptische Herde) setzt. Die entscheidende Voraussetzung dazu liefert das gute Auflösungsvermögen der darstellenden Methoden wie der Magnetresonanz-Tomographie oder der Positronenemissions-Tomographie.

Mit den enormen Fortschritten der Untersuchungstechniken werden ständig neue Erkenntnisse gewonnen, was besagt, daß die Neurophysiologie in voller Entwicklung begriffen ist, daß sie also lebt.

Aber auch diejenigen Menschen leben, die jetzt und nicht erst dann Rehabilitation nötig haben, wenn man möglichst alles über das Nervensystem weiß, was sowieso nie ganz der Fall sein wird. Dennoch bietet die Neurophysiologie schon heute trotz dem jungen Alter von erst etwa 100 Jahren einen festen Boden für den Aufbau der am besten angepaßten Therapie-Strategien. Dies ist um so bedeutungsvoller, als es mit zunehmendem Durchschnittsalter zu immer mehr Hirnschädigungen kommt.

Noch wichtiger als im Erwachsenenalter ist die Rehabilitation im Kindesalter, weil in diesem Alter Neurone einprogrammiert werden können, die die Funktion verlorengegangener übernehmen.

Und wo nichts mehr herausgeholt werden kann?

Auch hier ist das Wissen um die Neurophysiologie wichtig, zeigt sie doch die Grenzen auf, über die hinaus jede Zielsetzung sinnlos wäre und nur zur Frustration des Behinderten führen würde.

Das heutige Wissen erschließt die heutigen Möglichkeiten, und es soll dem Behinderten ein Trost sein, daß sich mit zunehmendem Wissen die Möglichkeiten zunehmend verbessern werden.

Gino *Gschwend,* Luzern

Luzern 1990 und 1994

Geleitwort zur 2. Auflage

Schon nach 3 Jahren ist es notwendig, eine zweite verbesserte Auflage des Buches von Dr. Gino *Gschwend* „Die neurophysiologischen Grundlagen der Rehabilitation" herauszubringen. Diese Auflage entspricht dem Dialog, der durch die zahlreichen Lehrgänge, die Dr. *Gschwend* im Rahmen der Entwicklungs-Rehabilitation teils in München, teils in Brixen abgehalten hat. Dabei stießen seine Vorstellungen über die Grundlagen gerade der Rehabilitation im Kindesalter auf großes Interesse. Ich bin sicher, daß dieses Interesse auch der 2. Auflage seines Buches entgegengebracht wird und wünsche ihr eine weite Verbreitung.

Professor Dr. Dr. h.c. Theodor *Hellbrügge*   1994

Die Neurophysiologie in der Übersicht

Die Neurophysiologie betrachtet die Leistungen des Nervensystems unter dem Aspekt des Leistungsvermögens sowohl der einzelnen Nervenzellen als auch der hinsichtlich der Rehabilitationsstrategien so wichtigen Nervenzell-Verbände. Diese Verbände sind denn auch für das menschliche Tun und Erleben von entscheidender Bedeutung.

Die bioelektrisch-biochemische Innenwelt des Hirnes

Das zelluläre Bereitschaftspotential. Das ganze gewaltige Leistungsvermögen des Hirnes geht auf bioelektrische und biochemische Prozesse zurück. Dank der Energie aus den Verbrennungsprozessen von vorab Zucker kann die Nervenzelle (Neuron geheißen, Abb 1) eine bioelektrische Spannung an der Zellmembran aufbauen, und zwar dadurch, daß positive Ionen (vorab Na^+) mittels spezieller Ionenpumpen aus dem Zellinnern in das Milieu außerhalb der Zelle gepumpt werden. Umgekehrt wird etwas weniger ausgiebig K^+ ins Zellinnere genommen (Abb 2). Das daraus entstehende osmotische Gefälle gleichen negativ geladene Ionen (vorab Cl^-) aus, die sich im Zellinnern anhäufen. Die daraus entstehende bioelektrische Spannung zwischen innen und außen beträgt -80 mV (Millivolt, Abb 2a).

Die Erregung. Erweitern sich an irgendeiner Stelle des Neurons die Na^+-Kanäle, so daß Na^+ durch die Membran in die Zelle einbrechen kann, entsteht eine Potential-Schwankung (Erregung) von -80 m auf $+30$ mV. Diese Schwankung wird schon nach ½ msec (Millisekunde) von den K^+-Kanälen mit einer

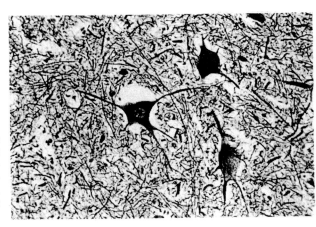

Abb 1: 3 Neurone mit ihren gewaltigen Verästelungen im Dienste des Informationsaustausches (die Dendriten sammeln die Informationen ein, der Neurit resp das Axon gibt sie anderen Neuronen weiter)

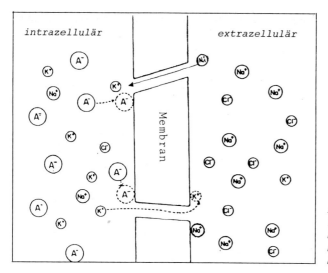

Abb 2: Die Zellmembran mit Poren für den Ionendurchtritt bei der Erregung (A^- = Anionen, Cl^- = Chlor, K^+ = Kalium, Na^+ = Natrium)

ebenfalls kurzen Erweiterung beantwortet, so daß K^+ ausströmen kann. Dies bedeutet, daß die Potentialschwankung wieder rückgängig gemacht wird. Kaum geschehen, werden alle Ionenkanäle wieder eng (Abb 2a).

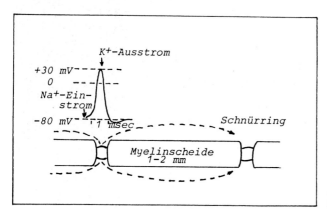

Abb 2a: Die Erregung von Schnürring zu Schnürring

Dieses Geschehen könnte sich 1000 × wiederholen, bis die Ionenkonzentrationen ausgeglichen wären. Nur sorgen schon lange vorher die Ionenpumpen dafür, daß die ursprüngliche Ionenverteilung wiederhergestellt wird.

Die Leitgeschwindigkeit. Weil die beim Ionenaustausch entstehende Potentialschwankung eine elektromagnetische Feldschwankung darstellt, auf die die benachbarten Na^+-Kanäle mit einer Erweiterung reagieren, pflanzt sich diese Schwankung (Aktionspotential, Erregung geheißen) mit einer Geschwindigkeit von 1 m/Sek fort. Diese Geschwindigkeit wurde dadurch um das 100fache erhöht, daß sich viele Nervenfasern von 1 bis 2 mm langen Myelinscheiden-

Manschetten umwickeln ließen. In den kleinen Manschetten-Zwischenräumen (Schnürringe) löst dann das bioelektrische Feld eines benachbarten Zwischenraumes eine erneute Erregung aus, was ein Hüpfen der Erregung mit einer Geschwindigkeit bis zu 100 m/Sek (360 km/Std) bedeutet (Abb 2a).

Die Synapse. Die Erregung kommt aus den Rezeptoren oder aus spontanaktiven Neuronen und eilt über die Dendriten zum Zellkörper hin und im Neurit (auch Axon oder Faser geheißen) von diesem weg zu kleinen Umschaltstellen (Synapsen geheißen) auf den Zielzellen (ein anderes Neuron, eine Muskelfaser oder eine Drüse, Abb 3). In diesen Synapsen ertrinkt die Erregung, allerdings nicht ohne dadurch das Ausschütten eines Überträgerstoffes (Transmitter geheißen) aus der Synapse auf die Ziel-Zelle zu erwirken.

Dieser Transmitter (Azetylcholin, L-Glutamat, Aspartat, Noradrenalin, Serotonin, Substanz P) löst wie ein Schlüssel im Schlüsselloch eine erneute Erregung aus, so daß die ursprüngliche Erregung mit einer Verzögerung von 0,5 msec weitereilt. Weil die Umwelteinwirkungen (ein Mückenstich zB) erst nach 200 msec bewußt erlebt werden, müssen dazu gegen 400 Synapsenebenen durchlaufen worden sein.

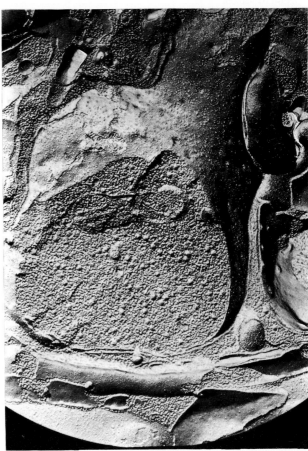

Abb 3: Dreidimensionale elektronenmikroskopische Abbildung einer angeschnittenen Synapse mit Synapsenbläschen und Kontakt zu einem vorbeiziehenden Dendriten

Die Hemm-Synapse. Handelt es sich um Hemm-Synapsen, bewirkt die Transmitter-Ausschüttung eine vorübergehende Blockierung eines Teiles oder der ganzen Zielzelle (GABA = Gammaaminobuttersäure, Adenosin, Glycin).

Modulatoren. Zunehmend an Bedeutung gewinnt die Erkenntnis über die Steuerung der Transmitter-Ausschüttung durch Modulatoren (zB Endorphine).

Das Leistungsvermögen. Mit diesem einfachen biochemisch-bioelektrischen Geschehen bringt das Nervensystem mit seinen 10 bis 100 Mia (Milliarden) Neuronen das ganze gewaltige Leistungsvermögen des Menschen sowohl hinsichtlich der Auseinandersetzung mit der Außenwelt (somatisches Nervensystem), wie der Steuerung der Innenwelt des Körpers (vegetatives Nervensystem) zustande.

Unterteilen läßt sich dieses riesige Geschehen in

– die Umweltwahrnehmung (Sensorik)
– die Integration
– die Motorik
– die Instinkte
– das vegetative Nervensystem
– die Bewußtseinssteuerung und
– das Gedächtnisvermögen.

Die Umweltwahrnehmung (Sensorik)

Da in einer mechanischen, bewegten, lauten, temperaturschwankenden, chemischen und hellen Umwelt lebend, muß das Nervensystem darauf aus sein, all diese Umweltenergien auf die bioelektrische Energie zu reduzieren, dh in bioelektrische Signale umzuschreiben, damit sie zur Kenntnis genommen werden können. Genau das tun

– die Rezeptoren mit Weiterleitung ihrer Signale im dazugehörigen
– afferenten System zum entsprechenden
– Analysator (und weiter zum Integrator).

Hinzu kommt das motorische Reiz-Einsammeln.

Rezeptoren

Entsprechend den verschiedenen Umwelt-Energien gibt es verschiedene Rezeptoren, die wenigstens einige dieser Energien in einem bestimmten, lebenswichtigen Intensitätsbereich bioelektrisch umschreiben (Aufbau eines Rezeptor-Potentials, aus dem heraus fortgeleitete Aktionspotentiale resp Erregungen entstehen). Sie lassen sich zwanglos in die Gruppen der

- Mechano-Rezeptoren,
- Thermo-Rezeptoren,
- Chemo-Rezeptoren und
- Licht-Rezeptoren einteilen (Abb 4).

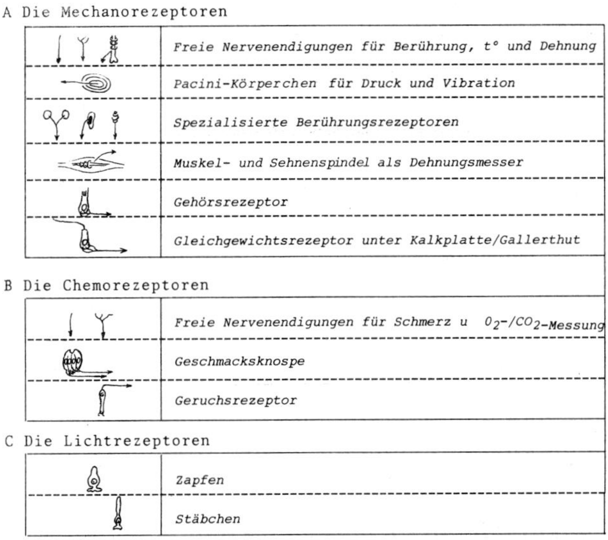

A Die Mechanorezeptoren

	Freie Nervenendigungen für Berührung, t° und Dehnung
	Pacini-Körperchen für Druck und Vibration
	Spezialisierte Berührungsrezeptoren
	Muskel- und Sehnenspindel als Dehnungsmesser
	Gehörsrezeptor
	Gleichgewichtsrezeptor unter Kalkplatte/Gallerthut

B Die Chemorezeptoren

	Freie Nervenendigungen für Schmerz u O_2-/CO_2-Messung
	Geschmacksknospe
	Geruchsrezeptor

C Die Lichtrezeptoren

	Zapfen
	Stäbchen

Abb 4: Die Rezeptoren

Die Mechano-Rezeptoren bestanden ursprünglich und bestehen größtenteils noch heute aus freien Axonenden überall in der Haut, in den Bändern, Gelenken, in der Knochenhaut (somatische) und in den Organen der Körperhöhlen (vegetative Rezeptoren). Nur ein Teil dieser Rezeptoren hat Hilfsstrukturen zugeteilt bekommen, die den Rezeptor verstärken, schützen oder für nur ganz bestimmte mechanische Reize empfindlich machen. So bekamen viele Hautrezeptoren empfindlichkeitsverstärkende Bindegewebshüllen, oder ein Haar als Hebelarm, oder Lamellen, um Vibrationen bis auf 800 Hz hinauf zu registrieren (Pacini-Körperchen). Andere bekamen Sehnen- und steuerbare Muskel-Spindeln.

Einige Nervenzellen im Innenohr haben sogar spezialisierte Epithel-Zellen mit Zilien vorgeschaltet, die ihnen die Umschreibearbeit abnehmen. So die Gehörs-Rezeptoren für die Luftschwingungen zwischen 10 und 20.000 Hz (geschützt durch die Möglichkeit, die Gehörsknöchelchen-Kette und das Trommelfell zu verspannen), die Drehbeschleunigungs-Rezeptoren in den Bogengängen (mit einem Gallerthut über das Rezeptorgrüppchen gestülpt, der je nach Drehung verzögert mit- und wieder zurückschwappt), oder die Gleichgewichtsrezeptoren im Sakkulus und Utrikulus für die Messung der Erdanziehung und ihrer Zieh-Richtung (unter einer Kalkplatte liegend, um je nach Lage des Kopfes nach der einen oder anderen Seite abgeschert zu werden).

Die **Thermo-Rezeptoren** sind letztlich auch Mechano-Rezeptoren, die die *Brown*'sche Schwingung der Moleküle messen. Die einen reagieren auf Wärme, die anderen auf Kälte und sind freie Nervenendigungen.

Die **Chemo-Rezeptoren** reagieren auf chemische Einwirkungen. So sprechen viele Schmerz-Rezeptoren auf Histamin im verletzten Gewebe an. Andere Schmerzinformationen kommen aus der Übersteuerung irgendeines Rezeptors. Hierher gehören auch vegetative Rezeptoren, die die O_2- oder die CO_2-Konzentration im Blut messen.

Eine reizumschreibende Epithelzelle vorgeschaltet haben die Neurone für die Geschmacks-Rezeption. Diese Epithelzellen drängen sich zu ganzen Geschmacksknospen zusammen und schreiben nur ganz bestimmte Reize um, die als süß, sauer, bitter, salzig, metallig oder sodig empfunden werden. Die Geruchsumschreibung schließlich haben die Nervenzellen für so wichtig erachtet, daß dies die Nervenzellkörper, die von einer Schleimschicht zugedeckt im Nasendach hängen, selber machen (die einzigen Neurone an der Körperoberfläche). Für sie muß sich der Geruchsstoff erst im Schleim lösen. Und je nachdem, welche Neurone ansprechen, wird der Geruch anders erlebt (rund 20.000 verschiedene Muster).

Die **Licht-Rezeptoren** sind gleich wie die Geruchs-Rezeptoren Nervenzellkörper, in denen ein einziges Lichtquant bereits so viel Farbstoff zum Zerfall bringt, daß die Zelle dies in ein bioelektrisches Signal umschreibt. Je nach Zelle wird vorwiegend rotes, blaues oder gelbes Licht umgeschrieben, oder aber unspezifischer jede Wellenlänge (also hell-dunkel). Sehr empfindlich für letzteres die Stäbchen (Dämmer-Sehen), während ausschließlich Zapfen für das Tageslicht zuständig sind und durch eine Engerstellung der Pupillen geschützt werden.

Mathematisch betrachtet entspricht die Reizintensitäts-Kurve der Erlebnisintensitäts-Kurve (*Stevens*-Formel):

$E = k (X - X_o)^{nb}$.

E = Energie- resp Erlebnisintensität, k = Konstante des betreffenden Sinnessystems, X = dargebotener Reiz, X_o = eben noch wahrgenommener Reiz (Schwellenreiz), $X - X_o$ = Reizüberschuß über den Schwellenreiz hinaus, nb = schwankender biologischer Potenzfaktor um 1 (zumeist 0,9–1,1), der die Formel entsprechend jedem biologischen Geschehen zur schwankenden Formel macht.

In dieser Schwankung drückt sich vorab auch die Empfindlichkeitseinstellung der Rezeptoren von höher gelegenen Steuerungssystemen her aus.

Afferenzen

Der im Rezeptor bioelektrisch umgeschriebene Reiz (Aktions-Potential, Erregung) heißt Afferenz und wird von speziellen Neuronen (afferentes System, Reizleitungs-System, wozu auch das Rezeptor-Neuron als erstes ableitendes Neuron gehört) zum Analysator weitergeleitet. Dazu gibt es

– eine spezifische und
– eine unspezifische Reizleitung.

Die spezifische Reizleitung

Der spezifische Reizleitungs-Typ vom Rezeptor zum Analysator besteht im Minumum aus 3 langen Neuronen und führt (abgesehen vom Geruch als einzige Ausnahme) über den Thalamus (Eingangstor zum Großhirn) bis zum Analysator (Abb 9, 15, 17, 22, 37, 41; S 50, S 61, S 70, S 80, S 143, S 174) einer oder beider Großhirnhälften.

Allerdings steht diese Neuronenkette an den Umschaltstellen mit dem unspezifischen Reizleitungs-System in Verbindung, so daß das unspezifische ständig darüber informiert ist, was das spezifische zum Großhirn schickt.

Die unspezifische Reizleitung

Nebst dem phylogenetisch jungen spezifischen Reizleitungs-System gibt es ein unspezifisches, phylogenetisch altes, polysensorisches System, das ein gewaltiges Neuronennetz vom Rückenmark (Zwischenneuronen-System) durch das Stammhirn (Formatio reticularis) und durch den Thalamus (unspezifische Thalamus-Kerne) bis ins Großhirn hinein (vorab Basis des Stirn-Hirnes und limbischer Hirnanteil) bildet, auf- und absteigende Neurone enthält und retikuläres System (RS) heißt.

Die Formatio reticularis macht als Stammhirnanteil des RS den Schwerpunkt dieses gewaltigen Systems (Abb 20, S 73) aus. Sie stellt eine Sammelstelle für Afferenzen (deren zeitliches Hintereinander sie als Zeitachse festhält), für Reafferenzen und für motorische und emotionale Integrat-Kopien dar, steuert das Wachsein sowie die Empfindlichkeit der Rezeptoren und afferenten Bahnen mit und verteilt ihre Aktivitäten und damit die eingelaufenen Afferenzen überallhin weiter, im besonderen auch zum vegetativen Nervensystem (koordiniert und aktiviert es bedarfsangepaßt) und über den limbischen Hirnanteil zu den Instinkt-Motivatoren (vorab Sicherungs- und Schmerzmeid-Instinkt).

Die Afferenz-Abänderung

Verstärker- und Schutz-Strukturen stellen bereits erste Reiz-Verarbeitungen schon vor den Rezeptoren dar, indem das Hirn diese Strukturen steuert (Pupille, Mittelohr, äußere Haarzellen im Innenohr).
Efferente Hemmung. Einige Rezeptoren wie für das Hören oder das Gleichgewicht werden durch efferente Bahnen aus dem entsprechenden Sinnes-System und der Formatio reticularis in ihrer Empfindlichkeit gesteuert.
Filterung-Reizabgrenzung. Greift schon das 1. ableitende Neuron (zB beim Geruchssinn) viele Rezeptoren ab, bedeutet dies eine Einengung im Sinne der Filterung. Hinzu kommt spätestens im 2. weiterleitenden Neuron die laterale Hemmung, was einerseits weitere Filterung (Wegfall der Redundanzen), andererseits schärfere Abgrenzung der weiterzuleitenden Afferenzen gegeneinander bedeutet.

Zentrale Hemmung. Auch kommt auf allen Neuronen-Ebenen eine zentrale Hemmung aus der Formatio reticularis (unspezifisch, beim Einschlafen zB) und aus dem Sinnes-System selber (spezifisch) im Sinne einer Anpassung der Afferenzen an die Bedürfnisse des Körpers hinzu.

Die Analyse

Der Analysator ist die letztinstanzliche Reizverarbeitungs-Zentrale im Großhirn, der die Reiz-Eigenschaften von 6 somatischen Sinnes-Systemen mit Detektor-Neuronen vollständig auseinandernimmt (Abb 5). Es sind dies der
- visuelle (Seh-)
- akustische (Hör-)
- somästhetische (Berührungs-)
- kinästhetische (Bewegungs-)
- Geschmacks- und
- Geruchs-Analysator.

Hinzu kommt ein vegetativer Analysator im limbischen Hirnanteil.

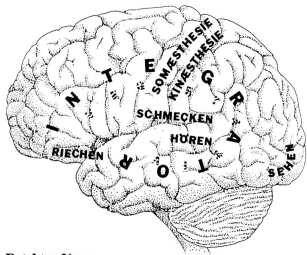

Abb 5: Die 7 Analysatoren im Großhirn (beide Hemisphären) umgeben vom Integrator

Detektor-Neurone

Die Reiz-Analyse geht im Prinzip so vor sich, daß viele Analysator-Neurone nur spezielle Afferenzen-Muster oder Muster-Anteile aus der Flut der einlaufenden Afferenzen-Muster herausgreifen, auf diese Detail-Muster entsprechend ihren synaptischen Verbindungen also ansprechen, sie gleichsam entdecken und daher Detektor-Neurone heißen.

Es handelt sich hier um ein allgemeines, lernfähiges Prinzip, das auch im Integrator weit verbreitet vorkommt und die Kommunikation der Systeme untereinander gewährleistet.

Synaptische Verbindungen. Jedes Neuron hat mehrere tausend synaptische Verbindungen zu anderen Neuronen. Dabei steht das Detektor-Neuron nur mit einer ganz bestimmten Neuronen-Gruppe, zB nur mit bestimmten afferenten Neuronen oder mit bestimmten Instinkt-Motivatoren in synaptischem Kontakt, währenddem die Kombinator-Neurone mit Neuronen verschiedener System-Anteile (intrasystemisch) oder verschiedener Systeme (intersystemisch) synaptische Verbindungen unterhalten.

Im Seh-Analysator sprechen einige Neurone nur auf die Blau-Farbe oder einen vertikalen Strich, eine Ecke, ein Bogensegment etc an, oder nur auf Bewegungen etc. Entsprechend gibt es die Farb-, Form- und Bewegungs-Detektoren.

Andere Detektoren sind für die Bild- und die Größen-Konstanz (Konstanz-Detektoren), oder für das Herausholen der 3. Dimension (Tiefen-Detektoren) zuständig etc.

Im Gehörs-Analysator reagieren analog Detektoren nur auf bestimmte Töne (Vokal-Detektoren), Geräusche (Konsonanten-Detektoren), auf zwei oder mehr Klänge (Akkord-Detektoren), Intensitäten etc. Wichtig hier auch die Diskrepanz-Detektoren, die aus diskrepanten Eingängen die Richtung und die Distanz einer Laut-Quelle errechnen (Richtungs- und Distanz-Detektoren).

Beim **Geruch und Geschmack** sprechen die Analyse-Neurone auf bestimmte Afferenzen-Muster an (Geruchs- und Geschmacks-Detektoren),

bei **der Somästhesie** (Hautsinn, Berührungssinn) reagieren Orts-Detektoren auf den Ort der Reizeinwirkung, Intensitäts-Detektoren auf die Muster-Intensität oder die Intervall-Detektoren auf örtliche oder zeitliche Intervalle etc, und

bei **der Kinästhesie** (Bewegungssinn) reagieren einerseits Analyse-Neurone nur auf Afferenzen aus der Beugeseite eines Gelenkes (Beuge-Detektoren), oder aus der Streckseite (Streck-Detektoren), oder auf die Stellungsänderungs-Geschwindigkeit etc; anderseits Detektoren

des Gleichgewichtes und der Dreh-Beschleunigung auf entsprechende Muster aus den Kalkplatten- und Gallerthut-Rezeptoren.

Die Afferenzen aus den Muskel- und Sehnenspindeln schalten im Extrapyramidalsystem auf die efferente Seite um, ohne über einen kortikalen Analysator in die Bewußtseins-Sphäre vorzustoßen. Entsprechend gibt es keinen Muskel-Sinn.

Die vegetativen Afferenzen stehen im Dienste der vegetativen Steuerung und bleiben im Stammhirn. Werden sie jedoch intensiv, sprechen schwerer ansprechbare Vegetativ-Detektoren des limbischen Analysators an, um die Informationen dem vegetativen Merk-Subsystem und darüber hinaus der Global-Integration weiterzugeben und dadurch erlebt zu werden (zB Atemnot, Herzrasen oder das Orgasmus-Erleben). Entsprechend kann von einem eigentlichen vegetativen Sinn gesprochen werden.

Spontanaktive Neurone

Für die Berührungs-Registrierung sind bereits einige Rezeptoren (einige Ruffini-Körperchen) spontanaktiv, während in einigen anderen Sinnes-Systemen wie für das Hören, das Gleichgewicht oder den Geschmack das erste ableitende Neuron spontan feuert (hält so das System auf Trab). Der Reiz resp Rezeptor modifiziert hier das spontanaktive Muster, so daß die Modifikation dieser Spontan-Muster die weiterzuleitende Information darstellt.

Bei allen anderen Systemen finden sich spontanaktive Neurone vorab ab der Stufe des 2. oder 3. Neurons (zB beim Sehen ab den Ganglien-Zellen), wobei wiederum die Abänderung des spontanen Aktivitätsmusters die Information darstellt, die weitergegeben wird.

Prävalenz-Neurone. Daneben gibt es spontanaktive Neurone, die zu den einlaufenden Mustern hinzu ihre Aktivität abgeben und dadurch die ihnen adäquaten Musteranteile verstärken, was ein Hervorheben bestimmter Informationen bedeutet (im Hör-System zB die Vokale). Sie heißen daher Prävalenz-Neurone (Verstärker-Neurone).

Das Reiz-Einsammeln

Um Reize zu suchen und entdeckten Reizen nachgehen zu können, wird die Motorik eingeschaltet. So die Atem-Motorik für das Schnuppern im Dienste des Geruchs-Sinnes, die Zungen-Motorik für das Belecken im Dienste des Geschmacks, die Nacken-Motorik für das Hinhören, die Arm-Hand-Motorik für das Betasten, und ganz speziell hochentwickelt die Augen-Motorik zur Erweiterung des Gesichtsfeldes zum Blickfeld.

Für all diese Leistungen sind motorische Muster von den Reflexen bis hinauf zur Willkür-Motorik im Einsatz, wesentlich mitmotiviert durch die Instinkte (speziell das Neugierde-Verhalten).

Dank diesen motorischen Leistungen wird der Merk-Ausschnitt aus der Außenwelt zur eigentlichen Merk-Welt.

Die Integration

Die Analysate wieder zusammenbauen muß der Integrator (hieß früher Assoziations-Kortex, obwohl nicht assoziiert, sondern integriert wird). Dazu hat er rund 70% aller Großhirn-Neurone zur Verfügung (den einzelnen Analysesystemen fallen höchstens je 5% zu), womit er das größte Neuronensystem darstellt, das auch die Instinkt- und Bewußtseins-Motivationen (Wachsein, Ruheschlaf, Traumschlaf) übernimmt, die geistigen Leistungen zustande bringt, Gedächtnisinhalte frei abrufen kann und über die Motorik voluptiv-expressiv in die Umwelt eingreift.

Die Leistungsschwerpunkte. Bei einem derart gewaltigen System sind Leistungs-Schwerpunkte resp Teil-Leistungen zu erwarten, wie sie sich denn auch tatsächlich in speziellen Systemen, nämlich den Subsystemen resp den TL-Systemen ausdifferenziert haben (Abb 26 S 87). Es sind dies beim Rechtshänder
- die Merk-Subsysteme (beidseitig)
- das sensomotorische Subsystem (beidseitig, links betont)
- die Subsysteme für die Sprache, die Schrift und das Rechnen (linksseitig)
- 2 musische Subsysteme (rechtsseitig)
- ein emotionales Subsystem (beidseitig)
- ein Subsystem für die Raum-Körper-Orientierung (rechts- und beidseitig)
- ein instinktives Subsystem (beidseitig).

Das Global-Geschehen. Über dem Subsystem-Geschehen resp. TL-Geschehen gibt es das Global-Geschehen als eigenständige Leistung der Global-Integration (GI). Von ihr aus gesehen leisten die Subsysteme die Vorarbeit zur GI. Entsprechend unterscheiden wir zwischen globalintegrierenden und TL-Neuronen, zumal rehabilitatorisch globalintegrierende zu TL-Neuronen umdelegiert werden können.

Das unbewußte Geschehen. Nebst dem bewußten Subsystem- und Global-Geschehen gibt es ein viel weitergespanntes unbewußtes Geschehen, ebenfalls auf der Basis der Subsysteme und der GI.

Der neuronale Aufbau

Am Integrator-Aufbau beteiligen sich vorwiegend
- Kombinator-Neurone
- Detektor-Neurone
- spontanaktive Neurone

Kombinator-Neurone

Kombinatoren gibt es auf jeder Integrations-Ebene.
- Die **intrasystemischen** bauen verschiedene Muster innerhalb eines Subsystems zusammen. So zB aus den Analysaten des Sehsinnes die gesehene Außenwelt zum Außenweltabbild in der Innenwelt (monosensorische Kombinatoren).
- Die **intersystemischen** bauen die Muster verschiedener Subsysteme zusammen. So gibt es Kombinatoren für das Zusammennehmen von Instinkt- und Emotions-Mustern, oder auf der afferenten Seite von verschiedenen Merk-Subsystemen (polysensorische Kombinatoren) für den Merkwelt-Aufbau.
- Die **globalen** schließlich bauen alle inter- und intrasystemischen Aktivitäten zur GI zusammen.

Detektor-Neurone

Detektoren gibt es ebenfalls auf jeder Integrations-Ebene, wobei diese Neurone jedoch nur auf eigens ihnen zusagende Teilinformationen in der GI ansprechen, um sie für das eigene Subsystem einzusammeln. So greifen zB Vegetativ-Detektoren des emotionalen Subsystems vegetative Muster aus der GI auf, um damit das emotionale Subsystem zu aktivieren. Die Subsysteme stehen dadurch über die GI in gegenseitigem fördernden oder hemmenden Kontakt.

Das Detektor-Kombinator-Prinzip. Wenn früher nach Bahnen gesucht wurde, die für die integrative Leistungsvielfalt hätten zuständig sein sollen (und nicht gefunden wurden), so rückt jetzt das Detektor-Kombinator-Prinzip in den Vordergrund. Es besagt, daß lernfähige Detektoren und Kombinatoren auf bestimmte Aktivitäts-Muster der enormen Aktivitätsflut ansprechen und dadurch diese Muster verändern, auf daß wieder andere lernfähige Detektoren und Kombinatoren darauf ansprechen können. Entsprechend entwickeln sich Detektor-Kombinatorkreise mit immer gewaltigeren Kombinationsmustern bis zum Globalintegrat und wieder zurück zu sich ausgliedernden Kleinmustern in der Motorik.

Farblich ausgedrückt sprechen auf ein zB weisses GI-Muster die Detektoren aller Teilleistungssysteme an. Herrschen dabei aber das blaue Sprach- und das gelbe akustisch-musische System vor, wird das Globalmuster grünlich umgefärbt, worauf vorwiegend und besonders stark die Detektoren der grünen Subsysteme (zB der Motorik) ansprechen etc.

Detektoren-Subsysteme. Viele Subsysteme übernehmen die Informationen ausschließlich aus der GI, und zwar über ihre Detektoren, die entsprechend programmiert sind. Daher kann förmlich von Detektor-Subsystemen gesprochen werden. Hierher gehören die Subsysteme für die Sprache, die Schrift und das Rechnen, ferner die musischen, das emotionale, das raum-körper-orientierende und das sonsomotorische Subsystem.

Spontanaktive Neurone

Im Integrator sind mindestens zwei spontanaktive Neuronen-Typen vertreten: die Prävalenz- und die Kreativ-Neurone.

- **Die Prävalenz-Neurone** sind Verstärker-Neurone, die lernbar ein adäquates Integrator-Muster verstärken, was die Aufmerksamkeit auf diese Muster lenkt.

- **Die Kreativ-Neurone** sind ebenfalls spontanaktiv, haben aber die Stabilität des spontanen Musteraufbaus verloren, sind also bezüglich dem Musteraufbau labil geworden und damit fähig, sehr variabel verschiedenartige Muster aufzubauen. Die Integration dieser Muster wiederum bedeutet Selbst-Integration und damit kreatives Geschehen. Entsprechend heißen diese Neurone Kreativ-Neurone (Kreativatoren).

Die neue Leistungsdimension. Diese Selbstintegration ist Reflexion (sich selbst erkennen, sich selbst erleben und sich selbst wollen) und brachte den entscheidenden Durchschlag durch die Schallmauer der Materie in eine neue Leistungs-Dimension, die wir geistiges Leistungsvermögen nennen. Dazu gehören nebst dem Denken, Wollen und Erleben das Erkennen, Reden, Schreiben, Lesen, Rechnen, die musischen Vermögen, die Emotionalität, die Raum-Körper-Orientierung, das Bewußtwerden des Instinkt-Erlebens und Instinkt-Tuns, die zielstrebige Willkür (voluptive Muster) und das Vermögen des freien Gedächtnis-Abrufs.

Integration ist damit eine ständige Abänderung einer gewaltigen funktionellen Struktur, die lernend und auswählend aus der Fülle des Angebotes vorab seitens der Analysesysteme und der eigenen Spontan-Muster schöpft und sich kontinuierlich im wechselseitigen Zuspielen der Neuronenverbände umgestaltend in die Zukunft hinein entwickelt.

Die Merk-Subsysteme

Die Merk-Subsysteme bauen auswählend zusammen, was die Analyse-Systeme auseinandergenommen haben.

Intrasystemische Kombinator-Neurone. Im Verschränkungsbereich der Analyse-Systeme mit dem Integrator haben sich monosensorische Kombinator-Neurone entwickelt, die ihren Vorlieben und ihrer großen Lernfähigkeit entsprechend einige Aktivitäten der Analyse-Detektoren aufgreifen und zum entsprechenden Sinneseindruck (zB das gesehene Pferd) in der Innenwelt zusammenbauen.

Aus diesen in die GI eingespeisten Eindrucksmustern greifen Detektoren anderer Subsysteme (des instinktiven, des emotionalen, der musischen, des raum-körperorientierenden oder des Sprach- und Schreibsubsystems) Aktivitäten heraus, die sie ihren Subsystemen einbringen.

Auch Kreativatoren haben schon hier im Wechselspiel mit der GI zur Folge, daß die Sinneseindrücke (intersystemische Kombinate) bewußt wahrgenommen und durch die hinzukommende Erinnerung erkannt werden (kognitive Leistung, bei Ausfall Agnosie).

Die einzelnen Merk-Subsysteme. Entsprechend den Analysatoren gibt es
 – das visuelle (Seh-)
 – das akustische (Hör-)
 – das somästhetsiche (Berührungs-)
 – das gustatorische (Geschmacks-)
 – das olfaktorische (Geruchs-)
 – das kinästhetische (Bewegungs-) und
 – das vegetative Merk-Subsystem
mit den entsprechenden Teil-Integraten als ihre Leistungen.

Umwelt in der Innenwelt. Intersystemische Kombinator-Neurone fassen die monosensorischen Kombinatoren der verschiedenen Merk-Subsysteme zusammen und bauen damit hinter diesen Subsystemen liegend die bereits globalintegrativ wahrgenommenen und wiedererkannten Sinneseindrücke der verschiedenen Sinne zu einem einheitlichen, wiederum globalintegrativ bewußt erfaßten Umweltgeschehen in der Innenwelt (Merkwelt) zusammen. Es handelt sich hierbei um polysensorische Kombinatoren, während andere, weitergreifendere intersystemische Kombinatoren die Merkwelt mit den Aktivitäten anderer Subsysteme wie des emotionalen, der musischen, des instinktiven, des raumkörper-orientierenden oder des sprach- und des schreib-kreativen zusammenbringen und die Global-Integratoren diese intersystemischen Aktivitäten zum

Ich-Erleben zusammenfassen. In diesem globalen Ich werden die globalintegrativ wahrgenommenen und erkannten Einzelsinneseindrücke wie die ganze Merkwelt denkerisch verarbeitet (pensative Leistung), unter Beteiligung der musischen und des emotionalen Subsystems erlebt (sensitive Leistung) und schließlich über das sensomotorische Subsystem zielausgerichtet beantwortet (voluptive Leistung).

Das sensomotorische Subsystem
(integrative Sensomotorik)

Das sensomotorische Teilleistungs-System dient dem Aufbau der Willkürmotorik (setzt Willensmuster in motorische Muster um) und besteht aus 3 Anteilen:
- rezeptiver
- kreativer
- expressiver

Der rezeptive Anteil enthält das kinästhetische (mechanische) Körperschema, mit dem der kreative Teil arbeitet; der kreative und der expressive Anteil werden als die eigentlichen expressiven Anteile unter dem Begriff der Wirk-Motorik zusammengefaßt.

Als Ausläufer der GI baut der kreative Subsystem-Anteil das voluptive Muster zum kinematischen Bewegungs-Entwurf (zB Geh-Entwurf, Schwimm-Entwurf etc) aus, indem er diesen aus dem rezeptiven Anteil abruft, der Situation neu anpaßt oder überhaupt neu erfindet (eigentlicher kreativer Akt).

Planen. Im engen Zusammengehen der voluptiven Global-Integrate mit der kreativen Subsystem-Aktivität werden verschiedene kinematische Bewegungsvarianten durchgespielt und das günstigste Bewegungsmuster ausgewählt und aufgebaut (zB das Geh-Muster, Radel-Muster, Autofahr-Muster etc). Im mentalen Training werden solche Muster sogar bewußt trainiert, um sie entsprechend den vorgestellten verschiedenartigen Bedingungen im kinematischen Gedächtnis abrufbereit zu halten (zB ein Tennis-Spiel mit verschiedenen verzwickten Varianten).

Die Kineme. Der von der GI ausgewählte, situationsangepaßte Plan wird vom expressiven Subsystem-Anteil übernommen und bewegungsadäquat ausgedrückt. Dies geschieht über verschiedene Kinem-Detektoren, die den Bewegungsentwurf erworbenerweise in eine Abfolge von Kinemen umwandeln (für die Sprache heißen sie Phoneme, für die Schrift Grapheme). Für das Alltagsleben werden etwa 20 Kineme benötigt, die nebeneinander zu Kinem-Mustern-, nacheinander zu Kinem-Folgen resp Kinem-Muster-Folgen zusammengebaut werden.

Die Toneme. Erstarren Kineme zur ruhigen Haltung, gehen sie in Haltungs-Grundelemente, dh in Toneme über. Solche gibt es nicht mehr (wie bei den Kinemen) hintereinander (es gibt nur den Tonem-Kinem-Wechsel), wohl aber nebeneinander als Tonem-Muster. So zB beim Sitzen als Bein- und Armbeuge-Tonemmuster.

Energiebereitstellung. Eine Kopie aller expressiven Wirkmuster geht zur Formatio reticularis, die die Energie-Bereitstellung des vegetativen Nervensystems bedarfsangepaßt steuert.

Sensomotorische Sonderformen existieren für den verbalen Ausdruck (Sprache, Schrift), nicht aber für den nonverbalen (musischen, gestischen, emotionalen).

Die Subsysteme für die Sprache und die Schrift

Selbstähnlich dem Aufbau des Großhirnes mit afferentem (Sensorik), integrativem (Integrator) und efferentem (Motorik) Anteil, gliedern sich die Sprache und die Schrift in einen rezeptiven, kreativen und expressiven Teilleistungs-Anteil.

Der rezeptive Anteil fischt die Phoneme resp Grapheme aus der GI und reiht sie in Korrelation zum systemeigenen Gedächtnis zu verstehbaren Wörtern und Sätzen zusammen. An die GI weitergegeben, werden diese verstandenen Wörter und Sätze überdacht, erlebt und gewollt oder abgelehnt.

Der kreative Anteil. Will der Mensch aber reden oder schreiben, ruft die GI in ihrem sprach-, resp schreib-kreativen Subsystemanteil Satzentwürfe aus dem kinästhetischen Körperschema des sensomotorischen TL-Systems ab, um die ausgewählten Pläne der Situation anzupassen. Diese Entwürfe sind, sobald aus dem kinästhetischen Gedächtnis abgerufen, kinematisch, dh für den expressiven Anteil annehmbar.

In das kinästhetische Gedächtnis aufgenommen sind die Rede- und Schreib-Engramme, die als erfolgreiche Reafferenzen aus den Rede- und Schreiborganen ins kinästhetische Merk-Subsystem gelangt sind. Weil gleichzeitig akustische resp visuelle Reafferenzen in den rezeptiven Anteil einliefen, bildeten sich kinästhetisch-akustische resp beim Schreiben kinästhetisch-visuelle Doppel-Engramme.

Gewählt, übernimmt **der expressive Anteil** den kinematischen Entwurf aus der GI (mittels Phonem- und Graphem-Detektoren), um ihn als Phonem- oder Graphem-Folge auszudrücken.

Die Reafferenzen wiederum laufen über das Gehör in den rezeptiven Sprach- (resp über das Sehen in den rezeptiven Schrift-) und über die Propriozeption in den kinästhetischen Anteil ein, wo sie engrammiert werden.

Phonem-Graphem. Aufgebaut wird die Sprache aus Phonemen (Lauten) resp die Schrift aus Graphemen (Buchstaben, an deren Geometrie sich auch das raumorientierende Subsystem beteiligt), die zu Worten (linguistischer Aspekt) und zu Sätzen (syntaktischer Aspekt) zusammengesetzt werden und einen traditionellen Inhalt zugeordnet bekommen (semantischer Aspekt).

Die musische Komponente seitens der nicht dominanten Hemisphäre macht die Sprach-Melodie bis zum Singen hinauf aus. Sie gliedert sich ebenfalls in eine rezeptive (Musikhören), kreative (Musik komponieren, interpretieren) und expressive Seite (Musik ausführen über die Sensomotorik).

Die emotionale Komponente ist für die Sprach-Emotion wie zB das Lauter-Reden bei Wut zuständig.

Die Raum-Orientierung spielt beim Schreiben (vorab bei der Stenographie) durch Ansprechen von Schreib-Detektoren im Raumorientierungs-Subsystem wesentlich mit.

Das Blindenschrift-Lesen ist ein somästhetisches und kinästhetisches Lesen über eingespielte Detektoren des Lese-Subsystems für entsprechende Muster in der GI, die aus den somästhetisch-kinästhetischen Merk-Subsystemen stammen.

Zahlen und Musiknoten stellen spezielle Grapheme dar, auf die das lernfähige Schrift-Subsystem eingespielt werden muß.

Die limbische Sprache hat nichts mit dem Sprachsystem zu tun. Sie ist eine eigene Äußerungsmöglichkeit, die vom limbischen Hirnanteil in die GI einfließt und von der Wirkmotorik als erklingende Kineme der Brust-Kehlkopf-Mund-muskulatur ausgedrückt wird. Im limbischen Hirnanteil finden sich diesbezüglich relevant das emotionale und das instinktive Subsystem, die zusammen über 36 eigene Lautäußerungen zustande bringen. Diese werden von allen Menschen in allen Kulturen verstanden.

- **Das emotionale Subsystem** bringt als eigenständige Laute den Freuden-schrei, das Lachen und Weinen (für diese beiden Leistungen sind zusätzliche Neuronen-Grüppchen ausdifferenziert worden, Abb 35 S 128), den Wut-schrei, das Zähneknirschen etc. Auch mischt sich diese Motivation der Sprache als Sprachemotion bei (sanft, hart, fordernd etc).

- **Das instinktive Subsystem** hat ebenfalls seine lautbringenden Muster wie den Schmerzschrei, den Wutschrei, das Schmatzen, Sex-Stöhnen etc und kann sich zusätzlich dem verbalen Geschehen als wütende, bebende Laut-stärke oder als leises Gurren beim Liebesgeflüster beimischen.

Das Subsystem für das Rechnen

Ein besonderes, rein kreatives Subsystem ist für das Rechnen da. Es übernimmt via die GI von der Sprache und der Schrift die erkannten Zahlen, operiert mit ihnen und gibt das Resultat via GI über das expressive Sprach- resp Schreib-Subsystem an die Umwelt weiter.

Die 3-dimensionale Raum-Körper-Orientierung

Das Subsystem für die Raum-Körper-Orientierung ist ein Teilleistungs-System, das am meisten verschiedenartige Afferenzen zusammenbaut, sowohl statische wie dynamische (für das statische wie bewegte Körperschema). So kinästhetische, somästhetische, vestibuläre, visuelle und sogar akustische. Hinzu kommen besonders viele Prävalenz-Neurone, die die Aufmerksamkeit auf die Leistungen dieses Subsystems lenken.

Angelegt ist dieses TL-System für die rechte Raum- und Körperseite in beiden hinteren Hemisphären-Hälften (parietal), für die linke Seite jedoch nur in der nicht-dominanten, hinteren Hemisphären-Hälfte, wo auch die musischen Subsysteme liegen.

Dank der gesteigerten Aufmerksamkeit unterscheiden wir sehr präzise zwischen innen-außen, oben-unten, vorne-hinten oder seitlich, aber noch verwechslungsanfällig links-rechts. Ferner begünstigt diese Aufmerksamkeitsförderung die Geometrie und Stenographie.

Die musischen Subsysteme

Den verbalen Neuronenverbänden der dominanten Hemisphäre gegenüber liegen in der nichtdominanten Hemisphäre die musischen Subsysteme für das Gehörte und Gesehene. Sie gliedern sich in einen rezeptiven (Kunstgenuß) und kreativen (künstlerisches Schaffen) Anteil, während die motorische Verwirklichung über die Sensomotorik läuft. Sie sind für das Schönheitserleben und -Schaffen zuständig. Auch stellen sie eine wichtige, nonverbale Ausdrucksmöglichkeit dar.

Das emotionale Subsystem

Das emotionale Erleben (Freude, Verliebtsein, Glücklichsein, aber auch Angsthaben, Hassen etc) entspringt einem Schwerpunkt im gewaltigen limbischen Hirnanteil beider Hemisphären. Für dieses ebenfalls kreative Subsystem holen viele Detektor-Neurone Informationen aus der GI, dorthin eingegangen aus anderen Subsystemen (vorab aus dem instinktiven und aus den Merk-Subsystemen), damit dieses Subsystem darauf emotional reagieren und die Global-Integrate emotional färben kann.

Der unbewußte Anteil dieses gewaltigen Subsystems (emotionales Urhirn) gestaltet die kollektiven, archetypischen Erlebniswerte wesentlich mit.

Efferent zeigt sich die Emotionalität in entsprechender Gestik, Lautstärke und über efferente Emotions-Detektoren des RS im limbischen Hirnanteil in vielen vegetativen Begleiterscheinungen (Herzklopfen, Erröten etc).

Das instinktive Subsystem

Für unser Instinktverhalten gibt es vorab unten im Hypothalmus Neuronenverbände, die die Instinktmuster für die Ernährung, die Schmerzmeidung oder das Sexverlangen etc aufbauen (Abb 42 S 185). Es sind dies die Instinktmotivatoren. Sie geben ihre Aktivität dem instinktiven TL-System des Integrators im limbischen Hirnanteil weiter, wo die übernommene Aktivität zu kognitiven und affektiven Leistungen anbearbeitet und der GI weitergegeben wird. Übernimmt diese die Instinktmuster auch voluptiv, werden sie sensomotorisch als Instinktverhalten ausgedrückt.

Die diffus organisierten Leistungen (Global-Integrate)

Das Denken mit dem Einfallsreichtum, dem sich Konzentrieren, dem freien Gedächtnis-Abruf und dem Kritikvermögen; das Wollen mit seiner Zielausrichtung, seiner Zuverlässigkeit, seiner Regsamkeit und seiner Initiative; ferner das Erleben mit seiner Begeisterungsfähigkeit, seiner Emotionalität (durch das emotionale Subsystem verstärkt) und seiner musischen Dimension mit der Schönheit der Sinneseindrücke (darunter die akustischen und optischen durch ein Subsystem verstärkt) und der Schönheit der Sprache stellen Global-Leistungen des Integrators seitens der globalintegrativen Neurone dar. Sie werden stets beeinträchtigt, wenn der Integrator irgendwo Schaden nimmt, weil seine ständigen Integrat-Abwandlungen nicht mehr dieselbe Vielfalt hinkriegen können, wie wenn alle Integrator-Neurone (die globalintegrativen wie die TL-Neurone, insbesondere auch die spontanaktiven), zur Verfügung stehen.

Das Unbewußte

Hinter allem bewußten Geschehen spielt die Welt des Unbewußten, wozu gleich wie bei den bewußten Leistungen alle Teilleistungs- und globalintegrativen Neurone zuständig sind. In ihm finden sich der Gedächtnisschatz, die Intuition, die Fantasie, die Märchen und Mythen, das Erleben bei der Meditation, aber auch die individuellen wie kollektiven (archetypisch strukturierten) Erlebniswerte (mit limbischem Schwerpunkt), die auf Symbole ansprechen und sich symbolisch sowohl im Traum wie im mythischen, magischen, rituellen und künstlerischen Denken darstellen.

Die Motorik

Kinästhesie. Um die Wirkmuster wirkweltangepaßt in Einsatz bringen zu können, sind Informationen über die Körper-Stellung und -Bewegung nötig, die aus den Rezeptoren der Muskeln (Muskel-Spindeln), Bänder, Sehnen, Gelenkkapseln und des Gleichgewichts, zusammengefaßt als Kinästhesie stammen. Sie werden mit Ausnahme aus den Muskel- und Sehnenspindeln im kinästhetischen Merk-Subsystem resp rezeptiven Anteil der Sensomotorik als kinästhetisches Körperschema gestapelt, laufen aber auch direkt in die Extrapyramidal- und Reflex-Motorik sowie ins Kleinhirn ein.

Kinematik. Damit die integratoreigene Wirkmotorik mit ihren kinematischen Wirkmustern zum Spielen kommt, muß sie von der extrapyramidalen und pyramidalen Motorik übernommen und, abgesichert durch die Reflexmotorik, in die Muskulatur weitergeleitet werden, wo die Muskulatur das bioelektrische Muster in ein mechanisches Verhaltensmuster umsetzt.

Die Kinästhesie (afferente Seite der Sensomotorik, Abb 39 S 155)

Muskel-Spindeln. Damit das motorische System den Anpassungszustand und die Bewegung der Muskeln verfolgen kann, hat der Muskel eigene Rezeptoren (Muskelspindeln) entwickelt, die ohne bewußte Wahrnehmung sowohl die Muskel-Anspannung wie die Muskel-Bewegung messen (Abb 36 S 140).

Die Verarbeitung dieser Spindelinformationen erfolgt im extrapyramidalen System (Abb 39 S 155), das seinerseits die Ansprechbarkeit der Muskelspindeln steuert, dh der Spindel die Ausgangsspannung gibt. Je ausgeprägter diese Ausgangsspannung ist, um so stärker feuert die Spindel, wenn sie durch eine Krafteinwirkung von außen auf den Muskel gedehnt wird, um so mehr Kraft setzt der gedehnte Muskel der einwirkenden Kraft entgegen. Die Spindel ist darin ein Stabilisator der tonischen Haltung. Anderseits wird die Feuerungsgröße der Spindel in Diskrepanz-Detektoren gegen die Innervationsgröße ausgespielt. Der Überschuß entspricht der Größe der Krafteinwirkung von außen, womit das System die Kraft messen kann.

Sehnen-Spindeln, Propriozeptoren und Somästhesie. Weitere Informationen stammen aus den Sehnenspindeln als Schutz-Rezeptoren, aus freien Nervenendigungen vorab in den Gelenkskapseln (Propriozeptoren mit eigenem Großhirn-Analysator, der für die Kinästhesie zuständig ist) und aus der Haut (Somästhesie).

Gleichgewicht. Im erweiterten Sinne gehört auch die Gleichgewichtssteuerung mit den Gelenksrezeptoren der Halswirbelsäule und mit den Kalkplatten- und Gallerthut-Rezeptoren (Vestibularis-Rezeptoren) im Innenohr zur Kinästhesie. Auch sie kann über eine kortikale Analyse bewußt wahrgenommen werden.

Das Reafferenz-Prinzip. Jede noch so geringe Bewegung wird von den Gelenksrezeptoren, vom Auge etc zurückgemeldet, damit die Motorik bis hinauf zur Willkürmotorik ihre Muster den eigenen Wünschen wie den Außenwelt-Gegebenheiten anpassen kann. Dabei spielt ein weiteres wichtiges Prinzip eine große Rolle, nämlich das Prinzip der Kongruenz und Diskrepanz.

Die Diskrepanz-Detektoren sind Neurone, die in allen efferenten Systemen vorkommen, um die Rückmeldung mit der Kopie des Unternommenen zu vergleichen. Stimmen Efferenz-Kopie und Reafferenz überein, löschen sie sich gegenseitig im Diskrepanz-Detektor aus, der Detektor schweigt. Tun sie das aber nicht, werden die Diskrepanz-Neurone aktiv, indem sie je nach dem Abweichen der Efferenz-Kopie von der Reafferenz verschieden stark reagieren, was so lange zur Korrektur der Efferenzen führt, bis die Efferenz-Kopie mit der Reafferenz bestmöglich übereinstimmt.

Auf diesem Prinzip basiert das Einüben jeglicher Fertigkeiten (tennisspielen, trompeten, Zauberkünste vorführen etc), aber auch des Redens und Schreibens. Die daraus entstandenen kinästhetischen Engramme werden im rezeptiven sensomotorischen Teileistungssystem gespeichert.

Interessant, daß diesem Prinzip in anderen Systemen eine besondere Bedeutung zugefallen ist. So im Hör-System, wo der Diskrepanz-Detektor die Richtung und sogar Entfernung angeben kann, aus der die Laute kommen. Beim Auge wiederum sind diese Detektoren dafür verantwortlich, daß die Umwelt nicht tanzt, wenn sich die Augen oder der Kopf bewegen (Bild-Konstanz). Andere sorgen für die Größen-Konstanz eines Hauses zB, unabhängig von seiner Entfernung. Und im Gleichgewichtssystem führen Diskrepanz-Detektoren zum Schwindel-Erleben (Schwindel-Detektoren).

Die Diskrepanz-Detektoren haben demnach nebst ihrer primären Aufgabe, die Motorik mit der Umwelt in Einklang zu bringen, Möglichkeiten in sich, die auf höchst einfache Weise zu erstaunlichen und wichtigen Leistungen auf der Seite der Umweltwahrnehmung geführt haben.

Die Kinematik (efferente Seite der Motorik, Abb 39 S 155)

Zu ihr gehört
- die Reflex-Motorik
- die Extrapyramidal-Motorik
- das Kleinhirn
- die Pyramidal-Motorik
- die Willkür-Motorik aus dem voluptiven GI-Anteil, der Kinästhesie und der Wirkmotorik.

Die Reflex-Motorik

Die einfachsten Verhaltenselemente stellen die Reflexe dar (Abb 38 S 144).
Bei den Eigenreflexen übernehmen die Motoneurone die Spindel-Informationen aus demselben Muskel, dem sie ihre Signale weitergeben. Es handelt sich

um den einfachsten Reflex-Bogen mit phasischer (kurzer) und tonischer (im Dienste der Haltung länger andauernder) Reaktion.

Für die Fremdreflexe sind Zwischenneurone erfunden und in den Reflexbogen eingeschaltet worden, die die Informationen von Muskelspindeln aus anderen, dem reagierenden Muskel fremden Muskeln, und auch von andersartigen Rezeptoren bis hinauf zu den Sinnesorganen (vorab aus der Haut) übernehmen und über viele Muskeln hinweg verteilen.

Diese Zwischenneurone brachten 3 neue Eigenschaften mit sich
- **Aktivitätsverteilung** (im Extremfall Massenantwort).
- **Adaptation.** Die Zwischenneurone können sich zT an die Informationen aus den Rezeptoren angewöhnen (adaptieren, habituieren), indem sie die Ansprechbarkeitsschwelle bis zur Unansprechbarkeit ansteigen lassen. Diese Schwellenvariabilität wurde in den höheren Systemen noch wesentlich weiterentwickelt.
- **Gedächtnisvermögen.** Dank dem Engrammierungsvermögen der Zwischenneurone können neue Reize, die mit den Reflex-Auslösern zusammen auftreten, mit der Zeit alleine zu Reflex-Auslösern werden (Konditionierung).

Fremdreflex-Arten. Fremdreflexe gibt es sowohl somatische wie vegetative wie somato-vegetative und vegeto-somatische, die ältesten unter ihnen im Verlauf des Wachstums weggehemmt, bei Störungen dieser Hemmung aber wieder auftretend.

Zu den Fremdreflexen gehören auch die höchst entwickelten Stellreflexe, über die hinaus sich die Extrapyramidal- und Kleinhirn-Motorik entwickelt hat, während über die reiz-gewinnenden und reiz-meidenden Fremdreflexe die auslöser-gewinnenden und auslöser-meidenden Instinkte hinausgegangen sind.

Die Extrapyramidal-Motorik

Dieses System reicht vom Rückenmark bis in den Zentralbereich des Großhirnes beidseits und hat seinen Schwerpunkt in den Stammganglien. Seine Hauptaufgabe besteht in der Stabilisierung der Körperhaltung gegenüber der Erdanziehung und gegenüber den Willkürbewegungen; ferner im Einspielen automatischer Bewegungsabläufe (zB Mitschwingen der Arme beim Gehen).

Afferenzen. Zum extrapyramidalen System laufen ständig Informationen einerseits
- aus den Muskelspindeln ein, deren Empfindlichkeit es steuert (Gamma-System), andererseits
- aus den Gelenks- und Vestibularis-Rezeptoren; aber auch umgekehrt
- vom Integrator herunter (Kopie der Wirk-Muster); und schließlich
- aus dem Kleinhirn (überwiegend Hemm-Impulse).

Beim guten kinematischen Gedächtnis ist dieses System sehr lern- und einübbar.

Efferent laufen die Extrapyramidal-Muster zu den tonischen und bezüglich den automatischen Bewegungsabläufen auch zu den phasischen Vorderhorn-Motoneuronen und weiter zur tonischen und phasischen Muskulatur. Hinzu kommt das efferente Gamma-System, das die Spindelansprechbarkeit steuert, um die eingenommene Haltung reflektorisch abzusichern.

Das Kleinhirn

Durch seine Hemm-Wirkung verfeinert das Kleinhirn die Extrapyramidal-Motorik; die Bewegungen werden geschmeidig, zielsicher, stabil und ausgewogen. Das Gleichgewicht wird dabei derart sicher, daß selbst waghalsige Akrobatik möglich ist, die von Tieren kaum nachgeahmt werden kann.

Aufgliederung. Anatomisch wie funktionell und phylogenetisch gliedert sich das Kleinhirn in ein (Abb 39a S 157)
- Archicerebellum (Gleichgewichtsfunktionen),
- Paläocerebellum (Steuerung der tonischen Präzision im Sitzen, Stehen und Gehen) und
- Neocerebellum (Verbesserung der Zielbewegungs-, Sprech- und Augenbewegungs-Präzision).

Informationen bekommt das Kleinhirn aus den Gelenken, der Gleichgewichts-Rezeption und aus dem Großhirn (vorab aus der extrapyramidalen und der Wirk-Motorik).

Efferenzen gibt es vorab in die Extrapyramidal-Motorik, aber auch in die Willkürmotorik ab, um einerseits bei motorischer Ruhe die motorischen Systeme in Aktionsbereitschaft zu halten (über die Kleinhirnkerne, die bei Bewegungen gehemmt, in Ruhe aber spontanaktiv werden), und andererseits bei laufenden Bewegungsmustern diese durch Hemmung zu verfeinern.

Die Pyramidal-Motorik

Das pyramidale System ist ein Leitungs-System, das die übernommenen Muster des Wirk-Subsystems in einer einzigen, von beiden Seiten her die Seite größtenteils wechselnden Bahn vom Großhirn bis zum Vorderhorn-Motoneuron des Rückenmarkes weiterleitet, von wo das Muster in die Muskulatur und weiter in die Wirkwelt gelangt.

Hemmung. Nebst den bahnenden Fasern finden sich auch Fasern mit Dauer-Hemmung, die die Ansprechbarkeit des Vorderhorn-Motoneurons direkt und zT über Zwischen-Neurone abdämpfen und die phylogenetisch alten Reflexe ausschalten.

Die Willkürmotorik (Integrator-Motorik)

Die Willkürmotorik setzt sich aus 2 Komponenten zusammen:

- aus einer globalen (voluptiver Anteil der Globalintegration) und
- aus einer Teil-Leistung (sensomotorisches Subsystem mit frontoparietalem Schwerpunkt li).

Wie bereits beim Integrator erwähnt, baut die GI Voluptiv-Muster auf, die vom sensomotorischen TL-System fronto-parietal betont li übernommen werden. Dieses TL-System besteht aus den drei Anteilen:

- rezeptiver (Kinästhesie)
- kreativer und   } Wirk-Subsystem
- expressiver Anteil

Der rezeptive Anteil ist mit der Kinästhesie identisch. In ihm werden wir uns der Körper-Stellung und -Bewegung, und damit des mechanischen Körperschemas bewußt. Auch fließen ihm ständig Afferenzen aus den Gelenken und den Gleichgewichtsrezeptoren, aber auch aus der Haut (Somästhesie) zu. Unter diesen Afferenzen sehr wichtig die Rückmeldungen aus den Gelenken über die ausgeführten Bewegungen (Reafferenzen), die im kreativen Anteil gegen die Bewegungsplan-Kopie ausgespielt werden. Stimmen sie überein, werden sie im rezeptiven, kinästhetischen Gedächtnis festgehalten u dadurch zum erworbenen Bewegungsmuster oder zum Verstärker des bereits vorhandenen gleichen Musters.

Der kreative Anteil gießt das voluptive Globalintegrat in einen Bewegungsplan (kinematisches Muster) um, der zumeist im kinästhetischen Körperschema schon vorhanden ist (zB für das Gehen, Rennen, Tanzen etc). Er muß zumeist bloß abgerufen, aber noch der Umwelt angepaßt werden (zB Abänderung des Geh-Musters beim Waten durch einen Sumpf), was eine zusätzliche kreative Leistung darstellt. Kreiert werden diese Bewegungspläne ab dem 1. Lebensjahr durch Ausprobieren und Nachahmen, um über die Reafferenzen definitiv im kinästhetischen Gedächtnis festgehalten zu werden. Im Zusammenspiel mit der GI werden je nach Bedarf verschiedene solche Pläne durchgespielt, bis der günstigste gefunden ist. Dieser wird dann vom expressiven Anteil übernommen und motorisch ausgedrückt. In diesem Anteil liegt das motorische Wissen.

Der expressive Anteil hält ähnlich wie eine Schreibmaschine verschiedene Bewegungs-Grundelemente bereit, die über entsprechende Detektoren für die Realisierung des ausgewählten Bewegungsplanes hintereinander in Einsatz kommen. Diese Grundelemente (für das Alltagsleben um die 20) sind die Kineme (Beuge-Kinem, Streck-Kinem, Rotations-Kinem etc). Sie vernetzen sich nebeneinander zu Kinem-Mustern (zB Pendel-Kineme der Arme bei gleichzeitigen Kipp-Streck-Kinemen des Rumpfes und Beuge-Streck-Schleuder-Kinemen der Beine beim Gehakt). Entlang der Zeitachse bilden sie Kinem-Folgen resp Kinem-Muster-Folgen.

Diese expressiven Muster werden vorerst der Extrapyramidal-Motorik und der Formatio reticularis, dann auch der Pyramidal-Motor weitergegeben, um von der Muskulatur in mechanische Energie umgeschrieben zu werden, die in die

Umwelt eingreift, so wie ja umgekehrt mechanische Energie auf die Propriozeptoren einwirkt, wodurch sie in bioelektrische Energie umgeschrieben wird.

Hört das sich Bewegen auf, gehen die Kineme in Haltungs-Elemente über, die Toneme heißen. Diese bilden gleich wie die Kineme Tonem-Muster, aber, da nicht bewegt, keine Tonem-Folgen, sondern lediglich Tonem-Kinem-Übergänge.

Energie-Bereitstellung. Eine frühe Kopie der expressiven Wirk-Muster bekommt die Formatio reticularis (über efferente Detektoren des RS im limbischen Hirnanteil), um die Energie-Bereitstellung über das vegetative Nervensystem bedarfsangepaßt vorzubereiten.

Sensomotorische Sonderformen stellen die Sprache und die Schrift dar, während besondere Motivationen hinter dem musischen Gestalten, dem emotionalen sich Ausdrücken und dem Instinktverhalten stecken.

Das Gleichgewicht

Für das Gleichgewicht sind nebst der Propriozeption und dem Sehen (als wichtigster Information für die Bewegung-Antizipation) 2 weitere Rezeptortypen wichtig:
- die Kalkplattenrezeptoren für das statische und lineardynamische,
- die Gallerthutrezeptoren für das rotationsdynamische Gleichgewicht.

Alle entsprechenden Afferenzen werden schon im Stammhirn zusammengebaut und vom Kleinhirn, von der Reflex-, Extrapyramidal- und Willkür-Motorik sowie vom kinästhetischen Körperschema verwertet.

Die Instinkte

Eine Sonderstellung in der Motorik nehmen die Instinkt-Motivatoren ein, die nicht mehr selber motorische Muster aufbauen, wohl aber solche dem Integrator anbieten, den Integrator also motivieren.

Die Haupt-Aufgliederung erfolgt in
- Meid-Instinkte (Ausscheidungs-, Körperwärme-, Körperpflege-, Schmerzmeid- und Sicherungs-Instinkt)
- Gewinn-Instinkte (Ernährungs-, Kumpan- und Sex-Instinkt)
- die Kombinatorik
- die Instinkt-Ergänzungen.

Die Neuronen-Verbände dieser Instinktmotivatoren liegen im limbisch-hypothalamischen Hirnanteil und haben sich aus auslösermeidenden und auslöser-

wickelt (Abb 42 S 185). Entsprechend gibt es die
- Meid-Instinkte und
- Gewinn-Instinkte.

Sie reagieren auf das Aktivwerden von Instinktauslöser-Detektoren im instinktiven Subsystem (durch Auslösermuster in der GI aktiviert) mit spezifischem Antworten, oder von Detektoren aus der Formatio reticularis ebenfalls über das instinktive Subsystem mit unspezifischem Aufmerken, oder werden im Falle des Auslösergewinnens auch spontanaktiv. So zB der Ernährungs-Instinkt mit seinem Suchen, Zubereiten und Verspeisen von Nahrung.

Vegetative Muster. Einige Instinkt-Motivatoren (zB Ausscheidungsinstinkte, Körperwärme- und Sexinstinkt) bauen auch vegetative Muster auf, die über vegetative efferente Bahnen laufen und zT dem somatischen Instinkt-Muster vorauseilen. Sie entspringen dem vegetativen Instinktanteil als vegetative Steuerungs-Einheit zB für die Haut, die Blase, den Darm oder die Sexualorgane und wirken sowohl bahnend wie hemmend. Sie sind aus dem vegetativen Anteil der ursprünglich somato-vegetativen Fremdreflexe entstanden.

In die GI integriert werden die Instinkt-Motivationen dadurch, daß erst mal die Instinktmotivations-Detektoren die Muster der Instinkt-Motivatoren ins instinktive Subsystem einbringen (Abb 27 S 88). Dieses Subsystem besteht aus Anteilen, die den Motivatoren zugeordnet sind und über sich konkurrierende Detektoren miteinander in Verbindung stehen. Ihre Aktivitäten wiederum werden über Kombinator-Neurone in die GI übernommen, wodurch wir uns des Instinktverlangens (des Hungers zB) kognitiv und affektiv bewußt werden.

Auch besteht über die Detektoren des emotionalen Subsystems für Instinkt-Muster in der GI eine Vernetzung dieser beiden TL-Systeme, so daß zum Instinktverlangen oft auch Emotionen hinzukommen. Ob es aber zu motorischem Instinktverhalten und zu limbischen Lautäußerungen kommt oder nicht, darüber entscheidet die GI. Diese kann die Instinkt-Muster abblocken (trotz Hunger nicht essen), aber auch nur abschwächen, umgekehrt auch verstärken, sogar mimen oder auf eigene Ziele hin umbauen.

Der Instinkt-Ablauf geht von den leicht ansprechbaren initialen zu den schwer ansprechbaren terminalen Erfolgs-Elementen hinauf und nahtlos ins entsprechende Reflex-Verhalten über (Instinkt-Reflex-Verschränkung, zB instinktives Kauen — reflektorisches Schlucken).

Bezüglich der **Ansprechbarkeits-Schwelle** zeigen die Gewinn-Instinkte im Gegensatz zu den einfachen Meid-Instinkten bei Auslösermangel ein Absinken bis auf null (was spontanaktiv werden bedeutet) und bezüglich dem Ernährungs- und Sex-Instinkt nach Auslösergewinn ein Ansteigen von terminal her abwärts bis zur Unansprechbarkeit. Dies bedeutet, daß die Gewinn-Instinkte spontan Auslöser suchen gehen (Appetenz-Verhalten) und nach erfolgreichem Auslöser-Antwortspiel unansprechbar werden (Erfolgshemmung bis zur Unansprechbarkeit). Nur beim Kumpaninstinkt geht die Erfolgshemmung weniger weit, nämlich von der Appetenz weg aufwärts bis zum Gruppenverhalten (Abb 45 S 192).

Die Meid-Instinkte

Den Reflexen noch nahe geblieben, ihnen aber doch vorgeschaltet, weil zT auf Auslöser auf Distanz reagierend, sind die 5 Meidinstinkte für
- Ausscheidung (Wasserlösen, Stuhlgang, Erbrechen)
- Körperwärme-Schutz (Hitze- und Kälte-Meidung),
- Körperpflege (Beschmutzungs-Meidung),
- Schmerzmeidung und
- Sicherung (Aufmerk-, Droh-, Abwehr-, Flucht- und Aufgebe-Verhalten).

Unter ihnen ist der Sicherungs-Instinkt der höchst entwickelte Meid-Instinkt, der unter Auslöser-Einfluß die Schwelle bis auf null absenken und auf null halten kann, wodurch das Flucht-Verhalten auch nach dem Auslöserverschwinden noch einige Zeit lang andauert.

Die Gewinn-Instinkte

Anders die 3 Gewinn-Instinkte:
- Ernährungs-,
- Kumpan- (Instinktanteil des Sozialverhaltens) und
- Sex-Instinkt.

Diese senken ihre Ansprechbarkeits-Schwelle nicht unter Auslöser-Einwirkung, sondern unter Auslöser-Mangel bis auf null ab, was spontanen Aufbau von Suchverhalten nach Nahrung, Gesellschaftlichkeit oder eines Sex-Partners bedeutet. Wird dieses Verhalten nicht fündig, kann sich das Spontanaktivwerden über das Suchverhalten hinaus bis zum terminalen Erfolgsverhalten erstrecken. Es kommt zum Leerlauf-Verhalten wie zB zum Selbstgespräch, zum Kaugummi-Kauen oder zur Autoerotik.

Erfolgs-Hemmung. Wird das Suchverhalten hingegen von Erfolg gekrönt, läuft ein Auslöser-Antwortspiel vom initialen bis zum terminalen Erfolgsverhalten ab mit Anstieg der Ansprechbarkeitsschwelle während dem Erfolgsverhalten wegen der Erfolgs-Hemmung. Diese Hemmung erstreckt sich beim Ernährungs- und Sex-Instinkt vorerst nur über das terminale Verhalten, während das initiale weitergehen kann und uns zu Dauer-Sammlern und Dauer-Liebhabern macht. Schließlich kann es auch zur initialen Erfolgs-Hemmung kommen.

Beim Kumpan-Instinkt geht die nur schwache Erfolgshemmung umgekehrt vom initialen Suchverhalten aus, während das Erfolgs-Verhalten im Dauer-Erfolg bleibt. Dank dieser Schwelleneigenschaft sind wir Dauer-Gruppenbildner, gefestigt durch den Sicherungs-Instinkt, der die Gruppe verteidigt.

Ob der ausgeprägten Tendenz, die Schwelle zu senken, können wir aber gleichzeitig ständig Gelegenheitsgruppen bilden, was bedeutet, daß wir offene Vielgruppen-Bildner und damit Knotenpunkte im großen Kollektiv-Netz sind.

Die Instinkt-Kombinatorik

Inkompatible Motivationen. Sind mehrere Instinkt-Motivatoren aktiv, gibt es Motivationen, die sich gut nebeneinander vertragen, während sich andere ausschließen (Hemm-Detektoren in einigen Subsystem-Anteilen). Bei den letzteren zeigt sich eine Motivations-Hierarchie mit der Sicherungs-Motivation an der Spitze.

Kompatible Motivationen (Abb 52 S 205) können letztlich vom Wirk-Subsystem übernommen und nebeneinander realisiert werden (Misch-Verhalten wie zB essen und plaudern),

oder sich intrasystemisch über Kombinatoren für gleiche Muster zu demselben Verhaltens-Element vereinigen (Bilanz-Verhalten wie zB das Gehen),

oder sich intrasystemisch über Kombinatoren für verschiedene Muster zu einem neuartigen Verhaltens-Element synthetisieren (Synthese-Verhalten wie zB das Drohen).

Manchmal sind auch nur Motivations-Reste miteinander kompatibel wie zB die Faust im Hosensack.

Integrator-Einfluß. Der Integrator kann aber auch die einzelnen Instinkt-Motivationen für seine eigenen Ziele ausschöpfen (sublimieren) oder umgekehrt Instinkt-Verhalten mimen, wo gar keine Instinkt-Motivation vorhanden ist (zB sich verliebt geben).

Die Instinkt-Ergänzung

Schon zu Beginn der Entwicklung der Integrator-Kreativität hat die bewußte Instinkt-Ergänzung eingesetzt, vorerst im Dienste der Sicherung (Faustkeil) und der Körperwärme (Feuer). Inzwischen ist die Umwelt förmlich zum Instinkt-Schlaraffenland für den Menschen und seine Haustiere umgebaut worden.

Das vegetative Nervensystem

Das vegetative Nervensystem mutet wesentlich urtümlicher als das somatische an (Abb 54 S 219) und baut sich auf aus
− einem afferenten Teil
− Steuerungs-Einheiten
− der Formatio reticularis als Koordinator, nicht aber als vegetativer Integrator, den es nicht gibt,
− einem dualistischen efferenten Anteil und
− einem Analysator/Integratorsubsystem für das subjektive Erleben.

Die vegetativen Afferenzen

Die vegetativen Afferenzen aus den Enterozeptoren strahlen wie die somatischen über die Hinterwurzeln ins Rückenmark (oder Stammhirn) ein und schalten

- zT direkt auf ein efferentes vegetatives oder somatisches Neuron um (vegetative oder vegeto-somatische Reflexe) und/oder
- zT auf das 2. Neuron einer ganzen Neuronenkette bis zu den Steuerungseinheiten im Stammhirn und im Hypothalamus (einige auch zu den Untereinheiten im untersten Rückenmarksabschnitt) und/oder
- zT auf ein somatisch-afferentes Neuron, wodurch es zur somatischen Repräsentation der vegetativen Afferenzen im Großhirn kommt (Head-Zonen, Abb 19 S 72).
- Die intensiveren Afferenzen ziehen zum vegetativen Analysator im limbischen Hirnanteil und weiter in den Integrator.

Die vegetativen Steuerungseinheiten

Im untersten Rückenmarks-Abschnitt finden sich Steuerungs-Untereinheiten für die Blase, den Enddarm und die Sexualorgane, die in enger Beziehung zu den entsprechenden höher gelegenen Steuerungseinheiten im Hypothalamus stehen (werden von diesen vorab abgedämpft).

Im unteren Stammhirn sind Steuerungseinheiten für die Atmung, den Kreislauf und den Magen-Darm-Trakt ausdifferenziert worden.

Im Mittelhirn liegen Steuerungseinheiten für das Nebennierenmark (Streß-Hormone), die Pupillen und die Linse.

Im Hypothalamus schließlich finden sich die übergeordneten Steuerungseinheiten für die Blase, den Enddarm, die Sexualorgane und für die Haut (Schweiß- und Talgdrüsen, Blutgefäße, Haarmüskelchen des verlorengegangenen Haarkleides). Sie sind die vegetativen Anteile der entsprechenden Instinkt-Motivatoren mit aber direkten Efferenzen.

Spontaneität. All diese Steuerungssysteme enthalten spontanaktive Neurone (Schrittmacher-Neurone), die entweder ständig aktiv sind (wie zB für den Blutgefäß-Tonus), oder rhythmisch aktiv und wieder gehemmt werden (Schrittmacher-Neurone zB für das Einatmen).

Die Steuerungs-Koordination

Koordiniert und bedarfsangepaßt aktiviert werden diese Steuerungs-Einheiten durch die Formatio reticularis des Stammhirnes (Abb 20 S 73). Auf sie sprechen einzelne Einheiten oder nur ein kleiner Einheits-Anteil, oder mehrere Einheiten miteinander, oder sogar alle zusammen an, was letzteres durch die

Ausschüttung der Streß-Hormone Adrenalin und Nor-Adrenalin aus dem Nebennierenmark noch verstärkt wird.

Die **Formatio reticularis** (FR) als Stammhirnanteil des retikulären Systems (RS) ist gleichsam die somato-vegetative Schaltstelle, die über efferente Detektoren des RS im limbischen Hirnanteil vom emotionalen und Wirk-Subsystem des Integrators ständig Kopien bekommt, so daß sie stets weiß, was der Integrator vorhat, und dementsprechend das Vegetativum auf die Vorhaben hin einstellen kann.

Die sympathischen und parasympathischen Efferenzen

So wie die einzelnen Steuerungseinheiten dualistisch konzipiert sind mit einerseits bahnendem (zT ständig oder phasisch spontan) und andererseits hemmendem Anteil, so sind auch die efferenten Bahnen dualistisch organisiert mit

zum einen einer **sympathischen** Bahn hinunter zu den Seitenhörnern des Rückenmarks, dann mit einem zweitletzten Neuron in die Strickleiterganglien oder in die Geflechte (Plexus) wie das Sonnengeflecht hinaus, und von hier als letztem Neuron zum Zielorgan. Diese urtümliche Bahn aktiviert die Energie-Freisetzung.

Zum andern steht ihr die **parasympathische** Bahn gegenüber mit dem 2. Neuron im Stammhirn (bildet den Vagus) oder im untersten Rückenmarksabschnitt (für die Steuerung der Blase, des Enddarmes und der Sexualorgane), sowie mit dem letzten Neuron in den Plexus oder in den Ziel-Organen selber. Diese Efferenzen fördern vorab den Energiereserve-Aufbau.

Allerdings wirken **stets beide Systeme** zur Steuerung der Atmung, des Kreislaufes, der Durchblutung der Haut oder des Körperinnern, der Tränen- und Speichelsekretion, des Schluckens, des Magen-Darmtraktes, des Enddarmes, der Blase, der Sexualorgane, der Pupillen- und Linsensteuerung, der Hautgebilde (Talg- und Schweißdrüsen, Haarmüskelchen) und der Grundsubstanz zusammen. Ihre Frage ist nicht ein Entweder-Oder, sondern ein mehr oder weniger Überwiegen im Sowohl-Alsauch.

Das subjektive Erleben

Die ständig einlaufenden vegetativen Afferenzen werden für die Eigenkontrolle der vegetativen Steuerungseinheiten im Stammhirn benötigt und laufen unbewußt ab. Werden sie aber bei Herzklopfen, Stuhl- oder Harndrang, Brechreiz, Atemnot oder gar im Orgasmus intensiv, gelangen sie über den Thalamus zum vegetativen Analysator im limbischen Hirnanteil, wo sie von schwer ansprechbaren Vegetativ-Detektoren (Orts- und Intensitätsdetektoren) aufgegriffen und an die Kombinator-Neurone des vegetativen Merk-Subsystems im limbischen Integrator-Anteil weitergegeben werden, um über die GI bewußt erkannt und erlebt zu werden.

Erlebnis-Lokalisation. Orts-Detektoren im vegetativen Analysator greifen die Ursprungs-Informationen aus den einlaufenden Mustern heraus und bewirken, daß diese Muster in den Ursprungs-Organen (zB in der Brust, im Bauch oder im Becken) erlebt werden. Das rezeptive Feld dieser Detektoren ist allerdings recht groß und diffus, so daß Schmerzen vom Blinddarm aus zB als diffuses Bauchweh erlebt werden.

Die Bewußtseinssteuerung

So wie das vegetative Nervensystem dualistisch, nämlich energie-aufbauend und energie-verbrauchend konzipiert ist, ist auch die Bewußtseinssteuerung in vielen Hinsichten gegensätzlich organisiert. Diese umfaßt
- das Wachsein
- den Ruheschlaf
- den Traumschlaf und
- das Dösen.

Wichtig für den Wach-Schlafübergang das Einschlafritual.

Unbekannt ist, wie die relativ wenigen Steuerungsneurone eine derart umfassende Abänderung der zerebralen Arbeitsweise mit sich bringen können, resp was für Detektoren auf diese Schrittmacher ansprechen und diese gewaltige Umstellung bewerkstelligen.

Der Wachzustand

Dieser Bewußtseinszustand wird durch das Wachsystem im Mittelhirn (Abb 57 S 234) im Hinblick auf die Auseinandersetzung des Nervensystems mit der Außenwelt bestimmt. Hierfür werden rund 17 Stunden pro Tag eingesetzt, was in kargen Zeiten nötig war, um das Überleben zu garantieren, und in guten Zeiten nötig ist, um sich selbst zu verwirklichen.

Der Ruheschlaf

Dem Wach-Tun gegenüber setzt das weit verteilte Ruheschlaf-System des Stammhirnes bis hinauf zum Thalamus das Körpergeschehen in Erholung um. Die Außenwelt-Reize werden nicht nur gemieden, sondern überdies nur noch erschwert wahrgenommen. Sie müssen wesentlich intensiver werden, um den Schlafenden zu wecken. Das motorische Verhalten ist durch eine Efferenzblockierung ausgeschaltet, kann aber doch durchbrochen werden (Nachtwandel). Auch das Gedächtnisvermögen liegt darnieder, so daß das Wachsein nicht weiß, was im Ruheschlaf subjektiv vor sich geht.

Der Traumschlaf

Rund 7 × pro Nacht setzt sich während dem Ruheschlaf das Traumschlaf-System in der Pons für insgesamt etwa 2 Stunden pro Nacht durch, wobei der Körper dank einer massiven Efferenzen-Blockade weiterhin ruhig liegen bleibt, abgesehen von gelegentlichen feinen Zuckungen oder Augenbewegungen. Das Hirn hingegen ist jetzt aktiver als im Wachzustand, sein Stoffwechsel ist um rund 50% gegenüber dem Wachsein gesteigert. Subjektiv erlebt das Traum-Ich ungeheuerliche, überdimensionierte Abwandlungen der Traum-Umwelt.

Diese Traum-Umwelt-Abwandlung erfolgt einerseits vorwiegend über die Ähnlichkeitsassoziationen der Engramme (entlang den Ähnlichkeitsachsen), die als Afferenzen erlebt werden (Afferenz-Engrammschranke aufgehoben), andererseits über die Reaktionen des Traum-Ichs.

Das Traum-Ich hat weiterhin seine Integrator-Kreativität und seine Instinkt-Motivatoren zur Verfügung, ist aber Überdimensionierungen ausgesetzt, über die die erlebten Wach-Ereignisse förmlich belanglos werden (Desensibilisierung und damit Neutralisierung des Wach-Geschehens).

Das Dösen

Dieser kurze Bewußtseinszustand stellt ein Übergangsstadium zwischen Wachsein, Ruheschlaf und Traumschlaf dar mit Eigenschaften aller drei Zustände. Typisch in diesem Übergangsbereich das Gähnen als gruppenkoordinierter Auslöser für Schlaf-Verlangen oder das Schlafende.

Das Gedächtnis

Obwohl klinisch häufig Ausfälle des
- Ultrakurzzeit-Gedächtnisses,
- Kurzzeit-Gedächtnisses und des
- Langzeit-Gedächtnisses

sowohl auf der sensorischen wie der integrativen und der motorischen Ebene beobachtet werden können, sind die neurophysiologischen Grundlagen dazu schlecht bekannt. Die Art der Ausfälle läßt lediglich darauf zurückschließen, daß die Temporal-Region beidseits für das Kurzzeit-Gedächtnis zuständig ist und daß die Langzeit-Engramme in den entsprechenden Neuronen-Systemen wie zB in den Analysatoren oder in den Integrator-Subsystemen (zB im Sprach-Subsystem) gespeichert werden.

Individuelle Schwerpunkte. Entsprechend der individuellen Ausprägung der verschiedenen Neuronen-Systeme zeigt auch das Gedächtnis ganz unterschiedliche individuelle Verteilungsmuster mit gutem Gedächtnis für die Zahlen, das Gehörte oder das Gesehene etc.

Für die Zeitachse ist die Formatio reticularis zuständig, die von allen Afferenzen Kopien bekommt. Diese Kopien weisen ein grobes Raster auf (großes Verwechslungs-Risiko), werden dafür aber in ununterbrochener Reihenfolge hintereinander festgehalten. In die Vergangenheit zurück wird dieses Raster allerdings zunehmend lückenhafter, in die Jugendzeit zurück aber wieder besser (in der Jugend größte Bildungskapazität für dauerhafte Engramme).

Auf molekularer Ebene

Zweifellos erfolgt die Speicherung auf molekularer Ebene der Neurone. Aber wo, ist noch nicht geklärt. Man denkt für das Kurzzeit-Gedächtnis an eine RNA-Matrize (Ribonukleinsäure), an der die Langzeit-Engramme synthetisiert werden. Dies gemacht, zerfalle die Matrize wieder.

Jedenfalls verlieren die Kurzzeit-Engramm-Moleküle immer wieder ihre Struktur zu Gunsten einer neutralen Ausgangsform für erneute Engrammierung, während die Langzeit-Engramm-Moleküle ihre Struktur für immer beibehalten.

Ultrakurzzeit-Gedächtnis

Sinnlose Worte wie zB Prlsklpt bleiben nur während Sekunden erhalten, was dafür spricht, daß sie gar nicht erst von einer molekularen Struktur des Kurzzeit-Gedächtnisses übernommen werden. Sie erlöschen mit dem Erlöschen des Erregungsmusters, was allerdings zeigt, daß die Erregungsmuster generell nicht nur ein einziges Mal durch die Neuronen-Netze laufen, sondern innert einiger Sekunden mehrmals über Rückkoppelungen wieder auftauchen, was eine Art kurzes Nachleuchten mit sich bringt.

Kurzzeit-Langzeit-Gedächtnis

Die tägliche Erfahrung zeigt, daß man einiges innert Minuten, Stunden oder Tagen, anderes erst im hohen Alter bei einem langsamen „Zurücksterben" des Langzeit-Gedächtnisses bis zu den Jugenderinnerungen zurück vergißt. Auch weiß man aus vorübergehenden Ausfällen (amnestische Episoden), daß das Langzeit-Gedächtnis nur über das Kurzzeit-Gedächtnis aufgefüllt werden kann. Ferner können Medikamente wie Schlafmittel und das Antibiotikum Puromycin den Übergang vom Kurzzeit- zum Langzeit-Gedächtnis mit Schwerpunkt im Hippokampus (gehört zum limbischen Hirnanteil) blockieren. Damit ist diese Umschreibearbeit eine Teilleistung, während der freie Gedächtnisabruf eine Globalleistung darstellt. Und schließlich schaltet der Traumschlaf nur die Langzeit-Engrammierung, nicht aber die Kurzzeit-Engrammierung ab.

Umgekehrt wird die Langzeit-Engrammierung durch Wiederholung oder durch emotionale Unterstützung (Freude, Wut, Trauer, Schreck etc) gefördert.

Das Abrufen

Wie das Abrufen geschieht, ist nicht bekannt. Schon gar nicht, wie es der Integrator anstellt, nach Lust und Laune Engramme frei auszuwählen. Wir wissen lediglich aus ureigener Erfahrung, daß das Abrufen schwieriger ist als das Aufnehmen. Entsprechend kommen uns Engramme plötzlich in den Sinn, die wir lange gesucht und für vergessen gehalten haben. Auch lehrt der Alltag, daß die Frischengramme leichter abrufbar sind und daß alte Engramme am ehesten über eine Assoziation wieder aktiviert werden können.

Die assoziative Verkoppelung

Das Assoziations-Prinzip der Engramme läßt sich sehr schön im Traumgeschehen verfolgen. Es zeigen sich dabei 3 Typen:
- **Die Simultan-Assoziation.** Gleichzeitig eingelaufene Afferenzen lassen sich auch leichter wieder zusammen wecken, weil Spuren davon in der Zeitachse und die vollen Engramme derselben Sinnesqualität in denselben sensorischen Systemen miteinander festgehalten sind.
- **Die Sukzessiv-Assoziation.** Was nacheinander einläuft, wird hintereinander festgehalten. Dies gilt vorab für die Zeit-Achse in der Formatio reticularis, verbreitert durch die Simultaneität. Diese Achse fällt im Traumschlaf aus.
- **Die Ähnlichkeits-Assoziation.** Ähnliche Engramme überschneiden sich und bilden so Ähnlichkeits-Achsen sowohl auf der sensorischen wie der integrativen und der motorischen Ebene. Über sie können die wildesten Phantasie- und Traum-Welten zusammengestellt werden. Auch überdauern sie den Engramm-Untergang am längsten, so daß an ihnen früher Gelesenes rekonstruiert oder wiedererkannt werden kann.

Das motorische Gedächtnis

Das motorische Gedächtnis erstreckt sich von den Reflexen bis zur Willkürmotorik und hält frühere Bewegungsabläufe fest, so daß diese wieder abgerufen werden können.

Die kinästhetische Vorgabe. Für die Willkürmotorik spielt das kinästhetische Gedächtnis die Schlüsselrolle. Es stapelt alle gelernten Bewegungsmuster (Gehen, Skilaufen etc, aber auch gestische, emotionale und musische Realisierungsmuster). Ferner bildet es mit Nachbarsystemen Doppel-Engramme: in der dominanten Hirnhälfte mit der Akustik zusammen akustisch-kinästhetische Wort-Engramme und mit dem visuellen System zusammen visuell-kinästhetische Schreibengramme.

Daraus ist leicht abzulesen, daß bezüglich der Rehabilitation (speziell der Entwicklungsförderung) der Kinästhesie eine Vorrangstellung zukommt.

Das kinematische Gedächtnis erstreckt sich von den Reflexen (Konditionierung) über die Extrapyramidalmotorik (Automatisierung) bis hinauf zum Wirksubsystem mit den gelernten Kinemen und den wichtigen Efferenz-Kopien, die im Dienste der Kontrolle gegen die Reafferenzen ausgespielt werden.

Die Bedeutung

Die Bedeutung des Engrammierens wird um so augenfälliger, je mehr man vergißt. Auch ist es die Grundlage jeglichen Lernens, Umwelterkennens (erinnerungsergänztes Wahrnehmen), sensorischen Abrufens früherer Wahrnehmungen über die GI in ihrem Zusammenspiel mit den Merk-Subsystemen, und des Abrufens eingespielter Bewegungs- und Sprach-/Schrift-Pläne (die Abrufstörungen heißen hier Dyspraxien, auf der sensorischen Seite Agnosien).

Der Langzeit-Engrammschatz stellt unsere Vergangenheit dar. In ihm rettet sich unser vergangenes Ich ins Jetzt hinein.

Die Kurzzeit-Engramme hingegen halten das soeben Geschehene fest, aus dem heraus sich das unmittelbar Bevorstehende entwickelt. Damit überbrücken die Kurzzeit-Engramme diejenigen 0,2 Sekunden, die der Integrator braucht, um ein Umwelt-Ereignis bewußt wahrzunehmen und beantworten zu können.

Das Jetzt des Integrators ist bereits Vergangenheit für die Rezeptoren und noch Zukunft für die Effektoren (Muskeln), überbrückt durch das Kurzzeit-Gedächtnis. Zukunft und Vergangenheit kreuzen sich in den efferenten und afferenten Bahnen.

Zusammenfassung

Das ganze gewaltige Leistungsvermögen des Hirnes basiert auf bioelektrischen (Reizleitung) und biochemischen (Reizübertragung) Vorgängen bei einerseits bahnenden und andererseits hemmenden Neuronen. Entsprechend müssen alle Umwelt-Informationen in bioelektrische Signale umgeschrieben werden, wenn sie vom Hirn bearbeitet werden sollen.

Die Sensorik. Dieses Umschreiben geschieht über verschiedenartige Rezeptoren, die nur jene Umweltreize umgeschrieben weitergeben, die für uns von Bedeutung sind (auf die Rezeptorwelt eingeschränkte Umwelt). Die Analyse erfolgt in 6 somatischen Sinnen und in 1 vegetativen Sinn. Sie besteht im Wegfiltern und Hervorheben von Kontrasten auf allen Neuronen-Niveaus und im Herausgreifen von bestimmten Reizmustern oder Teilen davon durch die Detektor-Neurone sowie im Verstärken bestimmter Muster durch die Prävalenz-Neurone vorab in den Analysatoren.

Die Integration. Die Analysate auswählend wieder zusammenbauen muß der in Leistungs-Schwerpunkte (Subsysteme, Teilleistungssysteme) aufgegliederte Integrator, wozu er monosensorische (intrasystemisch), polysensorische (intersystemisch) und die globalen Kombinator-Neurone zur Verfügung hat. Mit den polysensorischen bildet er die Außenwelt als globalintegrativ wahrgenommene und erinnerungsbedingt erkannte Merkwelt in sich selber ab, und über die Global-Integration setzt er sich denkend, erlebend und wollend mit der Merkwelt auseinander, um über das Wirk-Subsystem in sie als Wirkwelt einzugreifen.

Die Detektor-Neurone der Subsysteme sprechen auf spezielle Aktivitätsanteile der GI an, wodurch sich das Teilleistungssystem am Aufbau des Ganzen in ständigem Werden und Vergehen beteiligt.

Menschheitsspezifisch sind im Integrator viele Prävalenz-Neurone (Verstärker-Neurone) in ihrer Spontanaktivität instabil und damit zu Kreativatoren mit vielfältigem spontanen Musteraufbau geworden, dessen Integration Selbst-Integration bedeutet. Und Selbst-Integration wiederum ist Reflexion, in der der Integrator seine neue Leistungs-Dimension, die Dimension der geistigen Leistungsfähigkeit erreicht hat.

Nebst den Global-Leistungen des Integrators (Global-Integrate wie Denken, Wollen, Erleben, Ausdauer, freier Gedächtnisabruf etc) sind Teilleistungs-Schwerpunkte (Subsysteme resp TL-Systeme) im Sinne von Vorarbeitsstationen ausdifferenziert worden. So die Merk-Subsysteme, die Subsysteme für die musischen und das emotionale Vermögen, das TL-System für die Raum-Körper-Orientierung, für die Sprache (Verstehen und Sprach-Aufbau, Reden), für die Schrift (Lesen und Schrift-Aufbau, Schreiben), für das Rechnen, die Übernahme der Instinkt-Motivationen und für die integrative Sensomotorik.

Hinter dem bewußten Geschehen schließlich läuft das viel weiter gespannte unbewußte (individuelle wie kollektive) Symbolgeschehen.

Die Motorik. Der motorische Systemkomplex hat die Aufgabe, die expressiven Muster des Wirk-Subsystems (macht mit dem kinästhetischen Merk-Subsystem zusammen die Sensomotorik, und diese mit den voluptiven Globalmustern die Willkür aus) in die Muskulatur weiterzuleiten, damit sie in die Wirkwelt eingreifen können. Er ist sehr komplex aufgebaut aus einem pyramidalen, extrapyramidalen und reflexmotorischen Anteil. Schwierig vorab die Einstellung des Gleichgewichtes, wozu ein gewaltiges Neuronen-System mit Schwerpunkt im Kleinhirn aufgebaut werden mußte, das die Informationen aus den Vestibularis-Rezeptoren, aber auch aus den Gelenken der Halswirbelsäule bezieht, um damit den aufrechten Gang bis hin zur Akrobatik zu ermöglichen.

Die Instinkte. Motiviert wird das motorische Verhalten nicht nur durch die Spontaneität des Integrators, sondern auch durch Instinktmotivatoren im limbisch-hypothalamischen Hirnanteil. Es handelt sich hierbei um die 5 Meid- (Sicherung, Schmerz-Meidung, Körperpflege, Wärme-Regulation und Ausscheidung) und die 3 Gewinn-Instinkte (Ernährung, Sex- und der komplizierteste Kumpan-Instinkt mit seiner Gruppenbildung, seiner Kinderpflege und seiner Hilfe-Bereitschaft), die sich alle aus entsprechenden Meid- und Gewinn-Reflexen heraus entwickelt haben, aktiviert durch Auslöser-Detektoren im instinktiven Subsystem für entsprechende GI-Muster aus den Merk-Subsystemen. Entscheidend das Schwellenabsinken der Gewinninstinkte auf null mit daraus resultierendem Suchverhalten. Zum Integrator gelangt die Instinktmotivation über das instinktive Subsystem mit seinen instinktadäquaten Subsystem-Anteilen und seiner motivations-kognitiven und -affektiven Vorarbeit.

Das vegetative Nervensystem. Eine Kopie aller expressiven Integrator-Vorhaben sowie der Emotionalität bekommt die Formatio reticularis des Stammhirnes, die unter anderem auch die spontanaktiven (Schrittmacher-Neurone enthaltenden) vegetativen Steuerungseinheiten koordiniert, aktiviert oder abdämpft und damit die Energiebereitstellung für die Integratorvorhaben organisiert. Entsprechend dem Dualismus aller vegetativen Steuerungseinheiten (für das Herz, den Kreislauf, die Atmung, die Verdauung, die Pupillen und die Linsen, die Ausscheidung, die Hautgebilde) gibt es auch einen Dualismus der Efferenzen: das sympathische System für die Energiefreisetzung, das parasympathische für die Energie-Reservebildung.

Die intensiveren Afferenzen aus den Enterozeptoren werden von den Vegetativ-Detektoren des vegetativen Analyse-Systems im limbischen Hirnanteil aufgegriffen und dem vegetativen Subsystem des Integrators weitergegeben, um schließlich globalintegrativ erlebt zu werden. Alle anderen Afferenzen steuern das Vegetativum unbewußt.

Die Bewußtseins-Steuerung. Sogar das Bewußtsein hat spezielle Steuerungssysteme für das Wachsein, den Ruheschlaf und den Traumschlaf mit dem Traum-Ich in der Traum-Umwelt ausdifferenziert bekommen. Zwischen diesen Zuständen drin liegt als Drehscheibe das Dösen. Im Wachzustand wird gelebt, im Ruheschlaf regeneriert und im Traumschlaf neutralisiert.

Das Gedächtnis ist sehr schlecht bekannt. Aus neurologischer Sicht läßt sich ein Ultrakurzzeit-, Kurzzeit- und Langzeit-Gedächtnis unterscheiden, und zwar für die sensorische wie die integrative und die motorische Seite. Die Zeitachse scheint in der Formatio reticularis festgehalten zu werden, verbreitert durch die simultan eingelaufenen Afferenzen, während für die Ähnlichkeits-Achsen die entsprechenden Systeme und Subsysteme zuständig sind.

Im Gedächtnis rettet sich das Ich der Vergangenheit in die Gegenwart.

Literatur

Beaumont, J. G.: Einführung in die Neuropsychologie. Psychol. Vlgs. Union (1987)
Bösel, R.: Physiologische Psychologie. de Gruyter, Berlin (1987)
Brookhart, J. M., et al.: Handbook of Physiology. Bethesda, Md. (1984)
Doenicke, A.: Neurophysiologie, Neurobiologie. Springer, Berlin (1988)
Eccles, J. C.: Facing reality. Springer, Heidelberg (1970)
Guttmann, G.: Lehrbuch der Neuropsychologie. Huber, Stuttgart (1982)
Hess, W. R.: Psychologie in biologischer Sicht. Thieme, Stuttgart (1968)

Jones, T., et al.: Nervous System. Springer, Berlin (1988)

Katz, B.: Nerv, Muskel und Synapse. Thieme, Stuttgart (1987)

Klimesch, W.: Struktur und Aktivierung des Gedächtnisses. Huber H. (1988)

Lindsley, H.: Basic Human Neurophysiology. Elsevier (1984)

Mauritz, K. H., et al.: Funktionelle Neurologie. Anatomische, diagnostische und klinische Grundlagen. Springer, Berlin (1978)

Mountcastle, V. B.: Medical Physiology. Mosby, St. Louis (1980)

Nieuwenhuys, R., et al.: Das Zentralnervensystem des Menschen. Springer, Berlin (1980)

Penfield, W., et al.: The cerebral cortex of man. MacMillan, New York (1950)

Phleps, M. E., et al.: Study of cerebral function with positron computed tomography. J. of Cerebral Blood flow and Metabolism 2 (1982)

Poeck, K.: Klinische Neuropsychologie. Thieme, Stuttgart (1989)

Rahmann, H., et al.: Neurobiologie und Nachrichtenverarbeitung des Gedächtnisses. Bergman, Freiburg/Br. (1989)

Rehabilitation und Prävention. Über 20 Bände. Springer, Berlin (seit 1980)

Remschmidt, R., et al.: Neuropsychologie des Kindesalters. Enke, Stuttgart (1981)

Schaltenbrand, G., et al.: Cerebral Localisation and Organisation. Madison Milwaukee Univ. of Visconsin Press (1964)

Schmidt, R. F.: Grundriß der Neurophysiologie. Springer, Berlin (1983)

Schmidt, R. F.: Grundriß der Sinnesphysiologie. Springer, Berlin (1985)

Vester, F.: Denken, Lernen, Vergessen. dtv München (1975)

Walden, J.: Neurophysiologisch-Neurochemische Grundlagen des Lernens. Bock + Herchen Pb. (1983)

Wender, K. F., et al.: Modelle des menschlichen Gedächtnisses. Kohlhammer, Stuttgart (1980)

Williams, M.: Hirnschäden. Psychologie Vlg., Weinheim (1978)

Das Sehen

Für den Sehsinn ist unsere Umwelt Licht, das von der Umwelt ausgesendet oder reflektiert wird. Und um diese Lichtwelt in der Innenwelt des Integrators abzubilden, sind nur rund 5% der Großhirn-Neurone zuständig.

Aufgliedern läßt sich das Seh-System in
- das Auge (abbildendes System, Retina)
- das afferente System (Seh-Nerv, Thalamus, Seh-Strahlung)
- den Analysator
- das integrative Merk-Subsystem mit globaler Weiterintegration und
- die Augen-Motorik.

Das abbildende System

Damit das Licht überhaupt bis zu den Rezeptoren in der Retina vordringen kann, hat die Haut durchsichtige Gebilde wie die Hornhaut (Kornea) und die Linse (zusammen das sogenannte abbildende System, Abb 6) ausdifferenziert. Sie beide brechen das einfallende Licht so stark, daß sich auf der Retina ein Brennpunkt bildet, der den Punkt des schärfsten Sehens darstellt.

Die Brechkraft der Kornea beträgt rund 42 Dioptrien (D), der Linse für die Ferne 16 D, was zusammen 58 D resp $1/58$ m (= 17 mm) Brennweite (Augendurchmesser) ausmacht. Hinzu kommen in der Jugend 10 D Linsenbrechkraft für die Nähe (durch Abkugeln der Linse), die ab ca 45 Jahren sukzessive verlorengehen und durch eine Lesebrille ersetzt werden müssen.

Mit diesem System können 2 scharf abgebildete Lichtpunkte von 1 mü ($1/1000$ mm) Abstand = 1 Zapfenbreite voneinander unterschieden werden.

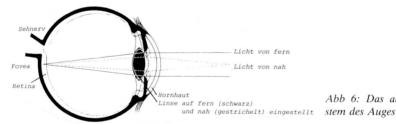

Abb 6: Das abbildende System des Auges

Die Retina

Die Retina ist ganz eigenartig gebaut. Als ausgewanderte Hirnwand (Hypothalamus-Wand) aus dem Schädel-Inneren, wo es durch die Bildung eines Knochenschädels völlig dunkel geworden ist, bildet sie eine gestielte Halbkugel, die mit dem abbildenden System der Haut zur Kugel verschmolzen ist. Noch seltsamer. Die Rezeptoren drängen sich zuhinterst in der Retina zu einem dichten Rezeptor-Teppich zusammen und ragen mit ihren lichtempfindlichen Fortsätzen vom Lichteinfall weg in eine schwarze Pigmentschicht hinein, die alles Licht verschluckt und in Wärme umwandelt (Abb 7). Bevor das Licht aber verschluckt wird, zersetzt es ein Pigment in den Licht-Rezeptoren (Rhodopsin = Sehpurpur), durch das es wandert. Und dieser Pigment-Zerfall löst ein entsprechendes bioelektrisches Signal aus.

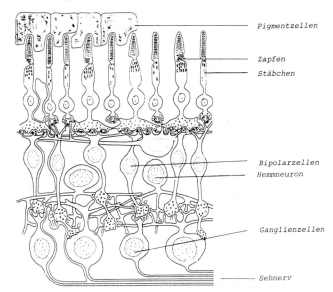

Abb 7: Aufbau der Retina

Die Licht-Rezeptoren

Nebst den Geruchs-Rezeptoren sind die Licht-Rezeptoren die einzigen Hirnzell-Körper (Somas), die Außenwelt-Reize, in diesem Falle die elektromagnetischen Schwingungen „Licht" direkt in bioelektrische Signale umschreiben, und zwar im Gegensatz zu allen anderen Rezeptoren nicht etwa in ein depolarisierendes Rezeptor-Potential, sondern in ein hyperpolarisierendes, das über eine Anregung der Bipolarzellen die Spontanaktivität der Ganglienzellen (als Eigengrau gesehen) modifiziert. Es dürfte sich demnach um Abkömmlinge von Hemmneuronen handeln.

Es gibt verschiedenartige Rezeptoren; im Prinzip Zapfen und Stäbchen (Abb 7). Die Zapfen funktionieren tags, die Stäbchen nur bei Dämmerlicht und nur schwarz-weiß. Tags sind die Stäbchen-Pigmente ständig zerfallen.

Zapfen gibt es welche, die auf Helligkeit ansprechen. Die meisten haben sich jedoch auf spezielle Wellenlängen eingeschränkt, die wir Farben nennen. Es gibt 3 Spezialisten mit vorwiegendem Ansprechen auf die Wellenlänge rot, blau oder gelb. Dabei genügt ein einziges Lichtquant, um das lichtempfindliche Pigment zum Zerfall zu bringen. Mathematisch geht diese Empfindlichkeit nach der Formel von *Stevens* (S 14). Um sie nicht zu überfordern, schützt die Iris vor zu grellem Licht, indem sie die Pupille engstellt.

An der Stelle des schärfsten Sehens (Fovea) finden sich nur Farb-Zapfen, während an der Austrittsstelle des Sehnerven überhaupt keine Rezeptoren vorkommen (blinder Fleck).

Die Pigment-Regeneration läuft während der ganzen Belichtungsperiode umgekehrt zum Pigmentzerfall. Dadurch kann bei Belichtungsende schon nach $1/22$ Sekunde ein neues Lichtquant vom vorhergehenden unterschieden werden (Flimmer-Fusionsfrequenz). Beim Übergang von der Dunkelheit in die Helligkeit benötigt das Rezeptor-System der Zapfen ½ Minute Einspielzeit (Adaptation), während beim Übergang von der Helligkeit in die Dunkelheit ½ Stunde volle Pigmentregenerationszeit für die Stäbchen und 5 Minuten für die Zapfen erforderlich sind.

Bezüglich der **Umweltfarben** erscheint die Umwelt rot oder blau oder gelb, wenn nur eine Zapfenart vorherrschend erregt wird. Werden aber zwei oder alle drei Arten gleich stark miteinander erregt, kommt es auf das Erregungsverhältnis untereinander an, welche Mischfarbe (orange, violett, grün, braun oder weiß) herauskommt (Farbkreis entsprechend dem 3-Farbenprinzip von *Helmholtz*).

Die Ganglien-Zellen

Die Ganglien-Zellen liegen vor den Licht-Rezeptoren, so daß das Licht durch sie hindurch muß, um zu den Rezeptoren zu gelangen (Abb 7). Sie sind durchsichtig. Auch gibt es nur etwa 1 Mio Ganglien-Zellen pro Auge auf rund 6 Mio Zapfen und 120 Mio Stäbchen, was heißt, daß die Ganglien-Zellen von vielen Rezeptoren Signale aufnehmen.

Hubel u *Wiesel* haben entdeckt, daß die Ganglien-Zellen nicht von irgendwelchen beliebigen Rezeptoren Signale übernehmen, sondern nur von ganz

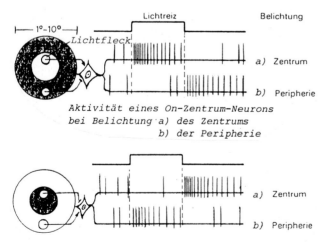

Aktivität eines On-Zentrum-Neurons bei Belichtung a) des Zentrums b) der Peripherie

Aktivität eines Off-Zentrum-Neurons bei Belichtung a) des Zentrums b) der Peripherie

Abb 8: Kreisflächen- und Ring-Rezeptorfelder eines On- und eines Off-Zentrumneurons

bestimmten, die alle in kleinen Kreisflächen oder Ringen angeordnet liegen. Entsprechend kann von Detektoren für Kreisflächen- und Ring-Rezeptoren, resp von Zentrum- und Peripherie-Rezeptoren gesprochen werden (Abb 8).

On-Off-Zentrum. Wird die Ganglien-Zelle von ihren Kreisflächen- resp Zentrums-Rezeptoren erregt, heißt sie On-Zentrum-Neuron (On-Zentrum-Detektor). Wird sie hingegen über ein hemmendes Zwischen-Neuron gehemmt, heißt sie Off-Zentrum-Neuron.

On-Off-Peripherie. Um die runden Zentren herum liegen ringförmig angeordnet Rezeptoren, die gegenteilig auf die betrachtete Ganglien-Zelle einwirken. Für sie ist die Ganglien-Zelle entsprechend ein Off-Peripherie-Neuron zum On-Zentrum oder ein On-Peripherie-Neuron zum Off-Zentrum.

Dies spielt problemlos, wenn ein Lichtfleck nur auf das Zentrum oder nur auf die Peripherie fällt. Ist das Licht aber diffus, geben die Zentrum-Rezeptoren den Ton an, zu denen hinzu erst noch Peripherie-Rezeptoren mit Funktions-Umkehr herangezogen werden, wenn das Licht schwach wird (Vergrößerung des Zentrums bei gleichzeitiger Verkleinerung der Peripherie im Interesse des besseren Sehens in der Dämmerung).

Die funktionelle Mehrschichtigkeit der Retina. Jeder Rezeptor kann mehr als nur einer Ganglien-Zelle Signale anbieten, kann also zu mehreren Zentren und Peripherien gehören, für die einen Ganglien-Zellen erregend, für andere über ein hemmendes Zwischen-Neuron hemmend. Funktionell ist die Rezeptor-Zellschicht dadurch wesentlich dicker (mit vielen Schichten übereinander), als sie dies anatomisch ist. Diese funktionelle Mehrschichtigkeit ist ein ganz raffinierter Vergrößerungs-Trick.

Bezüglich der Farben wird es nochmals komplizierter. Eine Ganglien-Zelle, die von den Rezeptoren eines Rot-Zentrums angeregt wird, wird dafür von den auf Grünlicht ansprechenden Blau- und Gelb-Rezeptoren rund um dieses Zentrum herum (auch wieder über ein hemmendes Zwischen-Neuron) gehemmt (Grün-Peripherie). Und eine Ganglienzelle, die von einem gelben Zentrum aus erregt wird, wird von der Blau-Peripherie gehemmt und umgekehrt. Daraus das Gegenfarben-Prinzip von *Hering,* das das Dreifarben-Prinzip von *Helmholtz* bekämpfte, bis man merkte, daß es beides gibt, jedes auf einer anderen Ebene.

Daneben gibt es **durchmischte Felder**, entweder spektral, oder dann örtlich durchmischt. Auch ist die Feldergröße verschieden, am kleinsten in der Fovea aus nur 5 Zapfen bestehend.

Bedeutung der Felderung. Diese dient vorab der Herausarbeitung der Konturen (Kontrast-Sehen), der Abhebung der Gegenstände und Farben voneinander, aber auch dem Herausholen der 3. Dimension.

Als Nebeneffekt hat diese Gegensatz-Felderung zur Folge, daß bei Belichtungs-Wegfall der Hemm-Wegfall auf die gehemmten Ganglien-Zellen diese kurz aktiv werden läßt (Negativ-Schatten).

Zentrale Hemmung. Wie alle afferenten Systeme wird auch das visuelle vom System selber wie auch von der Formatio reticularis aus bis hinunter zur Ganglienzelle in seiner Empfindlichkeit gesteuert.

Der Seh-Nerv

Der Seh-Nerv ist eigentlich gar kein Nerv, sondern eine Hirnbahn, gebildet durch die Fortsätze der Ganglien-Zellen. Er leitet die anbearbeiteten Informationen zum Thalamus weiter (Corpus geniculatum laterale, [Abb 9]). Die innere Hälfte dieser Fasern kreuzt auf die andere Seite, und etwa 30% ziehen zu motorischen Schaltstellen in den vorderen 2 Hügeln und in der prätektalen Region (Mittelhirn), die die Pupillenweiten regulieren. Rund 50% der Informationen kommen aus dem Zentrum der Retina (Fovea), wo die größte Zapfendichte und damit auch die größte Sehschärfe anzutreffen ist.

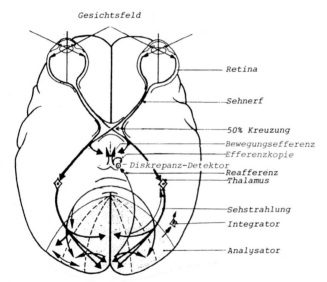

Abb 9: Das Seh-System

Die Weiterverarbeitung im Thalamus

Im Thalamus (Corpus geniculatum laterale) werden alle Fasern der Ganglienzellen auf Neurone umgeschaltet, denen eine ähnliche Rezeptorfelderung zukommt wie den Ganglien-Zellen. Hier gibt es aber wesentlich mehr Neurone, als es Ganglienzellen in der Retina gibt. Nur schon die Fortsätze, die die Seh-Strahlung als weiterleitende Bahn zum Analysator bilden, sind auf das Sechsfache angewachsen, die Hälfte davon aus der Fovea (retino-kortikale Vergrößerung). Auch stammen alle Afferenzen aus den gleichseitigen Retina-Hälften.

Der Großhirn-Analysator

Der Analysator für das Sehen liegt nicht etwa in der Nähe des Auges, sondern weitest möglich davon entfernt im Hinterhaupt (Abb 5 S 16). Wiederum sind die Analysator-Neurone wählerisch und greifen ihre Informationen als Detektoren nur aus ganz bestimmten, von ihnen ausgewählten Rezeptoren in entsprechenden Feldern liegend ab.

Die Rezeptor-Felder für die Form- und Farb-Detektion. Diese von den Analysator-Detektoren her gesehene Rezeptor-Felderung sieht nicht mehr nur scheiben- oder ringförmig aus, sondern oval, u-förmig, linear (Strich-Detektoren) in allen Richtungen (auf der einen Seite On-, auf der anderen Seite Off-Rezeptoren); oder die abgegriffenen Rezeptoren bilden ein Bogensegment, eine Ecke, oder sogar eine gesichtsartige Verteilung, insgesamt über 15 verschiedenartige Anordnungen (Abb 10). Dadurch wird unter Betonung der Kontraste das Gegenstand- und Farbsehen weiter differenziert.

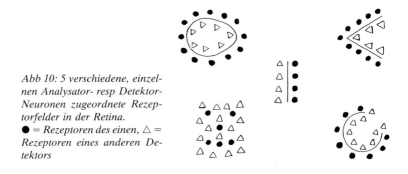

Abb 10: 5 verschiedene, einzelnen Analysator- resp Detektor-Neuronen zugeordnete Rezeptorfelder in der Retina.
● *= Rezeptoren des einen,* △ *= Rezeptoren eines anderen Detektors*

Die Bewegungs-Detektion. Auch gibt es Detektoren, die auf Bewegtes, vorab auf brüske Bewegungen ansprechen. Es sind dies die Bewegungs-Detektoren.

Die Detektoren der 3. Dimension haben ihre Rezeptor-Felder in beiden Augen (Beidseitigkeit über den Balken). Ein fixierter Gegenstand zeichnet sich auf beide Foveae ab. Alle Gegenstände, die weiter weg als das fixierte Objekt liegen, bilden sich auf der Retina näher zusammengerückt auf korrespondierende Retina-Felder ab, während alles, was näher liegt, umgekehrt weiter auseinander gerückt abgebildet erscheint (Abb 11). Die für diese Felder zuständigen Detektoren sind demnach Tiefen-Detektoren. Aus ihrer Anordnung ergibt sich die 3. Dimension, unterstützt durch die Muster für die Linseneinstellung, die Perspektive, den Gegenstand-Vergleich und die Farb-Intensität.

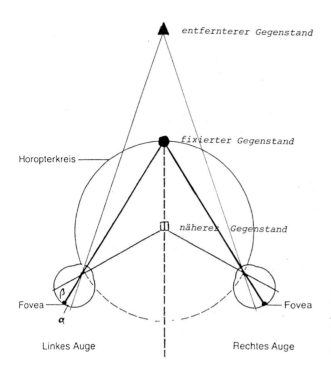

Abb 11: Das Herausholen der 3. Dimension durch Rezeptorfelder, die näher oder entfernter als die fixierenden Felder (Foveae) liegen (Querdisparation)

Die visuelle Integration

Im visuellen Merk-Subsystem greifen intrasystemische, monosensorische Kombinatoren (Abb 26 S 87) aus dem Heer von Detektoren im Analysator die gerade interessierenden Aktivitäten heraus und bauen damit aus den Bausteinen der gesehenen Außenwelt die globalintegrativ wahrgenommene visuelle Innenwelt auf. Schon hier werden wir uns dank hinzukommender Erinnerungen und vorhandener Kreativ-Neurone im Wechselspiel mit der GI des Gesehenen bewußt (kognitive Leistung, durch Ausfall Übersehen bis hin zur Agnosie). Auch sind es erworbenerweise diese Kombinatoren, die die Bildumkehr vornehmen (aus der Retina seitenverkehrtes, auf dem Kopf stehendes Bild).

Umwelt in der Innenwelt. Polysensorische Kombinator-Neurone (intersystemische Kombinatoren) fassen hinter den monosensorisch-visuellen die Eindrücke aller Sinnessysteme (des akustischen, taktilen etc) zum wiederum globalintegrativ erkannten Umwelt-Abbild in der Innenwelt zusammen.

Global-Kombinatoren schließlich bauen die Global-Integrate auf, aus denen eingespielte Detektoren verschiedener Teilleistungs-Systeme visuelle Muster herausgreifen. So Instinktauslöser-Detektoren, Detektoren des Lese-Subsystems, des visuell musischen oder des emotionalen Subsystems. Dadurch werden diese TL-Systeme aktiv und beteiligen sich ihrerseits am globalen Musteraufbau.

Die Global-Leistungen. Über die Global-Integration verarbeiten wir das Gesehene denkerisch, rufen rückläufig früher Gesehenes aus dem Merk-Subsystem ab (Niveau mono- und polysensorische Kombinatoren), erleben es unter Beteiligung des musischen Subsystems als schön, lieblich etc, freuen uns über die Beteiligung des emotionalen Subsystems daran und messen ihm über das unbewußte Symbolerleben archetypischen Symbolwert bei (der Rose zB den archetypischen Symbolwert Liebe, während herumliegende Abfälle Archetypen-Widrigkeiten darstellen).

Die Augenmotorik

Die Augenmotorik ist die einzige spezifische Rezeptormotorik. Da bei ihr zwei Kugeln genau aufeinander abgestimmt bewegt werden sollen, muß ein gewaltiges motorisches Steuerungs-System her, was bei den Augen der Fall ist. Und dieser Aufwand hat sich gelohnt, weil dadurch das Gesichtsfeld zum Blickfeld ausgeweitet werden kann. Je mehr man sieht, um so eher kann man in gefährlicher Umgebung überleben.

Auf der Stufe der Reflexe, der niedrigsten Stufe der Motorik, stoßen wir vorerst auf

die reflektorischen Bildfolge-Bewegungen der Augen (zB Nachblicken einer vorbeiflitzenden Maus, ehe wir uns überlegen können, ob wir überhaupt nachblicken wollen oder nicht).

Augen-Rückstellreflex. Das Zurückschnellen in die Ausgangslage geschieht ebenfalls reflektorisch (Augenrückstell-Reflex, Sakkade).

Akustisch-okulärer Reflex. Auch blicken wir reflektorisch nach einer Schallquelle hin, weil schon im Mittelhirn akustische Signale auf die Augenmuskelsteuerung umgeschaltet werden. Wir wollen sehen, was wir hören.

Der vestibulo-okuläre Stellreflex stellt einen weiteren wichtigen Reflex dar, der vom Gleichgewichtssystem her die Augen den Kopfdrehungen entgegendreht. Dadurch bleibt das Umwelt-Bild auf der Retina unbewegt (reflektorische Abbildungs-Konstanz).

Das Augenzittern um 80 Hz schließlich hat zur Folge, daß die Grenzlinien verbreitert werden, so daß sich mehrere rezeptive Felder nebeneinander mit dem Kontrasthervorheben befassen.

Die Beobacht-Bewegungen (orienting movements, Abb 12) erfolgen spontanintegrativ und instinktmotiviert auf Instinkt-Auslöser hin (Strukturen oder Bewegungen mit Auffälligkeitswert, zB Gefahr, Nahrung, Kumpan-Auslöser etc).

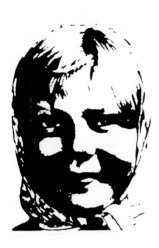 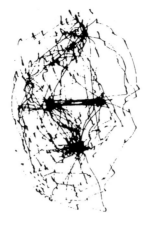

Abb 12: Beobachtbewegungen beim Mustern eines Gesichtes

Gesichtsfeld-Blickfeld-Bewegungsfeld. Der Umweltausschnitt, den das ruhende Auge sehen kann, heißt Gesichtsfeld. Werden die Augen aber bewegt, weitet es sich zum Blickfeld aus. Dieses wird durch hinzukommende Kopf- und Körperbewegungen nochmals, nämlich zum Bewegungsfeld erweitert.

Die Bild-Konstanz. Daß sich bei all den Augenbewegungen (abgesehen vom vestibulo-okulären Gegendrehen) die abgebildete Umwelt im Auge nicht bewegt, verhindern Diskrepanz-Detektoren, die die motorischen Efferenz-Kopien gegen die entsprechenden Bildbewegungs-Reafferenzen aus der Retina ausspielen. Löschen sich diese beiden Muster gegenseitig, bleibt das Bild ruhig. Wird das Auge hingegen durch Fingerdruck passiv bewegt, fehlen die Efferenz-Kopien, die Umwelt tanzt.

Auf diesem Prinzip basiert auch die Größen-Konstanz des Bildes (Efferenz-Kopien und Reafferenzen für die Konvergenz, die Linsen- und die Pupillen-Reaktion).

Die vegetative Motorik befaßt sich vorwiegend mit der Pupillen- und Linsen-Einstellung (S 225).

Die Störungen des visuellen Systems

Auf Ebene des abbildenden Systems finden sich die Kurz- und Weitsichtigkeit, die Hornhautverkrümmungen, Linsentrübungen etc.

Auf Ebene der Rezeptoren bringen Störungen eine sofortige Einschränkung des Seh-Vermögens mit sich. Die Seh-Schärfe geht zurück, das Gesichtsfeld wird eingeschränkt, eventuell erlöscht auch das Farb-Sehen (berühmt die Rot-Grün-Blindheit).

Auf Ebene der afferenten Neurone von den Bipolaren bis zum Analysator hinauf finden sich Störungen des Farb-Sehens, des Kontrast- und Form-Sehens (Verschwommen-Sehen), des Bewegungs-Sehens (gestörter Zeitablauf), des

Bild-Auslöschens (mehrere Bilder übereinander), der Bild-Fusion, der Bild-Struktur (verbogen, zu groß, zu klein, wie durch ein horizontales, vertikales, gezacktes oder gewelltes Gitter etc), oder Störungen der 3. Dimension (stereoskopische Störungen). Auch kommt es zu falschen Bild-Bewegungen und damit zur Desorientierung, wenn die Diskrepanz-Detektoren zB nach starkem Alkoholgenuß defekt sind.

Auf Ebene der Bild-Integration (visuelles Merk-Subsystem) treffen wir auf die Bildwahrnehmungsstörung (bei gestörter Kombinator-Funktion) und die Bild-Agnosien (Störung des Bild-Erkennens, weil keine Engramme hinzu kommen). Diese Störungen können sehr isoliert auftreten, zB nur für das Farb-Sehen (Farb-Agnosie, Farb-Wahrnehmungsstörung). Werden Kontur-Informationen nicht richtig übernommen, entstehen die Kontur-Agnosien bis hin zu den Objekt-Agnosien. Werden die Züge eines gesehenen Gesichtes nicht richtig erinnert, entstehen die isolierten Gesichts-Agnosien (Prosop-Agnosie). Ferner gibt es die visuelle Agnosie für eine ganze Körperseite (visueller Körperschemadefekt). Bei der Gestalt-Agnosie machen die Teile kein Ganzes mehr aus, und die Agnosie für Texte heißt Alexie. Ferner gibt es Zeichnungs-Agnosien, die Uhrzeiger-Agnosie, den Halbseiten-Neglekt (ev nur Unaufmerksamkeits-Hemianopsie oder aber hemianoptische Raum-Agnosie) usw, je nachdem, wie selektiv die Störung zwischen Wahrnehmung und Gedächtnisvergleich liegt. Und schließlich kann die Bildumkehr ausfallen (alles verkehrt und/oder auf dem Kopf).

Gestörte Umweltwahrnehmung. Weiter oben auf Ebene der polysensorischen Kombinatoren entstehen Störungen des Zusammenbaus der Einzelmerkwelten aus den verschiedenen Sinnes-Systemen zur Umwelt in der Innenwelt. So können das Singen und der Vogel nicht mehr zusammengenommen werden.

Visuelle Amusie. Eine besondere Störung stellt die visuelle Amusie dar, bei der wegen musischem TL-Systemwegfall das Schönheitserleben für Gesehenes verlorengeht.

Visuelle Asymbolie. Bei einer Störung des emotionalen Subsystems geht der Sinn für emotionale Symbole (das pfeildurchbohrte Herz, die herausgestreckte Zunge) verloren. Gleichzeitig erscheint die Fähigkeit zum sich Freuen abgeflacht.

Defekte der Augenmotorik führen zum Schielen. Tritt dies plötzlich auf, sehen wir Doppelbilder. Geht dieses Doppelbild auf einen Muskel-Ausfall zurück, liegt das Doppelbild dort, wohin der ausgefallene Muskel ziehen sollte. Gelingt das Bild-Zusammenbringen trotz der Diskrepanz-Detektoren nicht, konzentriert sich der Integrator mit der Zeit nur noch auf das Bild des korrekt funktionierenden Auges, so daß das Doppelbild verschwindet. Dies bedeutet allerdings eine Einschränkung des Gesichtsfeldes und eine Erschwerung der Tiefenwahrnehmung in die 3. Dimension hinein.

Und schließlich kann (zB bei Vergiftungen) die vegetative Motorik für die Pupille und/oder die Linse (keine Naheinstellung mehr) ausfallen.

Rehabilitation

Viele Störungen des abbildenden Systems können mit einer Brille korrigiert werden.

Die Visusverminderung bei **Störungen des Rezeptors bis zum Analysator** muß mit unermüdlichem Üben auftrainiert werden, selbst wenn nur noch minime Reste wie ein Schattensehen vorhanden sind. Wichtig, daß die Motivation dazu nicht verlorengeht. Entsprechend soll das Üben attraktiv gestaltet werden mit Herausholen von Details aus lustigen Bildern und bei aufstellender Hintergrundmusik.

Da ferner die Ermüdbarkeit angeschlagener Systeme stark erhöht ist, soll auch entsprechend nur kurz, aber dafür mehrmals pro Tag geübt werden.

Bei **einäugiger Seh-Schwäche** wird das gute Auge wiederholt vorübergehend abgedeckt.

Bei **vollständiger Blindheit** hingegen kommen nur noch die Umgehungs-Strategien in Frage. So muß der 2. Fern-Sinn, das Hören mit gezielter Förderung des Richtungs- und Distanz-Hörens einspringen. Ferner werden der Tastsinn (Somästhesie) und der Bewegungssinn (Kinästhesie) durch eine Steigerung des Schrittanzahl-Gefühls sensibilisiert. Geforscht wird an Umsetz-Möglichkeiten von Kamera-Bildern auf Tast-Muster.

Ausfälle nur einzelner Detektorgruppen verlangen eine gezielte Förderung des Kontur-Sehens, Farb-Sehens, der Tiefen-Sehschärfe, des Heraussehens versteckter Figuren in einem Bild drin etc. Günstig hier, aktiv zu zeichnen (Formgebung) und zu malen (Farbgebung).

Bei den motorischen Störungen mit Schielen kommen die Orthoptik und die operativen Korrekturmöglichkeiten zum Einsatz.

Auf Niveau des Integrators müssen bei der visuellen Wahrnehmungsstörung und der Agnosie der Tastsinn und das Gehör zuhilfe kommen, um Gesehenes wahrzunehmen resp wiederzuerkennen. So wird ein Schlüssel durch Berühren oder ein Gesicht an der Stimme (provoziert durch das Anreden) sofort wiedererkannt. Beim Halbseiten-Neglekt muß das Spiegelbild die defekte Hälfte zeigen, oder dann der Standortwechsel, oder das Tellerdrehen beim Essen etc. Und bei Wegfall der Bildumkehr wird die Umkehr geübt.

Bei Störungen des musischen und emotionalen Erlebens setzt die Kunsttherapie mit Malen, Formen und Gestalten ein, um diese wichtigen kreativen Erlebnis- und Leistungsvermögen zurückzugewinnen, ohne die das Leben eine wesentliche Einbuße hinnehmen müßte. Selbst beim Auftrainieren von Rezeptor-Defekten sollte dieser Aspekt mitgeübt werden, weil er die Motivation fördert und die Kreativität auf selbst rudimentäre Sehmuster ansprechbar macht. Letztlich ist es halt doch der Integrator, der mit einem Defekt, welcher Art auch immer, fertig werden muß und daher nicht genügend gefördert werden kann.

Mal-Therapie. Eine weitere, ganz andersartige Bedeutung hat die Mal-Therapie als nonverbale Ausdrucksform bekommen. Sie erlaubt den Kindern, die noch nicht genügend Worte zur Verfügung haben, oder den Sprachgestörten, oder den Sprechgehemmten etc, sich malend und gestaltend auszudrücken, sich emotional darzustellen und in Begleitung mit dem Therapeuten zu sich selbst zu finden.

Zusammenfassung

Das Auge. Den Lichtrezeptoren vorgelagert findet sich ein kompliziertes, abbildendes System, das die einfallenden Lichtstrahlen auf die Rezeptoren hin brechen muß. Um sowohl das Tages- wie das Nacht-Sehen abzudecken, wurden zwei verschiedene Rezeptor-Systeme entwickelt: die Stäbchen für die Nacht und die viel wichtigeren Zapfen für den Tag. Weil das Tageslicht aus verschiedenen Frequenzen und damit Farben besteht, wurden drei verschiedene fotosensible Pigmente entwickelt, die vorwiegend bei Rot-, Blau- oder Gelb-Licht zerfallen und damit den entsprechenden Rezeptor hyperpolarisieren.

Die Analyse. Die Ganglienzelle, noch immer in der Retina, faßt über die Bipolarzellen viele Rezeptoren in Scheiben und in Ringen angeordnet zusammen, um sich von den Scheiben aus fördern, von den Ringen aber über zwischengeschaltete Hemm-Neurone hemmen zu lassen. Oder dann umgekehrt. Diese Felderung bleibt über den Thalamus hinaus bis in den Seh-Analysator des Großhirnes bestehen, wobei die Detektor-Neurone des Seh-Analysators auch andere Felderungen der Rezeptoren aufzeigen, aus denen sie Signale übernehmen. Ferner sprechen die Analysator-Detektoren nur auf Farben, auf Formen, auf die Beziehung der Rezeptorfelder zueinander (daraus das Distanz-Sehen) oder auf bewegte Konturen an.

Die Integration. Zusammengesetzt werden diese zerlegten Muster durch vorerst auslesende monosensorische Kombinator-Neurone des Integrators, die auch das Bild umkehren, worauf dieses mit Erinnerungen ergänzt wird (bringt das Erkennen). Hernach lassen polysensorische Kombinatoren die Außenwelt zur Innenwelt werden. Die Global-Integration arbeitet das Gesehene denkerisch auf und erlebt es über das Detektor-Ansprechen des musischen und emotionalen Subsystems visuell-musisch, emotional und unbewußt-archetypisch.

Die Augen-Motorik hat 6 Muskeln je Auge zur Verfügung, um das Gesichtsfeld zum Blickfeld auszuweiten. Die Steuerung erfolgt über Reflexe (Bildfolge-Reflex, Stell-Reflex, akustisch- und vestibulär-okulärer Reflex) wie über den Integrator (Willkürbewegungen, instinktinduzierte Beobacht-Bewegungen).

Damit das Abbild auf der Retina bei diesen Bewegungen nicht tanzt, löschen Diskrepanz-Detektoren den Eindruck der tatsächlich erfolgten Bildbewegung, indem in ihnen die Efferenz-Kopie gegen die Bildbewegungs-Reafferenz ausgespielt wird. Dank der Körper-Motorik wird das Blick-Feld zum Bewegungs-Feld im ganzen uns umgebenden Raum.

Vegetativ-motorisch schließlich wird die Pupille und die Linse gesteuert.

Störungen zeigt vorab das abbildende System, das mit einer Brille korrigiert wird. Rezeptor-Defekte bis hinauf zu den Detektoren des Analysators führen zur Seh-Verminderung generell oder einzelner Teilvermögen wie für die Kontraste, die Strukturen, die Farben oder die Tiefenschärfe, während Störungen der motorischen Steuerung zum Schielen führen. Störungen der Bild-Integration haben die Wahrnehmungsstörungen, die Agnosien und die visuelle Amusie zur Folge.

Rehabilitatorisch muß die Seh-Schwäche beider Augen gezielt auftrainiert werden, während sie einäugig durch vorübergehendes Abdecken des anderen Auges gesteigert werden kann. Die Ausweich-Strategien zum akustischen und taktilen System kommen erst bei voller Blindheit in Frage. Das Schielen wird orthoptisch oder chirurgisch behandelt, und die Agnosien müssen unter Zuhilfenahme der anderen Sinne angegangen werden. Wichtig auch das Trainieren des Integrators als Ganzem, weil er aus seiner Ganzheitlichkeit heraus die Defekte von selbst zu verbessern anstrebt.

Die Mal-Therapie dient nicht nur der visuell-musischen Förderung, sondern auch als nonverbale Sprache der Auseinandersetzung mit sich und der Umwelt im Sinne der Selbsterfahrung und (unter Begleitung des Maltherapeuten) der emotionalen Rehabilitation und Entwicklung.

Literatur

Fuchs, A. F., et al.: Progress in oculomotor research. Elsevier, Amsterdam (1981)

Garbe, H.: Die Rehabilitation der Blinden und hochgradig Sehbehinderten. Reinhardt E. (1965)

Grüsser, O. J., et al.: Physiologie des Sehens. In *Schmidt*, R. F.: Grundriß der Sinnesphysiologie. Springer, Heidelberg (1985)

Helmholtz, H. von: Handbuch der physiologischen Optik. L. Voss, Hamburg (1896)

Hering, E.: Grundzüge der Lehre vom Lichtsinn. Springer, Berlin (1920)

Howard, I. P.: Human visual orientation. J. Wiley, Chichester (1982)

Hubel, D. H., *Wiesel*, T. N.: Rezeptive fields, binocular interaction, and functional architecture in the cat's visual cortex. J. Physiol. 160 (1962)

Jung, R.: Neuronal Integration in the visual cortex and its significance for visual information. In *Rosenblith*, W. A.: Sensory communication. MIT Press, Cambridge (1961)

Maffei, L.: Pathophysiology of the visual system. Junk, Den Haag (1982)

Orban, G. A.: Neuronal operations in the visual cortex. Springer, Berlin (1984)

Rath, W.: Sehbehinderten-Pädagogik. Kohlhammer, Stuttgart (1987)

Schottenloher, G.: Kunst- und Gestaltungstherapie. Kösel (1989)

Das Hören

Die Welt zeigt sich nicht nur im Licht, sie tut sich auch in Luftschwingungen kund. Und diese Äußerungsform ist derart wichtig, daß sich ein ebenso hochdifferenziertes Sinnes-System wie für das Sehen entwickelt hat, ja, daß das Hören auf höchster Ebene, auf Höhe des kreativen Erlebens einen mindest ebenso hohen musischen Gipfel erreicht hat, wie das Bestaunen von kreativ Geformtem und Gestaltetem.

Eingeteilt wird das Hör-System in
– das Ohr (Mittel-/Innenohr)
– das afferente System
– den Analysator
– das Hör-Merksystem mit globaler Weiterintegration.

Das Mittel- und Innenohr

Das Trommelfell ist den Rezeptoren im Felsenbein drin vorgelagert (Abb 13) und überträgt die Luftschwingungen zwischen 20 und 20.000 Hz und von 330 m/Sek Geschwindigkeit um das Zwanzigfache verstärkt auf die Gehörsknöchelchen.

Die drei Gehörsknöchelchen leiten die Trommelfell-Schwingungen zum ovalen Fenster des Innenohres weiter, wo sie auf die Innenohr-Flüssigkeit (Endolymphe) übertragen werden.

Gehörs-Rezeptoren. Dank der elastischen Membran des runden Fensters kann die angestoßene Endolymphe über den Härchen der Gehörsrezeptoren (ca 3500 innere Haarzellen) hin- und herschwingen (Wanderwellen-Theorie), für hohe Töne nur an der Schnecken-Basis, für tiefe Töne bis hinauf zur Spitze.

Zwei kleine Muskeln (Tensor tympani und Musculus stapedius) können ferner das Trommelfell und die Knöchelchen-Kette verspannen und damit die akustische Übertragung abdämpfen.

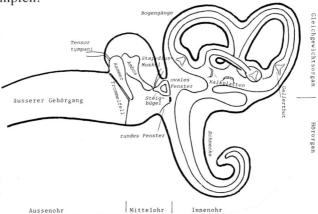

Abb 13: Das Rezeptor-Organ für das Gehör und das Gleichgewicht im Felsenbein

Die Rezeptoren

Die inneren Haarzellen stammen von Epithelzellen ab und sind Mechano-Rezeptoren (Abb 14) mit Zellfortsätzen (Zilien), deren Ablenkung durch die Wanderwelle in bioelektrische Signale umgeschrieben wird. Die größte Empfindlichkeit hierfür liegt bei 4000 Hz. Mathematisch gilt die Empfindlichkeitsformel von *Stevens (S 14)*, beeinflußt durch efferente Hemmfasern aus der Formatio reticularis und dem Hör-System selber, die bis zu den Rezeptoren reichen und die Rezeptor-Empfindlichkeit reduzieren.

Die äußeren Haarzellen dienen der Gehörsverstärkung, indem sie die Basalmembran verspannen. Sie bekommen efferente Steuerungsimpulse aus dem Hör-System und aus der Formatio reticularis und bauen sogar Schwingungen auf, die aus dem Ohr abgegeben und gemessen werden können (Emissions-Audiometrie).

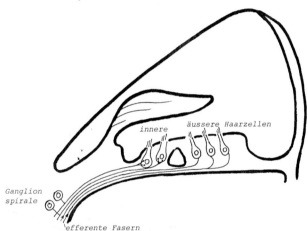

Abb 14: Die Gehörsrezeptoren im Innenohr

Die Afferenzen

Das 1. ableitende Neuron

Das 1. Neuron ist spontanaktiv mit einem Zellkörper im Ganglion spirale der Schneckenachse. Durch die Übernahme der Rezeptor-Signale ändert es seine spontane Aktivität, wobei diese Änderung als Afferenz den Gehörsneuronen des Stammhirnes zugeleitet wird.

Die Kochlearis-Kerne (Filterung)

Filterung. Im Stammhirn laufen die Rezeptor-Muster auf die Kochlearisneurone auf (Abb 15), wo sie bereits stark beschnitten werden. Etwa 50% werden durch höhere Ansprechbarkeitsschwelle, Konvergenz und kollaterale Hemmung als Redundanz weggefiltert (zB die Nebengeräusche im Restaurant), abgesehen von den Hemm-Impulsen aus der Formatio reticularis und dem Hör-System selber.

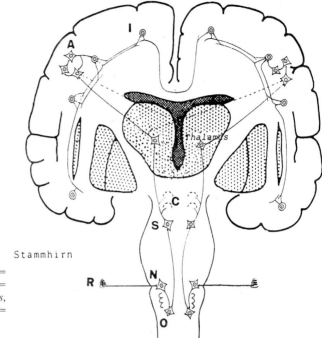

Abb 15: Das Hör-System. A = Analysator, C = Colliculi, I = Integrator, N = Nc cochlearis, O = Olive, R = Rezeptor, S = Schleifenkern

Die Oliven-Kerne (Richtungs- und Distanz-Hören)

Das Richtungs-Hören. Ein Teil der relevanten Afferenzen aus den Kochlearis-Kernen wird abwärts zu den benachbarten Oliven-Kernen weitergegeben, während der andere Teil vorwiegend gekreuzt zum lateralen Schleifenkern weiterzieht. In den Oliven-Kernen wird eine Afferenz-Kopie auf die Gegenseite hinüber abgegeben. Die Originalmuster wiederum werden mit der Kopie der anderen Seite in den Diskrepanz-Detektoren verglichen und löschen sich gegenseitig aus, wenn sie gleichzeitig miteinander eingetroffen sind. Dieses Löschen bedeutet gleiche Distanz einer Laut-Quelle von beiden Ohren weg, und zwar vor, hinter oder über dem Kopf.

Löschen sich die beiden Informationen aber nicht, weil sie nicht exakt gleichzeitig miteinander eingetroffen sind, sondern nur schon mit einer Differenz von 10^{-5} Sekunden, reagieren diese Detektoren um so stärker, je weiter das Original und die Kopie zeitlich auseinander liegen. Die Diskrepanz-Detektoren signalisieren in diesem Falle gleitend abgestufte zeitliche Diskrepanzen und geben so die seitliche Richtung an, aus der ein Laut zeitverschoben auf beide Ohren eingetroffen sein muß (Richtungs-Detektoren).

Das Distanz-Hören. Ferner gibt es Detektoren, die auf die zeitliche Verschiebung der Obertöne gegenüber dem Grundton ansprechen. Auch dies stellt eine zeitliche Diskrepanz zwischen den Obertönen und dem Grundton dar, so daß von Diskrepanz-Detektoren gesprochen werden kann, die um so intensiver reagieren, je früher die Obertöne gegenüber dem langsameren Grundton einlaufen. Hier hält die gleitende Abstufung der Detektor-Reaktion die Entfernung fest, aus der die Laute gekommen sind (Distanz-Detektoren).

Getäuscht werden diese Detektoren vom Kuckuck, da dieser frequenzverschobene Rufe von sich gibt und damit den Eindruck erweckt, weit weg zu sein.

Die vier Kopie-Abgaben auf Höhe des Mittelhirnes (Bereich des lateralen Schleifenkernes)

Auf diesem noch immer zum Stammhirn gehörenden, etwas höheren Niveau werden vier Kopien an verschiedene andere Neuronensysteme abgegeben, während das Original zum Thalamus weiterzieht.

So geht eine **erste Kopie** zur **Formatio reticularis** des Mittelhirnes, die unter anderem für die Wachseins-Steuerung zuständig ist. Unregelmäßige Afferenzen wirken anregend und damit weckend; leise, regelmäßige (wie zB im Wiegenlied) dagegen hemmend und damit einschläfernd.

Eine **zweite Kopie** geht über die **Colliculi inferiores** zu den Motoneuronen der Mittelohrmüskelchen (Musculus stapedius und Tensor tympani), die die Empfindlichkeit des Mittelohres, resp die Lautheit durch Verspannen des Trommelfells und der Knöchelchen-Kette herabsetzen.

Eine **dritte Kopie** geht über die **Colliculi superiores** zur Augenmuskelsteuerung, damit sich die Augen sofort zur Lautquelle hinwenden (akustisch-okulärer Reflex). Das Auge will sehen, was das Ohr hört. Dieses Verlangen stört den Musikgenuß gewaltig, wenn man im Konzertsaal hinter eine Säule gesetzt wird.

Die **vierte Kopie** schließlich geht über das retikuläre System zum limbischen Instinkt-Subsystem und weiter zu den **Instinktmotivatoren** im limbisch-hypothalamischen Hirnanteil. Wichtig der Sicherungsmotivator, der dadurch bereits auf starke Laute wie einen Knall oder eine Explosion mit wenig spezifischem Ohrenzuhalten oder Flucht bis zur Panik reagieren kann, eh man weiß, was los ist.

Der Thalamus

Die Gehörsafferenzen laufen im Thalamus zum Corpus geniculatum mediale, wo weiterhin massiv gefiltert wird. Etwa 3% der Neurone sind spontanaktiv mit Eigenfrequenzen im Verhältnis der Tonleiter (von Pythagoras vor 2500 Jahren am Verhältnis der klingenden Saiten errechnet). Sie verstärken Afferenzen mit gleicher Frequenz oder einem Mehrfachen davon, sind also Verstärker – resp Prävalenz-Neurone, dh dienen der Bevorzugung, in diesem Falle der Vokale (Vokalverstärker) und der harmonischen Musik gegenüber den interferierenden, nicht verstärkten Mustern der Konsonanten und der atonalen Musik.

Der Großhirn-Analysator

Prävalenz-Neurone. Das schon weit verarbeitete Muster erreicht vom Thalamus aus die Schläfenregion des Großhirnes beidseits (im Gegensatz zum Sehen beidseitige Repräsentation des Hörens, Abb 15), wo weitere spontanaktive Verstärkerneurone (Prävalenz-Neurone) in mehreren und sogar dissonanten Frequenzen feuern können, die erlernt werden. Entsprechend sind sie individuell und von Kulturkreis zu Kulturkreis verschieden programmiert. In ihnen hat die atonale Musik ihre Chance. Aber die harmonischen Melodien gehen trotzdem leichter ins Gedächtnis ein und sind auch leichter wieder abrufbar, ja, drängen sich ob der Spontaneität der Prävalenz-Neurone geradezu auf.

Die Detektor-Neurone. Für die Analyse des Afferenzen-Musters steht ein ganzes Heer von Detektor-Neuronen bereit, die nur auf bestimmte akustische Muster ansprechen (Detail-Detektoren). So nur auf Töne (Ton- und Vokal-Detektoren), auf Obertöne (machen die Klangfarbe aus), auf das Zusammengehen mehrerer Klänge (Zwei- und Mehrklang-Detektoren resp Akkord-Detektoren), Geräusche (Geräusch-, Konsonanten-Detektoren), auf auf- oder absteigende Frequenzen, auf den Beginn oder das Ende einer Tonfolge, auf die Dauer, Wiederholung oder auf gar nichts (Intervall-Detektoren).

Für die Sprache werden 40 Phonem-Detektoren angenommen.

Im Vergleich zur Gesamtheit des Großhirnes gehören nur rund 5% der Neurone dem Gehörsanalysator an.

Die akustische Integration

Die monosensorischen Kombinatoren. Aus dem fertig analysierten Lautmuster des Analysators greifen die lernfähigen monosensorischen Kombinator-Neurone des akustischen Merk-Subsystems (Abb 26 S 87) die ihnen zusagenden Muster heraus, um sie in der richtigen Reihenfolge und richtig im Raum plaziert als Melodien oder Wortfolgen im Integrator erklingen zu lassen (akustische Integrate). Über diese globalintegrativ mitbedingte Wahrnehmung hinaus geht das Erkennen, an dem sich frühere, erinnerte Wahrnehmungen beteiligen.

Die polysensorischen Kombinatoren. Hinter den monosensorischen (intrasystemischen) folgen die polysensorischen (intersystemischen) Kombinator-Neurone, die die Muster verschiedener Sinnessysteme zusammenfassen (der Vogel und das Singen werden zum singenden Vogel), wodurch die Umwelt in der Innenwelt reproduziert und wiederum globalintegrativ erkannt wird.

Global-Integration. Die polysensorischen Integrate werden von umgreifenderen intersystemischen (zB für zusätzliche emotionale und musische Muster) und schließlich von den Global-Kombinatoren übernommen und zu Globalintegraten ausgebaut. Aus diesen greifen erworbenerweise einprogrammierte Detektoren anderer Teilleistungssysteme ihnen zusagende akustische Muster heraus. So Detektoren, die zum Sprach-, musischen oder emotionalen TL-System gehören und auf die ihnen adäquaten akustischen Muster der GI ansprechen, damit ihre Subsysteme aktiv werden und sich an der klangvollen GI beteiligen. Oder es reagieren Instinktauslöser-Detektoren des instinktiven Subsystems, um die limbisch-hypothalamischen Instinktmotivatoren zu aktivieren, wodurch der flötende Ton des Verliebten zum Sexmotivator, oder der Wutschrei des Erregten zum Sicherungsmotivator gelangt.

Die Spontaneität. Zu den Kombinator-Neuronen kommen beim Menschen schon auf der monosensorischen, erst recht auf der global-integrativen Ebene Kreativ-Neurone hinzu, die durch gegenseitiges Zuspielen der Muster (Reflexion) 0,2 Sekunden nach der Rezeptor-Arbeit ein bewußtes Erleben und Erkennen des Gehörten ermöglichen.

Musische und emotionale Beteiligung. Sowohl das musische wie das emotionale Subsystem haben viele Detektor-Neurone, die vorab auf Musik und Poesie in der GI ansprechen und damit ihr TL-System aktivieren, wodurch über die intersystemische Kombinatorik eine musische und emotionale (Dur und Moll) Komponente in die Global-Integrate einfließt, die das musikalische Großartigkeits-Erleben zum himmlischen Erlebnis steigert.

Dabei fällt auf, daß viele Musikstücke allgemein sehr beliebt sind. Diese Vorlieben hat *Carl Gustav Jung* archetypisch genannt. Sie bekommen einen besonders starken Erlebnis-Zuschuß aus dem emotionalen Subsystem (Abb 27 S 88).

Das Musik-Machen entspringt einem musisch-kreativen Anteil, der den rezeptiven durchwebt. Dieser Anteil weckt musisch erlebte Muster (zB Melodien) oder kreiert im Zusammenspiel mit der GI Neues (zB komponieren, malen). Er verstärkt damit das globalintegrative Kreativsein. Für die Ausführung hingegen spricht die Sensomotorik auf diese Kreativmuster in der GI drin an, wodurch sie musisch-expressiv als Singen, Klavierspiel, Tanz, Sprachmelodik etc in Erscheinung treten.

Die Störungen und ihre Rehabilitation

Die Mittel- und Innenohr-Schwerhörigkeit kann zumeist durch die verstärkenden Hörhilfen ausgeglichen werden. Auch können Mittelohr-Defekte operativ rekonstruiert werden.

Sind die **Rezeptoren** verlorengegangen, nachdem ein Kind zuvor die Sprache erlernt hat, öffnet sich heute die Möglichkeit der Implantation eines Mikrocomputers, der die Umweltlaute in Signale umschreibt, die die ableitenden Neurone des Ganglion spirale erregen.

Bei gehörlos Geborenen hingegen funktioniert das Lippen- und Gesten-Ablesen oft besser als der implantierte Mikrocomputer. Auch werden die Tonhöhen unter 800 Hz über die Pacini-Körperchen als Vibration mitgespürt (die einzigen physikalischen Reize, die von 2 Rezeptor-Systemen abgegriffen werden).

Hörbahn-Unterbrechungen überhalb des Schleifenkernes lassen die Augen reflektorisch zur Schallquelle hinwenden, ohne daß was gehört wird (tiefe Querverbindung, so daß das Auge einspringen kann). Leider kommen bei dieser Störungslokalisation zumeist viele andere Störungen in Richtung Enthirnungsstarre hinzu, so daß sich kein Vorteil daraus ergibt.

Störungen im Analysator lassen Klänge, Akkorde, Geräusche, Phoneme, schlimmstenfalls alle Umwelt-Laute ausfallen, was gezielt und möglichst frühzeitig wieder auftrainiert werden muß. Bleibende Defekte werden durch das Lippenablesen, Fingerablesen beim Klavierspiel etc kompensiert.

Auf Niveau des Integrators folgen die Wahrnehmungsstörungen und die Agnosien (nicht verstehen, was gehört wird), ev nur für das Gesprochene (rezeptive Aphasie) und für die Melodien (Ton-, Melodie-Agnosie).

Die musischen Aspekte gehen bei Störungen des akustisch-musischen Subsystems in der nichtdominanten Hemisphäre verloren (rezeptive Amusie für den Gesang, die Instrumentalmusik oder die Sprachmelodik). Hier kommt es auch bei Störungen zur Unfähigkeit, Musik vorzustellen (kreative Amusie zB für das Singen, Musikinstrumentenspiel oder die Melodik der Sprache). Kann die Sensomotorik die kreativen Muster aus der Global-Integration nicht mehr aufgreifen und motorikgerecht ausbauen, liegt die expressive Amusie (eine Dyspraxie für das Musikmachen) vor.

Störungen im emotionalen Subsystem des limbischen Hirnanteiles bringen es mit sich, daß Musik oder klangvolle Dichtkunst keine Freude mehr bereiten. Hinter dem bewußten emotionalen Subsystem-Vermögen verleiht ferner ein unbewußtes, kollektiv-symbolisches Erlebnisvermögen den Künsten die archetypische Tiefe, die bei Störungen in diesem Bereich abflacht oder sogar einer schwarzen Leere in der Depression Platz macht.

Rehabilitatorisch zum Einsatz kommen hier die Sprach- und die Musik-Therapie, und zwar rezeptiv wie kreativ und expressiv (Musik hören, Musik sich vorstellen, interpretieren oder komponieren, Musik ausführen). Umgekehrt wird die Musik bei Sprachausfall oder Sprechblockierung zum nonverbalen, emotionalen Sprach-Ersatz. Wichtig dabei, daß Musik aller Sparten und Kulturen herangezogen wird, was auch für die Erziehung generell wünschenswert wäre.

Da der Integrator mit seinen Global-Kombinatoren auf Ganzheitlichkeit ausgerichtet ist, fördert die Musik-Therapie nicht nur das musische Erleben und Musikmachen (und damit die Sensomotorik), sondern das globale Integrationsvermögen mit all seinen erlebenden, erkennenden, wollenden und kreativen Leistungen, im besonderen die Begeisterungsfähigkeit, die Initiative mit auch Förderung des sich verbal Ausdrückens, und die Lebensfreude.

Expressives Selbsterfahren. Die Musik-Therapie hat aber auch noch eine andere wichtige Bedeutung. Durch das Anschlagen von Instrumenten tönen diese im Sinne einer nonverbalen Sprache zurück, was das Erleben der eigenen motorischen Äußerungen, die expressive Selbsterfahrung also, fördert, eventuell überhaupt erst anstößt und unter Begleitung des Therapeuten zum aufgehellten, spontanen, einfallsreichen und motivierten Ich-Erleben entwickelt.

Zusammenfassung

Das Mittelohr überträgt die Laute der Außenwelt unter Verstärkung auf das 20fache aufs Innenohr und damit auf die Rezeptoren.

Die inneren Haarzellen schreiben als Rezeptoren die akustischen Reize in bioelektrische Signale um. Ihre Ansprechbarkeit wird bereits durch efferente Hemm-Neurone gesteuert.

Das **1. Neuron** greift die Signale ab und gibt sie als veränderte Eigenaktivität den **Kochleariskernen** des Stammhirnes weiter, wo eine erste Relevanz-Filterung stattfindet.

An die **Olivenkerne** weitergegeben, bestimmen Richtungs- und Distanz-Detektoren die Richtung und Distanz der Laut-Quelle.

Auf der Höhe der **lateralen Schleifenkerne** werden Kopien an die Wachsteuerung der Formatio reticularis, an die Steuerung der Mittelohr-Müskelchen für die Lautheits-Anpassung, an die Steuerung der Augenmuskel-Kerne (akustisch-okulärer Reflex) und über das retikuläre System zum limbisch-hypothalamischen System für die Instinkt-Motivationen abgegeben.

Im **Thalamus** erfolgt über spontanaktive Prävalenz-Neurone bereits eine Verstärkung der harmonischen Töne und Vokale.

Im **Analysator** des Großhirnes kommt es dank lernfähiger Prävalenz-Neurone zu einer Verstärkung ganzer Laut-Folgen und zur Detail-Analyse mittels verschiedenartiger Detektor-Neurone (Ton-, Geräusch-, Akkord-, Phonem-Detektoren etc).

Kombinator-Neurone des **Integrators** schließlich setzen intrasystemisch die Analysate zu klangvollen globalintegrativ wahrgenommenen und erinnerungsergänzt erkannten Integraten zusammen, kombinieren sie intersystemisch mit Integraten aus den anderen Sinnessystemen zur Umwelt in der Innenwelt und bauen sie in die Global-Integrate ein. Diese lassen das Gehörte über das über Detektor-Neurone aktivierte musische Subsystem zum musisch Erlebten werden, dem das emotionale Subsystem (ebenfalls über Detektor-Neurone aktiviert) die Freude und seinen Beitrag zu den kollektiv-symbolischen Erlebniswerten verleiht. Der kreativ-musische Subsystem-Anteil schließlich baut jene Muster auf, die über die Global-Integration und die Sensomotorik als Singen, Instrumenten-Spiel etc mit allenfalls auch Gestik (Tanz) realisiert werden.

Die Rehabilitation richtet sich nach der Art der Störung. Vom Rezeptor bis zum Analysator werden Verstärkungen der akustischen Muster angestrebt, die Defekte auftrainiert oder durch Umgehungs-Strategien (Gebärden-Sprache) ersetzt. Neu die Möglichkeit der Mikrocomputer-Implantation. Auf Integrator-Ebene werden die Agnosien und Dyspraxien mit Musik-Therapie angegangen.

Diese Musik-Therapie fördert überdies das integrative Leistungsvermögen und als nonverbale Sprache die Entwicklung der Selbsterfahrung und Begeisterungsfähigkeit bis hin zur Lebensfreude.

Literatur

Bolay, V., et al.: Praxis der Musiktherapie. Fischer, Stuttgart (1982–88)

Heese, G.: Die Rehabilitation der Gehörlosen. Reinhardt (1961)

Keidel, W.: Physiologie des Gehörs. Thieme, Stuttgart (1975)

Klinke, R.: Physiologie des Hörens. In *Schmidt*, R. F.: Grundriß der Sinnesphysiologie. Springer, Heidelberg (1985)

Löwe, A.: Moderne technische Unterrichts- und Rehabilitationshilfen für Gehörlose und Schwerhörige. Keimer (1972)

Mazziotta, J. C., et al.: Tomographic mapping of human cerebral metabolism: Auditory stimulation. Neurology 32 (1982)

Moore, B. C. J.: An Introduction to the Psychology of Hearing. Academic Press, London (1982)

Orff, G.: Schlüsselbegriffe der Orff-Musiktherapie. Darstellung und Beispiele. Beltz, Weinheim (1984)

Orff, G.: Zur Funktion der Instrumente in der Musiktherapie. Sozialpädiatrie in Praxis und Klinik 6, 11 (1984)

Orff, G.: Die Orff-Musiktherapie. Fischer (1985)

Rasmussen, G. L., et al.: Neural mechanisms of the auditory and vestibular systems. Springfield, Ill. (1960)

Der Hautsinn (Somästhesie)

Der Hautsinn ist der älteste Sinn des Menschen und stellt einen Oberbegriff für verschiedene Hautsinne dar, die sich aus einer Ureigenschaft des Lebens, der Reizbarkeit der Zelle heraus entwickelt haben. Ihr Sinnesorgan ist die Haut.
Einteilen läßt sich dieses System in
- die Rezeptorsysteme der Haut (für Berührung, Druck, Schmerz und Temperatur)
- das afferente System (spezifisches und unspezifisches)
- den Analysator
- das somästhetische Merk-Subsystem mit globaler Weiterintegration

Die Rezeptoren

Diese setzen sich mit denjenigen Reizen der Außenwelt auseinander, die direkt auf die Haut oder einige Schleimhäute einwirken. Es handelt sich hierbei um
- die mechanischen,
- thermischen und
- nozizeptiven (zerstörerischen)

Reize, deren Wahrnehmung für das Überleben in einer Umwelt voller zerstörerischer Risiken von größter Bedeutung ist. Für jede dieser Einwirkungsarten hat das Nervensystem spezielle Rezeptoren in Form von freien Nervenendigungen ausdifferenziert, die nur auf Berührung, Druck, Kälte, Wärme oder Schmerzreize ansprechen (Abb 16). Es handelt sich hierbei um Neurone, die die Umschreibearbeit an den Axonenenden in der Haut selber vornehmen.

Die Berührungs-Rezeptoren sind vorwiegend freie Nervenendigungen in der Haut (auf 10 Mio geschätzt), die entsprechende Reize in bioelektrische Signale umschreiben, um sie über die Hinterwurzel ins Rückenmark zu schicken. Bezüglich dieser Dichte finden sich am meisten an den Fingerbeeren, an den Lippen und an der Zungenspitze beieinander. Sie richten ihre Ansprechbarkeit nach der *Stevens*-Formel (S 14). Das Reagieren schwerer ansprechbarer Rezeptoren bedeutet bereits eine Reizintensitäts-Information, während das Ansprechen vieler Rezeptoren die Information der Reizausdehnung enthält. Und Rezeptoren, die regelmäßig oder unregelmäßig nacheinander gereizt werden, beinhalten damit Informationen über die berührte Oberflächenbeschaffenheit.

Verstärkervorrichtungen. Viele Mechano-Rezeptoren haben Verstärker-Vorrichtungen erhalten. So umwickeln freie Nervenendigungen die Haare als verstärkende Hebel-Arme. Dabei wird die Bewegungsgeschwindigkeit der Haare gemessen (Impuls-Frequenz = Verbiegungsgeschwindigkeit[nb]).

Hierher gehören auch die meisten Tastkörperchen in den Fingerbeeren mit elastischen Bindegewebs-Strukturen um die Nervenenden. So die Tastscheiben, die auch die Berührungs-Richtung festhalten. So die *Meissner*-Tastkörper-

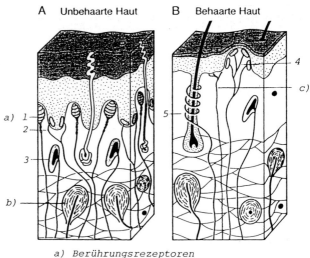

Abb 16: Die Rezeptoren der Haut

a) Berührungsrezeptoren
   1 = Meissner Körperchen
   2 = Merkel-Zellen
   3 = Ruffini-Körper
   4 = Tastscheiben
   5 = Haarfollikel-Rezeptor
b) Druckrezeptor (Pacini-Körper)
c) Freie Nervenendigung für Berührung, Schmerz und Temperatur

chen (sind vorwiegend kraftänderungsempfindlich und damit Geschwindigkeits-Rezeptoren) und die *Merkel*-Zellen und *Ruffini*-Körper (die letzteren zT spontanaktiv mit Änderung der Frequenz bei Berührungseinwirkung) für die Druck-Intensität (Impuls-Frequenz = Reizintensität[nb]).

Die *Pacini*-Körperchen schließlich bestehen aus bis 60 Lamellen rund um eine freie Nervenendigung, die Druckeinwirkungen ausgleichen, so daß die Nervenfaser nur bei Druckbeginn feuert. Wiederholt sich die Druckeinwirkung, feuert die Faser von neuem, dh sie kann Vibrationen bis auf 800 Hz hinauf festhalten.

Die **Thermo-Rezeptoren** sprechen auf die *Brown*'sche Bewegung der Moleküle, also auf die Temperatur an und bilden demnach einen Spezialfall von Mechanorezeption. Die einen Rezeptoren reagieren vorwiegend auf Wärme, die anderen auf Kälte, während bei Hitze beide Typen zusammen ansprechen.

Ergänzend kommt eine zentrale Temperatur-Messung im Hypothalamus hinzu, um 37° Körpertemperatur und damit optimale Enzymaktivität zu garantieren.

Anders die **Schmerz-Rezeptoren**. Sie schreiben chemische Reize um, die bei Schmerzreizen von bestimmten Zellen in der Haut freigegeben werden (Histamin, Bradykinin, Prostaglandine etc, zB aus Mast-Zellen). Diese Schmerz-Rezeptoren kennen ganz unterschiedliche Ansprechbarkeiten, und viele davon feuern, wenn ansprechend, mit voller Kraft, sind also Schwellen-Detektoren (alles oder nichts). Sie kommen überall vor und ergeben ein Negativ-Abbild des Körpers (das schmerzhafte Körperschema).

Die Afferenzen

Im Rückenmarksbereich

Die spezifischen Afferenzen. Auf Rückenmarks-Niveau strahlen alle Rezeptorfasern über die Hinterwurzeln ins Rückenmark ein, wo auch die Nervenzellkörper (Spinalganglion) knapp außerhalb der Wirbelsäule liegen. Kaum eingestrahlt, schalten die Schmerz- und Temperaturfasern auf das 2. Neuron um, das mit seinem Fortsatz auf die andere Seite hinüberkreuzt und als Vorder-Seitenstrang (im Stammhirn als Lemniscus medialis) bis zum Thalamus weiterzieht (Abb 17). Alle anderen Fasern (für Berührung und Druck, aber auch aus den Muskeln und Gelenken für die Kinästhesie) ziehen ohne umzuschalten zum 2. Neuron am Eingang des Stammhirnes (Nucleus gracilis und cuneatus).

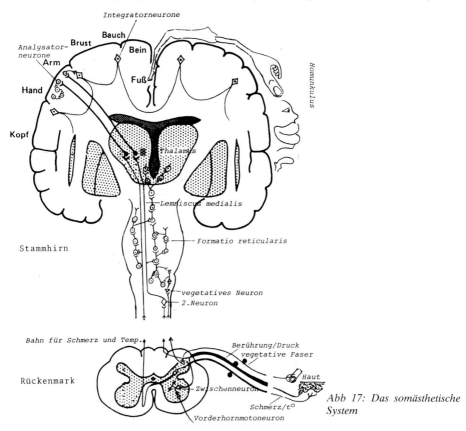

Abb 17: Das somästhetische System

Die unspezifischen Afferenzen. Abzweigungen des Rezeptor-Neurons gehen nach dem Einstrahlen ins Rückenmark auch zu Zwischenneuronen, die einerseits zu den Vorderhorn-Motoneuronen weiterleiten (Fremdreflexe) und andererseits Zwischenneuronen-Ketten bis ins Großhirn hinauf bilden (unspezifisches afferentes System, retikuläres System, RS).

Schmerzfasern strahlen 2 Typen ein:
- die somatischen A-Fasern und
- die vegetativen C-Fasern,

wobei die A-Fasern (und sogar Berührungs-Fasern) über ein hemmendes Zwischenneuron die C-Fasern hemmen (Schmerztor-Theorie, Abb 18). Darum können über einem Schmerzherd durch Reiben der Haut Berührungs-Fasern oder durch Druck schmerzleitende A-Fasern aktiviert werden, die hemmende Zwischenneurone aufschaukeln. Diese bleiben über längere Zeit hinweg aktiv, dh hemmen über Stunden hinweg die schmerz-induzierenden C- und sogar die A-Fasern (analog erklärt man sich den Akupunktur-Effekt).

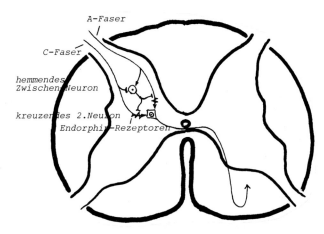

Abb 18: Schmerzhemmung schon auf Rückenmarksniveau über hemmende Zwischen-Neurone und Endorphin-Rezeptoren

Ferner erschweren **Endorphin-Rezeptoren** an den Schmerz-Synapsen (Substanz P als Transmitter) die Schmerzimpuls-Übertragung, wenn sie durch die körpereigenen Endorphine aktiviert werden. Dank diesen Endorphinen kann der Schmerz nicht ins Unendliche anschwellen.

Head-Zonen. Auch schalten zu einigen somatischen Schmerzneuronen der unspezifischen Schmerzleitung vegetative Afferenzen hinzu, die zur Folge haben, daß die somatische Schmerz-Analyse vegetative Impulse zB aus dem Herzen für somatische Schmerzen im linken Arm hält. Es kommt zu Konvergenz-Schmerzen in ganz bestimmten, den inneren Organen zugeordneten Haut-Zonen. Wir reden von den Head-Zonen (Abb 19, siehe auch S 222).

Efferente Hemmung, Konturierung und Filterung. Auf Niveau des 2. Neurons kommt es bereits zu efferenten Hemmungen aus dem RS und aus dem Hautsinn-System selber.

Ferner hemmen sich schon hier die einlaufenden Afferenzen gegenseitig, um eine schärfere Konturierung und eine erste Musterauswahl (Filterung) zu erzielen.

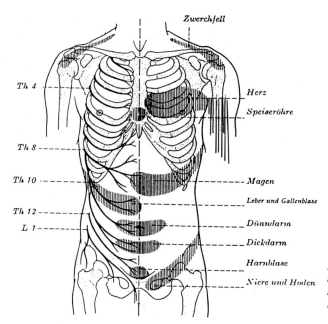

Abb 19: Die Head-Zonen durch Konvergenz von somatischen und vegetativen Afferenzen

Im Stammhirnbereich

Die spezifischen Afferenzen ziehen im 2. Neuron ohne umzuschalten durch das Stammhirn, diejenigen für Schmerz und Temperatur bereits gekreuzt, die anderen unmittelbar nach der Umschaltung aus dem 1. Neuron im Eintrittsbereich des Stammhirnes kreuzend und mit den bereits gekreuzten zusammen im Lemniscus medialis weitereilend. Dieser Lemniskus endet am 3. Neuron im Thalamus.

Die unspezifischen Afferenzen laufen in einem gewaltigen Netzwerk, das vom Rückenmark (Zwischenneuronen-Netz) über das Stammhirn (Formatio reticularis) und den Thalamus (unspezifische Thalamus-Kerne) bis ins Großhirn hinein zieht und auch absteigende und vegetative Neuronen-Verbände mit sich führt. Es ist das RS.

Die Afferenzen bekommt dieses System gleich wie das spezifische aus dem ersten, einlaufenden Neuron und über Querverbindungen aus dem spezifischen.

Die Formatio reticularis. Der Stammhirnanteil des RS mit vorwiegend afferenten, aber auch efferenten Impulsen stellt die Formatio reticularis (Abb 20) dar. Sie ist eine gewaltige Verteilerstation mit Weitergabe ihrer Muster über die unspezifischen Thalamus-Neurone ins Großhirn, vorab zum limbischen Hirnanteil (von hier aus Aktivierung der limbisch-hypothalamischen Instinkt-Motivatoren, zB für Schmerzmeidverhalten), aber auch direkt zu den vegetativen Steuerungseinheiten und zurück zum Rückenmark. Auch steuert sie die Wachseinslage sowie zT die Empfindlichkeit des Hautsinn-Systems und bekommt über efferente, auf motorische und emotionale Muster ansprechende Detektoren im limbischen Hirnanteil alle Kopien der Wirk- und Emotionsmuster, damit sie schon vor dem Umwelt-Eingriff die vegetativen Steuerungseinheiten bedarfsangepaßt anregen kann und so die vegetative Energie dem Vorhaben entsprechend bereitgestellt wird.

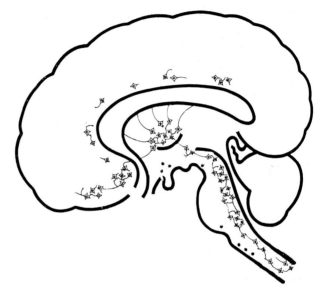

Abb 20: Die Formatio reticularis als Stammhirnanteil des reticulären Systems (RS). ✧ Neurone des RS, ● Neurone der vegetativen Steuerungseinheiten

Schmerzneurone mit großem rezeptiven Feld. Ferner gibt es in ihr und im ganzen RS schwer ansprechbare unspezifische Schmerz-Detektoren mit großem rezeptiven Feld (Feldgröße eines ganzen Gliedes oder eines ganzen Körperquadranten), die durch monatelangen Schmerz-Zustrom ansprechbar werden, wodurch eine massive Ausweitung des Schmerzareales erlebt wird. Daher klagen Patienten mit chronischen Schmerzen oft über weit ausgedehnte Schmerzareale, die das ganze Bein oder einen ganzen Körperviertel einnehmen.

Spontanschmerz. Noch schlimmer. Die unspezifischen Schmerz-Neurone können unter dem chronischen Schmerz-Einfluß, aber auch nach Schmerzbahn-Unterbrechung (Deafferenzierung) ihre Ansprechbarkeitsschwelle auf null absenken, was Spontanschmerz bedeutet. Von da weg bleiben die Schmerzen auch dann, wenn die Schmerzursache behoben werden kann. Der Schmerz läuft im Leerlauf (erworbene Schmerz-Prävalenzneurone).

Konvergenz-Dysästhesie. Einige schwer ansprechbare Schmerz-Neurone sind erst noch polysensorisch, dh Detektoren für Schmerz und Berührung, so daß jede Berührung „schmerzverunreinigt", dh als Mißempfindung erlebt wird (Konvergenz-Dysästhesie).

Im Thalamus

Das spezifische System. Im Thalamus als dem engen Eingangstor für die Außenwelt in die Innenwelt des Großhirnes schalten die spezifischen Systeme auf das 3. Neuron um, das zum Analysator im postzentralen Großhirnbereich weiterleitet (Abb 5 S 16). Auch im Thalamus leisten kortikale Impulse und Prävalenz-Neurone reizverarbeitende Vorarbeit.

Das unspezifische System (RS) schaltet in den unspezifischen, interlaminären Thalamus-Kernbereichen um, wobei die unspezifischen Neurone im Dienste der Schmerz-Verarbeitung ganz besonders zermürbende Schmerzmuster aufbauen können, wenn sie wegen Unterbrechung der zuführenden Neurone (Deafferenzierung vorab bei Apoplexie) spontanaktiv werden (Thalamus-Schmerz).

Der Großhirn-Analysator

Der Analysator des Großhirnes liegt für die Informationen aus der rechten Körperhälfte im Postzentralbereich links, für die linke Hälfte rechts (also einseitige Repräsentation). Die Gliederung ist somatotop, dh daß bestimmte Hautbezirke bestimmten Analyse-Arealen zugeordnet sind, so daß sich der Körper gleichsam auf der Hirnrinde abbildet (Homunkulus, Abb 17).

Dieser **Homunkulus** sieht deshalb verzerrt aus, weil in seinen Körperteilen die Anzahl der Detektoren den Rezeptor-Dichten entspricht. So erscheinen zB die Hand und die Lippen viel größer als der Rumpf. Zudem überlappen sich die einzelnen Rezeptor-Felder, von denen aus Detektorneurone aktiviert werden, dh die Haut wird im Analysator mehrschichtig, resp ähnlich wie die Retina dicker.

Detektor-Neurone. Die Analyse besteht darin, daß einige Detektorneurone nur auf den Reiz-Ort (Orts-Detektoren), die Reiz-Intensität (Intensitäts-Detektoren), die Reiz-Ausdehnung (Ausdehnungs-Detektoren) oder die Reiz-Intervalle (Intervall-Detektoren) etc ansprechen. Es kommt also zur Reizeigenschafts-Extraktion.

Prävalenz-Neurone verstärken jene Afferenzen-Anteile, die ihrem Entladungsmuster entsprechen. Dadurch wird die Aufmerksamkeit auf diese verstärkten Muster besonders gerichtet, zB auf Kribbel- oder Schmerz-Reize.

Das unspezifische System (RS) verliert sich nach dem Thalamus ua im limbischen Hirnanteil und im Postzentralbereich. Ob es mit dem zweiten Analyse-System im S_2-Bereich zu tun hat, das Informationen aus beiden Körperhälften bekommt und dessen Zerstörung keine Ausfälle zur Folge hat, ist nicht bekannt.

Die Integration

Der Integrator schließlich setzt mit seinen lernfähigen monosensorischen Kombinator-Neuronen im somästhetischen Merk-Subsystem (Abb 26 S 87) zum somästhetischen Integrat zusammen, was er aus dem Analysator ausliest. Er bildet das Berührungs-, Temperatur- und Schmerz-Muster der Haut sowie der Schleimhäute als Außenwelt-Einwirkungsmuster vorerst mal in seinem somästhetischen (taktilen, thermischen und nozizeptiven) Merk-Subsystem ab und nimmt es globalintegrativ als Körperschema wahr resp erkennt es durch das Hinzukommen früherer Erfahrungen.

In die GI eingespeist, sprechen auf bestimmte Aspekte dieser erkannten und erlebten Muster Instinktauslöser-Detektoren für den Schmerzmeid-Instinkt, aber auch für den Körperwärme-, Körperpflege-, Sicherungs-, Kumpan- und Sex-Instinkt (aus den erogenen Zonen) an.

Ferner sprechen Detektoren des emotionalen und körperorientierenden Subsystems auf bestimmte somästhetische Merk-Muster in der GI an, wodurch eine emotionale und körperorientierende Verstärker-Komponente in die GI kommen.

Intersystemische Kombinatoren zwischen der Merkwelt und weiteren aktivierten Subsystemen (körperorientierendes, emotionales, instinktives) bereichern das Erleben des somästhetischen Musters gewaltig, während

die Global-Kombinatoren alle Subsystem-Aktivitäten zusammenfassen, wodurch sich die Global-Integration mit den somästhetischen Mustern denkend, erlebend und voluptiv auseinandersetzt, um zB gezielte Abwehrmuster gegen Schmerzen aufzubauen, woraus sich letztlich die Medizin entwickelt hat.

Musisch haben diese ältesten Sinne keine nennenswerte Entwicklung durchgemacht, der Hautsinn bildet daher beim Verlust des Sehens oder Hörens keinen musischen Ersatz.

Die Störungen

Wie alle Störungen gehen auch die Störungen der Hautsensibilität auf einen Ausfall, eine Verzerrung oder eine Übersteuerung zurück.

Bei **Schäden im Rückenmark** liegt der Ausfall für Schmerz und Temperatur auf der gegenüberliegenden Seite, für Berührung und Druck auf der gleichen, und ist nicht nur lästig (man gewöhnt sich mit der Zeit an das Taubheitsgefühl resp an die Anästhesie), sondern gefährlich, weil man Verletzungen, Verbrennungen oder Erfrierungen nicht bemerkt.

Verzerrungen wegen **Defekten in den Leitungskabeln** (Isolations-Defekte in den peripheren oder zentralen Neuriten) werden als Kribbeln oder Ameisenlaufen erlebt. Sie sind äußerst lästig und können zur Verzweiflung treiben.

Psychosomatische Störungen. Oft gehen solche Mißempfindungen auch auf eine psychosomatische Detektor-Störung (Aktivierung polysensorischer Detektoren) zurück, die evtl psychotherapeutisch oder dann mit Entspannungs-Therapie angegangen werden muß.

Spontanschmerzen gibt es als Übersteuerungs-Syndrom im unspezifischen Schmerz-System. Sie entstehen durch ständigen Schmerz-Zustrom oder durch Schmerzbahn-Unterbrechungen (Deafferenzierung wie zB beim Phantom-Schmerz). Je schwerer ansprechbar, um so ausgedehnter das rezeptive Feld dieser Detektoren (Schmerzausweitung über eine ganze Extremität, einen ganzen Körperquadranten oder eine ganze Körperhälfte), um so eher sind diese Detektoren polysensorisch (Schmerz- und Berührungsafferenzen übernehmend, so daß jede Berührung unangenehm wird). Werden unter chronischem Schmerzmittel-Konsum auch noch die Endorphin-Rezeptoren defekt, können nicht mal mehr die Schmerzmittel helfen. Wir befinden uns mitten in der Schmerz-Krankheit, die oft ein algogenes Psychosyndrom (Mißmut, Reizbarkeit, nur noch auf seine Schmerzen konzentriert) und sogar den Freitod auf dem Gewissen hat.

Störungen auf der Ebene des Integrators vermindern die Wahrnehmung oder lassen durch mangelnde Beteiligung früherer Erfahrungen das Erkennen der Hautreize wegfallen, es kommt zur seltenen taktilen, thermischen oder Schmerz-Agnosie. Ferner kann eine Aufmerksamkeitsstörung seitens der Körperorientierung vorab die linke Körperseite vernachlässigen, man spricht vom Neglekt.

Bei der taktilen Abwehr sind polysensorische Detektorneurone eingeschaltet, die durch Berührungs- wie Schmerz-Afferenzen aktiviert werden und damit jede Berührung als schmerzhaft und umgekehrt jeden Schmerz als ausgedehnte Mißempfindung erleben machen. Weil Berührungen andererseits über Hemmneurone Schmerzafferenzen hemmen (weshalb man Menschen mit starken Schmerzen streichelt), gilt es bei der Störung, vorsichtige Berührungsreize zu finden, die dem Kind angenehm sind, um von denen aus durch häufigen Einsatz die Hemmung der polysensorischen Neurone aufzubauen (das Kind soll dazu die Kleiderstoffe oder Spielsachenoberflächen selber auswählen können).

Rehabilitation

Rehabilitatorisch gilt es, von den lästigen Mißempfindungen oder Empfindungs-Ausfällen abzulenken, sofern nicht defekte periphere Nervenstränge zusammengenäht oder von Einengungen befreit werden können (häufigste Einengung des Medianus-Nerven im Karpaltunnel des Handgelenkes oder der Nervenwurzeln beim Verlassen der Wirbelsäule durch vorgefallene Bandscheiben). Gefühls- und schmerzlose Hautbezirke müssen visuell immer wieder kontrolliert werden, um Verletzungen rechtzeitig behandeln zu können.

Nach zentralen Ausfällen gilt es, durch gezielte Berührungsübungen an verschieden strukturierten Oberflächen das taktile Körperschema wieder aufzubauen.

Schmerz-Krankheit. Eine Krux sind die chronischen Schmerzen bei spontanaktiv gewordenen polysensorischen Schmerz-Detektoren mit erweiterten rezeptiven Feldern und mit defekten Endorphin-Rezeptoren, die die Schmerzkrankheit ausmachen und bei denen man versucht, mittels autogenem Training zusammen mit positivem Tagträumen, neu auch mit Kunsttherapie, oder dann mit Akupunktur eine Hemmung aufzubauen, die im Idealfall die spontanaktiven Detektoren gleichsam mit einer Hemmschale umgibt. Auch ist die Ablenkung wichtig, mit Vorteil durch Beschäftigungen, die das größtmögliche Interesse auf sich und damit von den Schmerzen weg lenken. Dies gilt auch für das lästige Jucken und Brennen. Der Aufwand ist um so gerechtfertigter, als sich sonst Resignation breitmacht, die die Entwicklungsmöglichkeiten abblockt und sogar zu Regression und Suizid führt.

Bezüglich der seltenen Agnosien muß das Auge einspringen, was ja auch im gesunden Zustand zumeist der Fall ist. Wir sind außerordentlich empfindlich und sogar schreckhaft auf unerwartete Berührungen, wir wollen sehen, was sich taktil tut.

Zusammenfassung

Die Haut ist nicht nur ein Schutz-, sondern auch ein reich bestücktes Sinnes-Organ mit vielen Mechano-, Thermo- und Schmerz-Rezeptoren in Form von freien Nervenzellendigungen am zugleich ableitenden ersten Neuron, die zusammen der Somäthesie zugrunde liegen.

Die Afferenzen-Weiterleitung geht im Rückenmark einerseits über ein spezifisches Leitungssystem, bestehend aus insgesamt nur 3 hintereinander geschalteten Neuronen zum Analysator, andererseits über ein unspezifisches retikuläres (netzförmiges) System, das RS weiter, das von den Zwischenneuronen des Rückenmarkes über die Formatio reticularis des Stammhirnes zu den unspezifischen Thalamus-Kernen bis ins Großhirn hinein zieht.

Die spezifischen Afferenzen werden im postzentralen Analysator von Detektor-Neuronen auseinandergenommen, die auf nur ganz bestimmte Reiz-Qualitäten ansprechen und anzahlmäßig die Rezeptor-Dichte der Haut widerspiegeln (Homunkulus). Spontanaktive Prävalenz-Neurone setzen dabei Analyse-Schwerpunkte.

Ingetration. Auf die Analyse sprechen zusammenfassende monosensorische Kombinator-Neurone des somästhetischen Merk-Subsystems an, um das somästhetische Körperschema aufzubauen, das globalintegrativ wahrgenommen und erinnerungsergänzt erkannt wird, während polysensorische Kombinatoren die Beziehung zu anderen Merk-Subsystemen herstellen (Aufbau der wiederum globalintegrativ erkannten Merk-Welt), und Global-Kombinatoren zu den Globalmustern führen. Aus diesen greifen Detektoren anderer Teilleistungssysteme die ihnen adäquaten Auslöser-Anteile heraus, um ihre Systeme zu aktivieren und damit eine Emotion, eine körperschemaorientierende Komponente oder ein Instinkt-Geschehen (vorab Körperwärme-, Körperpflege-, Kumpan-, Sex- oder Schmerzmeid-Instinkt) in die GI hineinzubringen. Dadurch wird das Gespürte gesamtsituativ erlebt, eingestuft und eventuell beantwortet (Schmerzreize evt mit medizinischen Maßnahmen).

Im **unspezifischen System** gibt es auch viele vegetative Afferenzen (durch Querverbindungen die Head-Zonen), Fremdreflexe und viele Schmerz-Detektoren mit hoher Ansprechbarkeitsschwelle, ausgedehnten rezeptiven Feldern (was Schmerz-Ausweitung bedeutet) und mit polysensorischer Ansprechbarkeit (sowohl auf Schmerz wie auf Berührung ansprechend, woraus die Berührungsmißempfindungen entstehen).

Schmerz-Krankheit. Viele unspezifische Schmerz-Detektoren des RS haben sogar die Tendenz, unter ständigem Schmerz-Zustrom oder aber durch Zustrom-Unterbrechung (Deafferenzierung) spontanaktiv zu werden. Es entsteht die Schmerz-Krankheit, die sich unter chronischem Schmerzmittel-Konsum durch Endorphin-Rezeptoruntergang verschlimmert, und die nur durch Ablenkung und durch das Aktivieren von Hemm-Neuronen Linderung erfahren kann.

Literatur

Adkins, R. J., et al.: Control of somatosensory input by cerebral cortex. Science 153 (1966)

Bergener, M., et al.: Das Schmerz-Syndrom, eine interdisziplinäre Aufgabe. VCH Verlagsges. Wien (1987)

Bond, M. R.: Pain. Its Nature, Analysis and Treatment. Churchill, Edinburgh (1984)

Janzer, R., et al.: Schmerz. Thieme, Stuttgart (1972)

Kenshalo, D. R.: The skin senses. Springfield, Ill. (1968)

Melzack, R., *Wall*, P. D.: The Challenge of Pain. Basic Books, New York (1983)

Schmidt, R. F.: Der Schmerz. Ursachen, Diagnose und Therapie. Piper, München (1982)

Soulairac, A., et al.: Pain. Academic Press. London (1968)

Sternbach, R. A.: Schmerzpatienten. Fischer, Heidelberg (1983)

Vallbo, A. B., et al.: Properties of cutaneous mechanoreceptors in the human hand related to touch sensation. Human Neurobiol. 3 (1984)

Wall, P. D., *Melzack*, R.: Textbook of Pain. Churchill, London (1984)

Werner, G., et al.: Neural activity in mechanoreceptive cutaneous afferents: Stimulus-response relations, Weber functions, and information transmission. J. Neurophysiol. 28 (1965)

Willis, W. D.: Descending control of nociceptive transmission in the spinal cord. Progress in Sensory Physiology 3. Springer, Heidelberg (1982)

Zimmermann, M., et al.: Schmerz. Konzepte und ärztliches Handeln. Springer, Heidelberg (1984)

Zimmermann, M.: Neurophysiologie sensorischer Systeme. In *Schmidt*, R. F.: Grundriß der Sinnesphysiologie. Springer, Berlin (1985)

Der Geschmack und der Geruch

Der Geschmacks- und der Geruchs-Sinn gehören zu jenen Sinnen, die in unserer Kulturstufe vorwiegend Lebensqualität mit sich bringen. Und doch sind sie beide auch Schutzsinne, der Geruchssinn zB beim Wahrnehmen eines Brandes, der Geschmackssinn beim Feststellen, daß eine Speise verdorben ist.

Obwohl beide Sinne chemische Sinne darstellen und beim Essen und Trinken zusammenspielen, sind sie in ihrem Aufbau grundlegend verschieden, bestehend aus

- einem Rezeptor-System
- dem afferenten System
- dem Analysator
- dem Merk-Subsystem des Integrators.

Der Geschmacks-Sinn

Die Rezeptoren

Das erste Neuron des Geschmackssinnes hat sich als Rezeptor eine Epithelzelle vorgeschaltet, die chemische Reize auf der Zunge in bioelektrische Signale umschreibt, so daß die erste Nervenzelle das bioelektrische Signal nur noch zum Stammhirn weiterleiten muß. Diese Epithelzellen bilden in der Zungenschleimhaut zumeist ganze Gruppen bis zu 50 Zellen beieinander, Papillen oder Knospen geheißen (Abb 21), die stets auf denselben chemischen Stoff, zB auf einen Süßstoff, ansprechen.

Andere Zungen-Papillen sprechen auf Bitterstoffe, Sauerstoffe, Salze, sodigseifige oder metallige Stoffe an. Ihre Lebensdauer beträgt nur 10 Tage. Dann werden sie ersetzt.

Ihre Ansprechbarkeit richtet sich nach der *Stevens*-Formel (S 14).

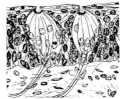
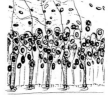
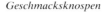

Abb 21: Die Geschmacks- und Geruchsrezeptoren   *Geschmacksknospen*   *Geruchsneurone*

Die Geschmacksbahn

Das erste Neuron ist spontanaktiv und wird in seiner Feuerungsfrequenz durch das Rezeptorpotential der Epithelzelle verändert. Diese Veränderung ist die Information, die über den 7. oder, vom Zungengrund aus, über den 9. Hirnnerv zum zweiten Neuron (Abb 22) im Stammhirn weitergeleitet wird.

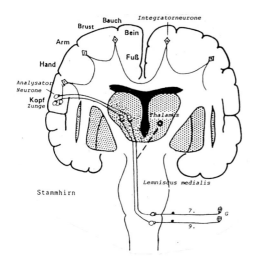

Abb 22: Das Geschmacks-System (G = Geschmacks-knospen in der Zunge)

Das 3. Neuron liegt im Thalamus, zT von beiden Seiten her erregt. Sein Neurit reicht bis zum Geschmacks-Analysator im Postzentralbereich (Abb 5 S 16).

Gesteuert wird die Empfindlichkeit dieses Systems wie auch beim Geruch von der Formatio reticularis und vom System selber.

Der Analysator

Im Analysator erfolgt die entscheidende Afferenzen-Analyse, indem bestimmte Geschmacks-Detektoren nur auf die Reiz-Art, die Reiz-Folge, die Reiz-Intensität etc ansprechen (Eigenschafts-Extraktion der entsprechenden Detektoren).

Die Integration

Die Analysate zum gustatorischen Integrat zusammenstellen müssen die monosensorischen Kombinator-Neurone des gustatorischen Merk-Subsystems (Abb. 26 S 87), wo bereits dank vorhandener Kreativatoren im Zusammenspiel mit der GI eine Geschmackswahrnehmung und durch das Gedächtnisdazutun eine Geschmacks-Erkennung gelingt (kognitives Leistungsvermögen).

Die polysensorischen Kombinatoren fassen die Geschmacks-Integrate bevorzugt mit den Geruchs-Integraten zusammen, wodurch es erst zur Aromavielfalt des Essens kommt.

Auf das **globalintegrierte Muster** sprechen Detektoren anderer Systeme wie Instinktauslöser-Detektoren des Ernährungsinstinktes oder Detektoren des emotionalen Subsystems an, so daß über eine Beteiligung dieser Teilleistungssysteme das Essen zur global erlebten Geschmacks-Sinfonie wird.

Ageusie

Ausfälle des Geschmackssinnes (Ageusie) gibt es vorab auf der Stufe des 1. Neurons mit stets demselben Resultat: der Geschmack geht verloren. Am häufigsten findet man dies einseitig bei einem entzündlichen Ausfall des 7. Hirnnerven, wobei es gleichzeitig zu einer Lähmung der gleichen Gesichtshälfte kommt (Fazialis-Lähmung). Zum Glück erholt sich der Nerv meist spontan wieder, manchmal über ein Stadium mit ausschließlich unangenehmen Geschmacksempfindungen.

Ausfälle seitens des Integrators führen zur Wahrnehmungsstörung oder zur seltenen Geschmacks-Agnosie. Die Analyse der Geschmacks-Informationen erfolgt dabei korrekt, aber das Analysat kann nicht mehr richtig integriert werden. Dadurch kann der Patient das Geschmeckte nicht mehr wahrnehmen, mit den Erinnerungen zusammen erkennen und nicht mehr erleben.

Rehabilitation

Bezüglich der Rehabilitation muß sich der Patient mit Geschmacksverlust ganz auf den Geruchssinn (sofern er noch funktioniert) und die Farbe der Speisen und Getränke verlegen. Bleiben noch einige Geschmacks-Reste übrig, sollen diese bei jedem Essen gezielt den entsprechenden Gerüchen (Beschnuppern der Speise) zugeordnet werden, bis diese Zuordnung automatisch spielt (konditionierter Geschmack). Diese Konditionierung gelingt vorab gut bei der Geschmacks-Agnosie, so daß die Zunge zum konditionierten Duftorgan wird.

Der Geruchs-Sinn

Die Rezeptoren

Anders als beim Geschmack übernimmt beim Geruch das Umschreiben des chemischen Reizes „Duft" in ein entsprechendes bioelektrisches Signal das erste Neuron selber. Es ist Rezeptor und ableitendes Neuron zugleich. Und zwar bewerkstelligt es dieses Umschreiben gleich wie der Seh-Rezeptor mit dem Zellkörper. Dieser hängt im Nasendach von einer feinen Schleimschicht überdeckt. Entsprechend müssen sich die Duftstoffe in diesem Schleim lösen, damit der Rezeptor darauf reagieren kann (Abb 21).

Die Ansprechbarkeit ist schon fast von Rezeptor zu Rezeptor anders, also unvergleichlich vielfältiger als beim Geschmackssinn, nur mit dem Gehör vergleichbar, was zur Folge hat, daß es zu den vielfältigsten Kombinationen und damit zu den vielfältigsten Mustern kommt, man schätzt an die 20.000 (die Gestankarten miteingerechnet).

Die Intensität dieser Muster hingegen wird in der Impuls-Frequenz der beteiligten Neurone gemäß der generell gültigen *Stevens*-Formel (S 14) festgehalten.

Angewöhnung. Typisch die Angewöhnung an den Duftstoff, das heißt, daß der Rezeptor bei gleichbleibender oder abnehmender Konzentration nicht mehr feuert, was Angewöhnung, zB an die schlechte Luft in einem Zimmer bedeutet.

Der Trigeminus-Geruch. Nebst den spezifischen Geruchs-Rezeptoren im Nasendach gibt es überall im Nasenbereich freie Nervenendigungen des Trigeminus-Nerven, die auch auf Geruchs-Stoffe, vorab aber auf ätzende Stoffe reagieren, um die Atmung sofort abzustellen, damit die Lunge nicht geätzt wird (Schutz-Reflex). Hinsichtlich der Geruchs-Stoffe sind sie weniger leicht ansprechend und viel weniger reichhaltige Muster abgebend.

Die Riechbahn

Die Riechbahn beginnt im Bulbus olfactorius (Abb 23), in den das Rezeptor-Neuron mit seinem Fortsatz durch das Knochensieb der Schädelbasis hindurch die Impulse auf das 2. Neuron abgibt, das Mitral-Zelle heißt. Dieses faßt überraschenderweise etwa 1000 Rezeptor-Neurone zusammen, hat also ein großes rezeptives Feld. Über Querverbindungen kommt es bereits zum beträchtlichen Abändern der einlaufenden Muster.

Die Riechbahn beliefert beide Hirnhälften und ist die einzige afferente Bahn, die auf ihrem Weg zum Analysator den Thalamus ausläßt.

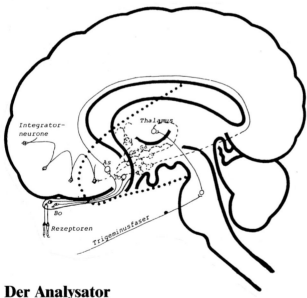

Abb 23: Das Geruchs-System (As = Area subcallosa, Bo = Bulbus olfactorius, Gd = Gyrus dentatus, Gs = Gyrus semilunaris, To = Trigonum olfactorium)

Der Analysator

Die Muster-Verarbeitung erfolgt ab dem 3. Neuron in den Resten eines früher gewaltigen Analysators, wobei bestimmte Neurone auf bestimmte Muster ansprechen (Geruchs-Detektoren). Allerdings gibt es noch immer eine Riesenanzahl verschiedenartig programmierter Detektoren in der Area subcallosa und im Trigonum olfactorium des Stirnhirnes und von hier weiter zurück im Schläfenhirn (Gyrus dentatus und semilunaris, Abb 23).

Die Integration

Durch die Übernahme der Analysate mittels monosensorischer Kombinator-Neurone in das olfaktorische Merk-Subsystem (Abb 26 S 87) des Stirn- und Schläfen-Hirns (globalintegrativ wahrgenommen und erinnerungsbeteiligt erkannt), durch den weiteren Einbau in die Merkwelt (polysensorische Kombinatoren, vorab viele davon zwischen dem Geruchs- und Geschmacks-Merksubsystem) und weiter in die Globalintegration werden wir uns des Gerochenen dank wechselseitigem Zuspiel der Muster bewußt.

Eingespielte Instinktauslöser-Detektoren im instinktiven Subsystem sprechen auf bestimmte Duftkomponenten in der GI an, nachdem sie in phylogenetisch alten Zeiten sehr stark auf Sexdüfte angesprochen haben und heute eine Reiz-Verstärkung durch bestimmte Parfum-Noten erfahren. Andere Detektoren aktivieren den Ernährungs-Instinkt, wiederum andere, die auf Rauch-Muster ansprechen, den Sicherungs-Instinkt etc.

Das emotionale Subsystem beteiligt sich praktisch immer über entsprechend eingespielte Auslöser-Detektoren an der Auseinandersetzung mit Düften, wodurch die Düfte ihre emotionale Färbung bekommen, die vom scheußlichen Gestank bis zum betäubenden Duft-Himmel reichen können.

Das musische Erleben der Düfte und des Geschmacks schließlich stellt eine Globalleistung ohne das Dazutun eines musischen Teilleistungssystems dar.

Anosmie

Ausfälle des Geruchssinnes (Anosmie) kommen bei allen Störungen zwischen Rezeptor und Integrator vor. Nur schon ein Katarrh kann die Rezeptoren und damit die Kochkunst des Küchenchefs wesentlich oder selten sogar mal definitiv beeinträchtigen. Bei schweren Unfällen mit Aufprall des Schädels reißen die feinen Axone der Rezeptoren beim Durchtritt durch das Knochensieb ab, wonach sich der Geruchssinn nie mehr erholt.

Umgekehrt kommt es bei Reizerscheinungen im Analysator (Epilepsie, Tumoren) vorab im Schläfenhirn (Unkus-Krisen) zu spontanen Gerüchen, die leider zumeist stinken (Kakosmie). Auf Niveau des Integrators schließlich können wir die Düfte zwar noch wahrnehmen und instinktiv beantworten, aber nicht mehr als blumig, moschusartig, kampher-artig, faulig etc erkennen, geschweige denn musisch genießen. Es handelt sich um die Geruchs-Agnosie.

Rehabilitation

Die Rehabilitation konzentriert sich auf die Trigeminus-Fasern, die über den Thalamus zum Geruchs-Analysator führen und mit starken Gerüchen provoziert werden müssen. Die frühere Empfindlichkeit und Reichhaltigkeit wird allerdings leider nicht erreicht. Hingegen kann bei der Agnosie zumindest bei den Speisen der Geschmackssinn mithelfen, das bewußte Unterscheiden verschiedener Gerüche wieder zu erlernen (konditionierter Geruch).

Zusammenfassung

Die Rezeptoren. Die überraschende Verschiedenheit dieser beiden an sich zusammengehenden Sinne zeigt sich schon im Rezeptor. Beim Geruchssinn schreibt der Zell-Körper des 1. Neurons die Einwirkung der im Nasenschleim gelösten Duftstoffe in bioelektrische Signale um, während beim Geschmackssinn vorgeschaltete Epithelzellen zu Geschmacksknospen beisammen auf die gelösten Geschmacksmoleküle reagieren.

Die Geschmacks-Afferenzen gelangen wie alle anderen Afferenzen über den Thalamus zum Analysator, während die Geruchs-Afferenzen als einzige Ausnahme den Thalamus auslassen, schon im zweiten Neuron stark abgeändert, und in weit verteilten Analysator-Resten fertig analysiert werden.

Die Integration. Die gustatorischen und olfaktorischen Merk-Subsysteme schließlich bauen mit ihren monosensorischen Kombinator-Neuronen die Analysate zum globalintegrativ wahrgenommenen und über die Erinnerung erkannten Geruch und Geschmack zusammen. Sie zeigen über die vielen gemeinsamen bisensorischen Kombinatoren ein besonders enges Zusammengehen.

Die auf die Globalintegrate (die allen Teilleistungs-Systemen angeboten werden) ansprechenden Detektoren des emotionalen und des instinktiven Subsystems reagieren auf verschiedene Geruchs/Geschmacks-Muster, so daß eine emotionale Komponente und Instinktmotivationen (zB Eßlust) zum geruchlich/geschmacklichen Globalmuster hinzu kommen. Das musische Erleben hingegen stellt ausschließlich eine Globalleistung dar (es wurde nie ein musisches TL-System gefunden, das das globale Erleben verstärken würde), die es mit sich bringt, ein exquisites Duft-Aroma oder ein feines Essen als Duft- und Geschmacks-Sinfonie zu genießen.

Die Störungen bestehen zumeist in Ausfällen, beim Geruchssinn durch Unfälle oder Grippe-Viren (ungünstige Heilungsaussichten, bei unvollständigem Ausfall nur noch schlechte Gerüche), beim Geschmackssinn durch zumeist entzündliche Störungen des 7. Hirnnerven im Felsenbein zusammen mit Halbseitenlähmung des Gesichtes mit guter Heilungschance.

Rehabilitatorisch muß für den Geschmack der Geruch einspringen und beim Geruch der Trigeminus-Geruch entwickelt werden.

Literatur

Altner, H.: Physiologie des Geschmacks und Geruchs. In *Schmidt,* R. F.: Grundriß der Sinnesphysiologie. Springer, Berlin (1985)

Bassler, U.: Sinnesorgane und Nervensystem. Metzler, Stuttgart (1979)

Breipohl, W.: Ontogeny of Olfaction. Principles of Olfactory Maturation in Vertebrates. Springer, Berlin (1986)

Burdach, K.: Geschmack und Geruch. Gustatorische, olfaktorische und trigeminale Wahrnehmungen. Huber, Stuttgart (1987)

Hayashi, T.: Olfaction and taste. Pergamon Press, Oxford (1965)

Oakley, B., et al.: Neural mechanisms of taste. Physiol. Rev. 46 (1966)

Starre, H., van der: Olfaction and Taste. IRL Press, London (1980)

Zottermann, Y.: Olfaction and taste. Pergamon Press, Oxford (1963)

Der Integrator

Dasjenige System, das den Menschen zum Menschen gemacht hat, und auf das er mit recht stolz ist, weil es ihn adelt, ist der Integrator.

Sein Leistungsvermögen ist derart überragend, daß in der Bibel der Mensch an einem anderen Tag erschaffen worden ist als die Tiere. Es war auch ein anderer Tag: der jüngste Zeitabschnitt nämlich in der langen Evolution des Menschen.

Gegliedert werden kann das Integrator-Geschehen in
- Leistungs-Schwerpunkte (Subsysteme, Teilleistungssysteme)
- Global-Leistungen
- das unbewußte Geschehen
- die Integrator-Evolution
- die Integrator-Ergänzungen durch das Kollektiv.

Aufbau

Als größtes Neuronen-System beansprucht der Integrator rund 70% aller Großhirn-Neurone für sich (Abb 24). Dies allein schon weist auf seine dominierende Bedeutung hin. In ihm werden die Aktivitäten aller anderen Systeme wie der Sinnes-Analysatoren, der Instinkt-Motivatoren und der Bewußtseins-Systeme (entscheiden über das wachbewußte, ruheschlaf- oder traumschlafbewußte Integrator-Tun) zum einheitlichen Integrat zusammengebaut (Abb 25), wobei der Integrator erst noch sehr viel Eigenleistung hinzufügt. Auch steht das Gedächtnis zur freien Verfügung. Über die Motorik schließlich greift er zielgerichtet in die Umwelt ein.

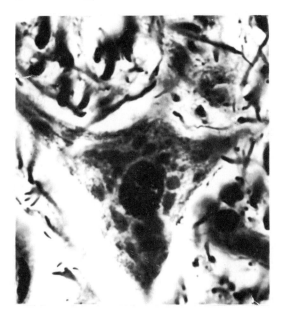

Abb 24: Eines der 70 Mia Integrator-Neurone

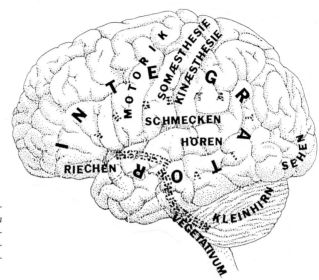

Abb 25: Die räumliche Beziehung des Integrators zu den Analysatoren, den Bewußtseins-, Instinkt- und zum vegetativen und motorischen System

Die Subsysteme (Teilleistungssysteme)

Daß ein derart gewaltiges System Leistungs-Schwerpunkte (Teilleistungen) aufweist, die der Globalintegration die Vorarbeit leisten, verwundert nicht, gehört doch zur generellen Tendenz der Natur, für Teilleistungen Teilspezialisten auszudifferenzieren. Im Integrator sind dies die Subsysteme resp Teilleistungs-Systeme, während andere Leistungen (die Global-Leistungen) vom Integrator als Ganzem hervorgebracht werden. Entsprechend unterscheiden wir zwischen globalintegrativen und TL-Neuronen.

Leistungs-Schwerpunkte, die sich an der Global-Integration beteiligen, gibt es mehrere (Abb 26):

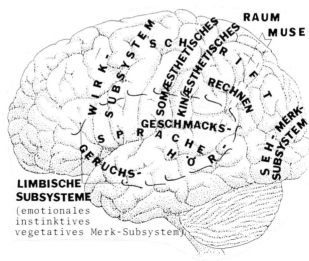

Abb 26: Die Subsysteme des Integrators

Die Merk-Subsysteme mit mono- und polysensorischen Kombinator-Neuronen, die die Außenweltinformationen aus den Detektoren des vegetativen und der somatischen Sinnes-Analysatoren übernehmen und zur globalintegrativ wahrgenommenen und über die Erinnerung erkannten Merkwelt zusammenbauen.

Das sensomotorische Subsystem, das den zielstrebigen, voluptiven Global-Mustern die motorische Valenz verleiht, dank der der Integrator in die Wirkwelt eingreifen kann.

Den Subsystemen für die Sprache, die Schrift und das Rechnen verdanken wir unsere sprachliche Verständigung und die Mathematik (verbale Kommunikation).

Das Subsystem für die dreidimensionale Raum-Körper-Orientierung, das multisensorisch der Körperschema-Aufmerksamkeit, ferner der Geometrie und Stenographie zugrunde liegt.

Die musischen Subsysteme, die das Global-Integrat in die Welt der Künste entführen (nonverbale Kommunikation).

Das emotionale Subsystem im gewaltigen limbischen Integrator-Anteil (Abb 27), in dem sich auch das vegetative Merk- und das instinktive Subsystem befinden. Es beteiligt sich kreativ am Musteraufbau für die Freude, Lust, Unlust, Wut etc und agiert mit resp reagiert auf Symbole (zB rote Rose) als nonverbale Kommunikation.

Das instinktive Subsystem im limbischen Integrator-Anteil, das mit seinen Instinktauslöser-Detektoren die Instinktauslöser aus der GI, und mit seinen Instinktmotivations-Detektoren alle Instinktmotivationen aus den Instinktmotivatoren übernimmt. Es ist den Instinkten entsprechend aufgegliedert (wenn auch gegenseitig sich durchflechtend), führt zum sich Bewußtwerden der Instinkt-Begehren und deren affektivem Erleben, und motiviert über die Globalintegration das Instinktverhalten.

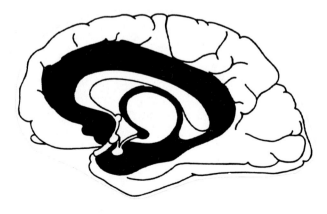

Abb 27: Der limbische Hirnanteil mit Kumpanmotivations-Neuronen und mit integrativen Subsystemen (emotionales, instinktives, vegetatives)

Die Global-Leistungen (Global-Integrate)

Nebst den Schwerpunkts-Leistungen vollbringt der Integrator Leistungen, die sich aus der Vernetzung aller nicht für Teilleistungen spezialisierten Integrator-Neurone ergeben und daher betroffen werden, wenn der Integrator irgendwo eine Störung erfährt. Hierher gehören das Denken, Wollen, Erleben, sich Konzentrieren, die Ausdauer, die Initiative, die Kreativität, die Zuverlässigkeit, der freie Gedächtnisabruf etc.

Das Unbewußte

Alles bewußte Geschehen spielt auf einem viel gewaltigeren unbewußten Hintergrund, der denselben Leistungsschwerpunkten (Subsystemen) und demselben Globalvermögen entspringt wie das bewußte Geschehen auch. Es erstreckt sich bis in die magisch-mythische Symbolwelt.

Die Kombinator-, Detektor- und spontanaktiven Neurone

Für die integrativen Leistungen sind vorab 3 Neuronentypen von Bedeutung:
− die Kombinator-Neurone
− die Detektor-Neurone und
− die spontanaktiven Neurone.

Die Kombinator-Neurone (Kombinatoren)

Übernommen und weiter verarbeitet werden die Informationen aller anderen Systeme und zT die Eigenleistungen des Integrators durch lernfähige Kombinatoren, wovon verschiedene Typen existieren.

− **Intrasystemische Kombinatoren** gibt es vorab sowohl im instinktiven Subsystem (fassen die verschiedenen Instinkt-Motivationen zusammen), als auch in den Merk-Subsystemen, wo sie als monosensorische Kombinatoren die ihnen adäquaten Analysemuster aus dem entsprechenden Analysator herausgreifen und zB das Gesehene zum Umweltabbild im Merk-Subsystem zusammenbauen. Sie gehören zu den TL-Neuronen.

− **Die intersystemischen Kombinatoren** (bi-, tri-, tetra-systemische etc) fassen die Aktivitäten verschiedener Subsysteme wie zB des emotionalen, vegetativen und instinktiven, oder aber der Merk-Subsysteme zum intersystemischen Muster zusammen und sind bereits globalintegrative Neurone. Im letzteren Fall wird von den polysensorischen (bi-, tri-, tetra-, penta-, hexa- oder hepta-sensorischen) Kombinatoren gesprochen, die die monosensorischen Kombinator-Muster der verschiedenen Merk-Subsysteme zum bunten, lauten und duftenden Umwelt-Abbild in der Innenwelt zusammenstellen.

- **Die globalen Kombinatoren** schließlich fassen die intersystamischen Aktivitäten zusammen, was Global-Integration zum „Ich" bedeutet.

Die Detektor-Neurone (Detektoren)

Die Detektoren des Integrators sprechen nicht wie die Kombinatoren auf gleich mehrere Muster, sondern auf bestimmte Muster-Details an. Sie kommen vorab in den Teilleistungs-Systemen vor, aber auch in der Globalintegration, zB Diskrepanz-Detektoren, um Widersprüche zu signalisieren.

Die Detektoren der Teilleistungs-Systeme sprechen auf nur bestimmte GI-Muster oder Teile davon an, obwohl die GI alle ihre Muster anbietet. So reagieren die Detektoren des visuell-musischen oder des Lese-Subsystems auf nur bestimmte visuelle Merkmuster in der GI. Oder Detektoren des akustisch-musischen Subsystems auf Melodien. Oder Detektoren des emotionalen Subsystems auf Instinktmuster. Oder Expressiv-Detektoren des expressiven Wirk-Subsystems auf Bewegungspläne der GI. Auf Denk-Muster wiederum reagieren Detektoren der sprach- und schriftkreativen Subsystem-Anteile, um diesen Mustern im Wechselspiel mit der GI sprachlichen resp schriftlichen Ausdruck zu verleihen etc.

Aber auch lernfähige Global-Detektoren müssen für Querverbindungen in der GI sorgen. Sie gehen gleitend in die Global-Kombinatoren über und spielen sich gegenseitig ihre Muster zu.

Bedeutung. Über die Detektoren und Kombinatoren laufen die Wechselbeziehungen zwischen den Global-Integraten, den intersystemischen Aktivitäten und den Subsystemen im Kreisschluß hin und her, wodurch sich das integrative Geschehen in einem ständigen, sich verändernden Aktivitätsfluß entwickelt.

Die Spontaneität

Spontanaktive Neurone gibt es weit verbreitet im Nervensystem.

- So die **Schrittmacher-Neurone** im vegetativen Nervensystem, in den Motivatoren der Gewinn-Instinkte und in den Steuerungs-Systemen des Bewußtseins. Durch sie wird ihr zugehöriges System spontanaktiv (zB für das Einatmen).

- So die **Prävalenz-Neurone** in den afferenten Systemen (mit Schwerpunkt in den Analysatoren) und im Integrator. Die Aufgabe liegt darin, bestimmte erlernte Reizmuster zu verstärken, um ihnen mehr Gewicht zu verleihen und damit die Aufmerksamkeit darauf zu richten.

- So die **Kreativ-Neurone (Kreativatoren)** aus ursprünglichen Prävalenz-Neuronen, die über eine wahrscheinlich kleine Degeneration ihre Stabilität im Aufbau spontaner Muster verloren haben. Sie sind labil geworden. Diese Labilisierung bedeutet, daß die Kreativatoren variabel verschiedenartige

Muster aufbauen können. Und gerade dies hat sich als entscheidender Vorteil erwiesen, denn dieser labilisierte Zustand bedeutet mehr Freiheitsgrade und damit nicht mehr nur Verstärkung anderer Muster, sondern Aufbau eigener, höchst variabler, neuer Aktivitäts-Muster, die als integratoreigene Muster ebenfalls integriert werden. Es handelt sich hierbei um bahnende wie hemmende Neurone, die den spontanen Musteraufbau bewerkstelligen.

Selbstintegration. In diesen selbst geschaffenen Mustern integriert sich der Integrator selber. Der Integrator ist damit reflexiv geworden. Er reflektiert sogar über seine eigene Reflexion. Er ist geistig aktiv: er denkt, daß er denkt, (pensativ); will wollen (voluptiv); und erlebt sich selber (sensitiv). Und dies sowohl bewußt, wie auch im Rahmen eines gewaltigen unbewußten Geschehens.

Die Schwellen-Formel. Die entscheidende Spontaneität der Kreativatoren geht letztlich auf eine Null-Schwelle zurück:

$$I = \frac{1}{0} + A.$$

Dabei bedeutet I Motivationsdruck des Integrators, 0 auf null abgesunkene Schwelle, A Anregung aus der Um- oder der Gedächtniswelt.

Die Mustervielfalt hingegen ist damit nicht eingefangen. Sie ist zT fraktal und damit chaotisch, zT zufällig, dh nicht vorhersagbar.

Erst recht chaotisch oder unvorhersagbar wird das Zusammenspiel dieser vernetzten Kreativatoren.

Das Neuronenzusammenspiel. Für die geistigen Leistungen wichtig sind:
- Die Kombinatoren, die alle Außenwelt-Informationen hereinholen und auch für zusammenfassende Längsverbindungen nach oben sorgen.
- Die Detektoren, die für die Quer- wie auch für die Längsverbindungen im Detail nach unten wie nach oben zuständig zeichnen, wozu auch die Diskrepanz-Detektoren gehören, die Unterschiede aufdecken.
- Die Prävalenz-Neurone, die für die Gewichtung der verschiedensten Muster zuständig sind.
- Die Kreativatoren in den Teilsystemen wie im Globalsystem, deren Aktivitäten die Global-Muster in ständigem Wechselspiel übernehmen und sich gegenseitig zuspielen, was Reflexion der Globalleistung bedeutet. Teilsysteme mit Kreativatoren-Schwerpunkten sind das emotionale und die Kreativanteile der musischen, verbalen und des sensomotorischen Subsystems.

Die neue Dimension. In seinen Kreativatoren hat der Integrator die Grenzen der Materie durchbrochen und ist in eine neue Dimension mit neuem Leistungsvermögen vorgestoßen. Räumlichkeit und Zeitlichkeit sind nicht mehr Wesensmerkmale, sondern eine von vielleicht sogar vielen Daseinsformen, die der Integrator sogar verneinen kann (Freitod).

Hinsichtlich dieser neuen Leistungs-Dimension ist die Diskussion nie abgebrochen, ob sie eine neue, von der Materie selber geschaffene und über sie hinausgehende Dimension darstellt (Kreativität der Materie), oder ob die Materie im Integrator die Bedingungen geschaffen hat, daß diese Dimension entweder von außen hinzugekommen, oder, parallel zur Evolution der Materie entwickelt, im Integrator manifest geworden ist.

Die Subsysteme mit ihren Teilleistungen

Die Merk-Subsysteme

Diejenigen Subsysteme, die die Aktivitäten der Sinnes-Detektoren zusammensetzen, grenzen an den Analysesystemen an. Entsprechend gibt es ein
– visuelles (Seh-)
– akustisches (Hör-)
– gustatorisches (Geschmacks-)
– olfaktorisches (Geruchs-)
– somästhetisches (Hautsinn-)
– kinästhetisches (Bewegung, Stellung, Gleichgewicht) und
– vegetatives Merk-Subsystem

mit entsprechenden visuellen, akustischen etc Teil-Integraten in beiden Hemisphären.

Monosensorische Kombinator-Neurone übernehmen auswählend die ihnen zugeordnete Detektor-Aktivität der Analysatoren. Da lernfähig, setzen sie Außenwelt-Eindrücke je nach Interesse des Integrators zum entsprechend ausgewählten Umwelt-Bild zusammen, das globalintegrativ wahrgenommen und durch Erinnerung erkannt wird.

Polysensorische Kombinator-Neurone (dh aus zwei oder mehreren Sinnes-Systemen die Aktivität übernehmend) fassen die Aktivitäten der monosensorischen zusammen, wodurch die Umwelteindrücke aus allen Sinnesanalysatoren zur ausgewählten Merkwelt zusammengestellt werden. In ihnen wird die Außenwelt zur wiederum integrativ erkannten Innenwelt.

Dank den **Kreativatoren** wird sich der Integrator im Wechselspiel zwischen Merk-Subsystem und Global-Integration seiner Innenwelt bewußt; kann er sie nicht nur kennen, sondern denkend erkennen (kognitive Leistung), erforschen und nach Lust und Laune umstrukturieren, ehe er in die Außenwelt eingreift. Auch kann er aus den Merk-Subsystemen erinnerte Eindrücke frei abrufen.

Bedeutung des Dualismus Analyse-Integration. Daß die Umwelteindrücke erst auseinandergenommen und dann vom Integrator wieder zusammengesetzt werden, brachte den entscheidenden Vorteil mit sich, daß der Integrator frei und je nach Interesse eine gezielte Information (wie zB die Farbe der Pferde in einer Herde) aus den Analysaten herausgreifen kann, die ihn gerade interessiert, ohne von der Fülle der Eindrücke überschwemmt und abgelenkt zu werden. Die Unabhängigkeit von der Außenwelt bedeutet für den Integrator Freiheitsgrade bezüglich der Auswahl und der Interesse-Fokussierung, beides wichtige Voraussetzungen für die denkerische Weiterverarbeitung.

Das sensomotorische Subsystem

Im Zentralbereich beider Hirnhälften findet sich beim Rechtshänder links betont als Tor zur Außenwelt das Wirk-Subsystem, das aus einem kreativen und einem expressiven Anteil besteht und zusammen mit der Kinästhesie als rezeptivem Anteil die Sensomotorik ausmacht. Der Bewegungs-Entwurf wird vom kreativen Anteil im Zusammengehen mit der GI, gleichsam als ihr Ausläufer, aus dem kinästhetischen Körperschema ausgewählt und umweltangepaßt zugeschnitten. Dies erfolgt, greifen Expressiv-Detektoren des expressiven Anteiles diesen kinematischen Entwurf aus der GI ab, dh es reagieren die entsprechenden Kinem- und Tonem-Detektoren auf das sich entwickelnde Muster, um es in Kinem-, Graphem- oder Phonem-Folgen oder in Tonemmuster umzuschreiben, woraufhin diese Muster motorikgerecht den motorischen Systemen weiter gegeben werden. Diese lassen sie schließlich als Verhalten in Erscheinung treten.

Kinästhetisches Gedächtnis. Das Wirk-Subsystem ist äußerst spielfreudig und lernfähig, wobei die Reafferenz-Muster der gelungenen Haltungen und Bewegungs-Abläufe im dreidimensionalen kinästhetischen Körperschema des rezeptiven Anteils der Sensomotorik abgespeichert werden und vom kreativen Anteil wiederum abgerufen werden können, um mit der GI zusammen ausgewählt, zum kinästhetischen Plan abgewandelt oder neu konzipiert zu werden. Deshalb denkt denn auch die GI in Bewegungen (motorisches Wissen).

Expressiv sind die Detektoren erworbenerweise auf bestimmte Bewegungs- oder Haltungs-Elemente im kreativen Plan sensibilisiert, auf die sie ansprechen und damit ein adäquates Kinem oder Tonem hervorbringen.

Die Toneme. Erstarren Bewegungen zu Haltungen (wie zB das Stehen, Sitzen oder Liegen), gehen die Kinem-Muster in Tonem-Muster über. So besteht das Sitzen am Tisch aus den Beuge-Tonemen der Beine und Arme, und einem Streck-Tonem des Rückens und Nackens.

Die Kineme. Für jede Haltungs-Änderung und gar für die Fortbewegung sind Bewegungs-Elemente, die Kineme, notwendig. Im Alltag kommen etwa 20 Kineme in Einsatz. Gelernt werden können aber bis 60 und mehr (zB bei der Akrobatik, beim Grimassieren etc). Zu ihnen gehören zB die Beuge- und Streck-Kineme der Beine beim Gehen, die Pendel-Kineme der Arme etc.

Kinem-Muster. Mehrere Kineme nebeneinander bilden ein Kinem-Muster (zB das Schließen der Faust und gleichzeitige Strecken des Armes zum Boxerschlag).

Kinem-Folge. Das Zusammenhängen der Kineme zu Bewegungs-Abläufen heißt Kinem-Folge. So zB das Heben und Senken der Füße beim Gehen.

Kinem-Muster-Folge. Aber nur schon bei diesem einfachen Gehen kommt es überdies zur rhythmischen Verlagerung des Körpers und zum Mitschwingen der Arme, was bedeutet, daß mehrere Kinem-Folgen nebeneinander ablaufen. Man redet von der Kinem-Muster-Folge. So ist das Gehen letztlich aus der Sicht des Wirk-Subsystems eine Kinem-Muster-Folge.

Die Realisierung der Instinktmuster. In den zielstrebigen voluptiven Mustern sind auch instinkt-induzierte Muster enthalten. Dadurch bekommt die Auslöser-Ausrichtung der Instinkte zusätzlich eine bewußte Zielausrichtung mit allen spielerischen Umwegsmöglichkeiten, oder mit ganz anderer Zielsetzung (Sublimierung), zB in ein wissenschaftliches Interesse hinein.

Das Proben. Dank den Kreativatoren in diesem Subsystem können die verschiedenen Eingriffsmöglichkeiten im wechselseitigen Zusammenspiel mit der GI durchgeprobt werden (gegenseitiges Zuspiel der sich wandelnden Muster), ehe diejenige, die am meisten Erfolg verspricht, zur Uraufführung gelangt.

Auswirkung auf das vegetative Nervensystem. Untersuchungen des vegetativen Nervensystems zeigen, daß sich in ihm das Durchspielen der motorischen Eingriffsmöglichkeiten bereits spiegelt, dh daß die Formatio reticularis ständig Kopien vom Wirk-Subsystem bekommt, um schon vor dem effektiven Eingriff in die Umwelt die Energie dazu bereitzustellen.

Das Planen. Der bewußte voluptive Global-Anteil, den das Wirk-Subsystem motorisch realisierbar macht, ist ein zielausgerichtetes, geplantes Willkürmuster. In diesem Planen weist der Integrator über sich hinaus vorwärts, wie die Kausalität über ihn hinaus rückwärts weist. In diesem Planen steckt das Motto: „Was ich will, das schaff ich mir selber". Demgegenüber stehen die Gewinninstinkte mit ihrer Forderung: „Was ich will, das nehm ich mir". Und die Eigenreflexe schließlich richten sich nach dem Motto: „Wie du mir, so ich dir".

Die Subsysteme für die Sprache, die Schrift und das Rechnen
Die Sprache

Für die Sprache wurde ein **rezeptiver** Systemanteil temporo-parietal (beim Rechtshänder links) ausdifferenziert, der mit seinen Detektoren die gehörten, aus dem akustischen Merk-Subsystem in die GI eingegangenen Phoneme herausgreift und sie zu Worten aneinander reiht, mit den Engrammen zusammenbringt und wieder der GI zurückgibt.

Ihn durchflechtend gibt es den **kreativen** Anteil, der als kreativer GI-Schwerpunkt den gedanklichen Global-Mustern sprechmotorischen Ausdruck verleiht. Seine motorischen Sprachentwürfe greift er aus dem kinästhetischen Merk-System, um sie kinematisch umzubauen und mit der GI zusammen auswählend durchzuspielen.

Weiter vorne, bis nach frontal reichend, liegt der **sprachexpressive** Anteil im Wirk-Subsystem, der mit seinen Phonen-Detektoren den ausgewählten Sprachentwurf zu Phonemfolgen umschreibt und diese auf das motorische System überleitet, das seinerseits die Muster in den Kehlkopf und in die Atemmuskulatur hinaus führt, damit die Sprache erklingt.

Die Schrift

Analog der gesprochenen Sprache gliedert sich das Subsystem für die geschriebene Sprache. Es gibt einen Lese-Anteil, der die Schriftzeichen aus der GI übernimmt und zu Worten zusammengestellt der GI zurückgibt. Ihn durchflechtend gibt der schreibkreative Subsystemanteil den entsprechenden Global-Integraten schriftlichen Ausdruck. An die Global-Integration zurückgegeben, sprechen darauf eingespielte Expressiv-Detektoren des Wirk-Subsystems (schreibexpressiver Subsystem-Anteil) an, woraufhin der schreibexpressive Anteil den Schreib-Mustern die motorische Valenz (den graphematischen Aufbau) zum Schreibakt gibt.

Das Rechnen

Nur kreativ schließlich arbeitet das Subsystem für das Rechnen, das die quantitativen Größen aus dem Sprach- und Schrift-Subsystem übernimmt, verarbeitet (je nach Beanspruchung bis zur höchsten Mathematik mit irrationalen Zahlen oder mit fraktalen Formeln) und den Expressiv-Detektoren des Sprach- und Schrift-Subsystems wieder abgibt.

Das Subsystem für die dreidimensionale Raum-Körperorientierung

Nachdem über den Sehsinn wie über die Sensomotorik, die Haut und das Gehör raum- und körper-orientierende Afferenzen über die entsprechenden Merk-Subsysteme in die Globalintegration aufgenommen worden sind, reagiert nach dem Detektor-Prinzip ein Teilleistungssystem darauf, das diese afferenten Muster zum statischen wie bewegten Körper- und Raumschema zusammenbaut. Es handelt sich hierbei um kinästhetische, somästhetische, vestibuläre, visuelle und sogar akustische Afferenzen, wohinzu erst noch viele Prävalenz-Neurone kommen, die die globalintegrative Aufmerksamkeit auf die Teilleistungen dieses Systems, eben den Raum und den Körper, lenken.

Für die linke Raum- und Körperhälfte liegt der entsprechende Subsystem-Anteil beim Rechtshänder parietal rechts. Für die rechte Körperhälfte hingegen gibt es einen beidseitigen Subsystem-Anteil, so daß nur bei beidseitigem System-Schaden die rechtsseitige Orientierung ausfällt, wobei dann aber auch die linke Seite betroffen ist, was Desorientierung bedeutet.

Dank diesen zusammengebauten statischen und dynamischen Raumafferenzen wird sehr präzise innen-außen, oben-unten, vorne-hinten, seitlich, aber noch nicht präzise genug links-rechts unterschieden. Die Orientierung in der Großstadt und das Vorplanen eines Weges gelingen dennoch perfekt. Auch erleichtert dieses System die Geometrie und die Stenographie erheblich.

Auf neuronaler Ebene müssen nebst dem Zusammenbau der verschiedenen Afferenzen zu komplexen Raum- und Bewegungs-Engrammen viele Prävalenz-Neurone für die Aufmerksamkeits-Verstärkung vorhanden sein. Fallen diese Neurone aus, geht die Orientierungs-Aufmerksamkeit zurück, die GI vernachlässigt die linke Raum- und Körperhälfte, was auch mit Neglekt bezeichnet wird.

Diese Aufmerksamkeit wurde vorab im Zeitalter des Baumlebens herausgefordert. Sie wird es wiederum bei der Lust des Kindes, überall hochzuklettern, was gleichzeitig das Leistungsvermögen aller beitragenden Sinne und des raum-körper-orientierenden Subsystems fördert.

Im Tierreich ist dieses Orientierungsvermögen ohne das Hinzukommen der labilen Spontanaktivität, aber dafür durch das Hinzukommen von zusätzlichen Orientierungssystemen ebenfalls höchst leistungsfähig.

Beim Kind entwickelt sich die Raum-Körper-Orientierung nach festem Zeitplan:

Mit 1 Jahr kommt der Tiefensinn mit zB Würfel in einen Becher werfen und wieder herausholen. Auffallend dabei die Mühe, den Greifreflex mit der Integrator-Motorik zu überwinden (muß den Würfel oft schleudern, da sich die Hand nur schwer dem Greifreflex entgegen öffnet). Parallel dazu entwickelt sich das Verstehen des Wörtchens „in".

Mit 1½ Jahren gelingt der Turm-Bau (unten-oben mit dem Verstehen der entsprechenden Worte). Auch greift es jetzt vor dem Spiegel nach dem Tupfen auf der Stirn und nicht nach dem Spiegel (Körper-Raum-Unterscheidung).

Mit 2 Jahren kann das Kind horizontal aneinanderreihen und damit vorne-hinten verstehen.

Mit 2½ Jahren kommt dann das Nebeneinander, und erst

im Schulalter das Rechts-Links-Unterscheiden, das selbst im Erwachsenenalter gerne verwechselt wird.

Die musischen Subsysteme

Beim Rechtshänder im Temporo-Parietalbereich der rechten Hemisphäre, den verbalen Systemen also gegenüber und ebenso weitreichend ausdifferenziert finden sich integrative Neuronen-Verbände, die das musische Erleben des Gesehenen und Gehörten verstärken und ausbauen.

Aktiviert werden die **rezeptiven Anteile** dadurch, daß ihre Detektor-Neurone auf Muster der GI ansprechen, die aus dem Seh- und Hör-Merksubsystem stammen. Die rezeptive Systemaktivität wiederum wird von intersystemischen und Global-Kombinatoren übernommen, die die musischen Aktivitäten mit anderen Teilleistungsmustern wie zB mit emotionalen zusammen in die GI einbauen, so daß ein Bild zum packenden Schönheits-Ereignis und die Musik zum ergreifenden Erleben wird, das in höhere Sphären führt.

Kreativer Anteil. Aufgrund der Ausfälle läßt sich ein kreativer musischer Schwerpunkt (musikmachen, malen, gestalten) abgrenzen, der mit seinen Neuronen allerdings den rezeptiven Anteil (musikhören, ein Bild genießen) durchflicht, so daß bei Störungen zumeist beide Anteile ausfallen. Dieser kreative GI-Schwerpunkt gibt den globalintegrativen Erlebnismustern künstlerischen Ausdruck.

Expressiv werden die musischen Muster dadurch realisiert, daß die musisch-kreativen Realisierungsentwürfe in der GI von der Sensomotorik übernommen und als Kinemmusterfolgen auf das motorische System weitergegeben werden, um als musisches Gestalten (malen, ein Instrument spielen, singen) realisiert zu werden. Hierzu arbeiten 2 verschiedene kreative Subsystem-Anteile über die GI zusammen (der musisch-kreative und der sensomotorisch-kreative).

Nonverbale Sprache. Die musischen Subsysteme stellen die wichtigsten nonverbalen Mitteilungssysteme dar, zumal sie enger mit dem emotionalen Subsystem vernetzt sind als das Sprach-Subsystem. Hierher gehört das Musikmachen, aber auch das Umsetzen des Musik-Erlebens in Rhythmik und Tanz, ferner das Zeichnen, Malen und Gestalten.

Von der **Kunsttherapie** wird die nonverbale Sprache vorab dann ausgeschöpft, wenn das verbale Mitteilungsvermögen noch nicht genügend entwickelt oder aber geschädigt oder gehemmt ist, oder aggressiv wird, so daß sich im letzteren Fall die aggressive Emotion besser am Instrumentarium als am Therapeuten abreagiert. Der Therapeut sollte daher sowohl die verbalen wie die nonverbalen Möglichkeiten kennen und wechselweise ausschöpfen können.

Für den Geruch und damit auch den Geschmack hat der Integrator ebenfalls ein musisches Erlebnis-Vermögen entwickelt, wofür aber kein lokaler Schwerpunkt bekannt ist. Es handelt sich ausschließlich um eine Globalleistung.

Nicht bis zur musischen Sphäre vorgestoßen sind das alte somästhetische und kinästhetische sowie das vegetative Erleben.

Entwicklungsmäßig bringt
- der musische Anteil für die Musik vorerst prärhythmische und präharmonische Muster zustande, die sich langsam mit ca 3 Jahren zu rhythmischen und harmonischen Mustern ausdifferenzieren, während
- der musische Anteil für das Zeichnen und Malen bezüglich der Selbstdarstellung zuerst Kneuel hervorbringt, die dann aber gegen das 4. Lebensjahr hin Beine bekommen (Kopffüßler, Abb 27a) und gegen das 5. Lebensjahr die korrekte Aufgliederung in Kopf, Rumpf und Extremitäten erreichen. Auch kommt jetzt erstmals ein Hintergrund hinzu.

Lernfähigkeit. Ob der großen Spontaneität und Lernfähigkeit der musischen Subsysteme sehen die Leistungen in jeder Kultur und in jeder Epoche wieder anders aus und werden die vorherrschenden Emotionen auch immer wieder anders zum Ausdruck bringen.

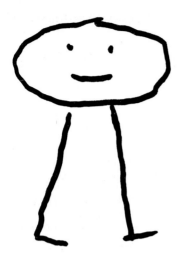

Abb 27a: Kopffüßler

Das emotionale Subsystem

Im limbischen Integratoranteil beider Hemisphären (Abb 27) findet sich ein gewaltiger Neuronenverband, der als Teilleistungssystem zum global-integrativen Erleben hinzu für das emotionale Erleben wie zB die Freude, die Fröhlichkeit, das Aufgestelltsein, das Glücklichsein, die Liebe, die Lust oder aber die Unlust, die Verzweiflung, die Angst, die Traurigkeit, den Seelenschmerz, den Haß etc mitverantwortlich zeichnet und damit unseren Alltag entscheidend mitbestimmt. Entsprechend kann förmlich vom emotionalen Hirn (im Gegensatz zum mentalen) gesprochen werden. Es ist das Urhirn und gleichsam das Herz des Hirnes. Es ist kreativ.

Die Aufgliederung dieses Subsystems mit Zuordnung angenehmer oder unangenehmer Emotionen steckt erst in den Anfängen. Lediglich für die Aggressivität wurden Neuronengruppen in den Amygdala-Kernen im Schläfenhirn-Bereich des limbischen Hirnanteils ausgemacht, deren Abdämpfung die Reizbarkeit und Wutausbrüche wesentlich reduziert.

Entwickelt hat sich dieses Subsystem in enger Vernetzung mit dem instinktiven Subsystem, das sowohl das instinkt-affektive Erleben (Wut, Angst, Hunger und Durst, Sexerleben etc) wie das Instinktverhalten motiviert, so daß nicht verwundert, daß sich das emotionale TL-System ebenso im limbischen Hirnanteil findet wie das instinktive auch. Auch besteht eine enge Vernetzung mit dem vegetativen Merk-Subsystem, ebenfalls im limbischen Hirnanteil (über viele Vegetativ-Detektoren im emotionalen TL-System).

Aktiviert wird dieses Subsystem (abgesehen von der Eigenmotivation durch die Kreativatoren) vorab durch seine eigenen, verschiedenartig einprogrammierten Detektoren, die auf die globalintegrierten Muster anderer TL-Systeme reagieren. So auf

- die Muster des instinktiven Subsystems in der GI (Emotions-Motivation durch die Instinkte),
- die Merk-Muster der Merk-Subsysteme in der GI (eine duftende Rose zB oder vorab auch auf vegetative Muster),
- musische Subsystem-Muster in der GI, wodurch das musische Erleben mit Freude zusammengeht,
- unbewußtes Geschehen in seiner archetypischen Strukturierung der kollektiven Erlebniswerte (Immanenzen). Diese Erlebniswerte sprechen auf Symbole an und gestalten Symbole, womit das Erleben seine offene Tiefe bekommt. Ob diesen Symbolen ist das mitmachende emotionale System ein nonverbales Kommunikationssystem.
- globalintegratives Erleben, zB Ergriffensein von einer gefundenen Lösung, einem Wiedersehen, einem Scherz, einer Befreiung von einer Frustration etc.

Durch Integration dieser emotionalen Muster über intersystemische und Global-Kombinatoren wird unser Erleben emotional (freudig, verliebt, glücklich, traurig etc). Es schließt sich der Detektor-Kombinator-Kreis im Wechselspiel der Emotionen mit dem globalintegrativen Erleben.

Expressiv baut das sensomotorische Subsystem aus der emotional mitbestimmten GI heraus emotionale motorische Verhaltensmuster auf. Anregende, aufgestellte Emotionen zeigen sich im Aufgelegtsein zum Lachen und Scherzen mit entsprechend guter Lautstärke-Modulation der Sprache, ferner in der Körperstellung etc, während die bedrückten Emotionen verstummen lassen.

Vegetative Emotions-Muster begleiten die motorischen über das RS (aufgegriffen von efferenten Detektoren des RS im limbischen Hirnanteil). Sie zeigen sich im Erröten, Erblassen, Herzklopfen, Tränenfluß, emotionalen Schwitzen, in roten Flecken auf der Brust im Bereich des Halsansatzes, feinem Zittern oder im Atemverschlagen etc.

Motivation. Emotion ist immer auch Motivation. Ihre Frustration bringt Aggression, Angst und Resignation, und ihr Verlust wird als Depression erlebt.

Stellenwert. Mit seinen vielseitigen Detektoren ist das gewaltige emotionale Subsystem bei praktisch allen integrativen Vorgängen mehr oder weniger mit dabei und bringt Dynamik und Wärme ins menschliche Dasein (emotionsarme Leute wirken starr und kalt wie Eisschränke), kann aber andererseits das Kritikvermögen überfluten und zusammen mit den instinktinduzierten Affekten förmlich ausschalten (im Affekt handeln). Andererseits erscheint sein Zusammenbruch als innere Leere, die bis zum Freitod führen kann.

Auch besteht eine derart enge Vernetzung mit dem vegetativen Merk-Subsystem (viele gegenseitige Detektoren), daß das emotional ergänzte vegetative Erleben aufgewertet und durch die Orts-Detektoren in die dazugehörigen Körperteile wie in die Brust verlegt wird. Entsprechend wird denn auch das Herz und nicht das Hirn Jesu verehrt.

Im Kollektiv synchronisieren sich ob der großen Detektor-Empfindlichkeit auf die wahrgenommenen Emotionen anderer die Emotionen interindividuell zu Kollektiv-Stimmungen wie Friedens-Stimmung, Befreiungs-Stimmung, Ferien-Stimmung, Fest-Stimmung, aber auch Kriegs-Stimmung etc.

Das instinktive Subsystem

Das instinktive Subsystem schließlich übernimmt mit seinen Instinktmotivations-Detektoren im limbischen Integrator-Anteil die Instinkt-Motivationen aus den limbisch-hypothalamischen Instinkt-Motivatoren, um sie in entsprechenden Subsystem-Anteilen weiter auszubauen und in die GI einzubringen. Untereinander sind diese Subsystem-Anteile zT mit Hemm-Detektoren verbunden, deren Ansprechen den dazugehörigen Subsystem-Anteil abstoppt (zB abgestoppte Ernährungs-Motivation durch Sicherungs-Motivation, wenn beim Griff nach einer Erdbeere ein Schlangenkopf erscheint). Auch induzieren diese Subsystem-Anteile das instinkt-affektive Erleben und das sich Bewußtwerden der Instinkt-Begehren.

Damit die Instinkt-Muster jedoch als Verhalten in Erscheinung treten können, müssen die kompatiblen Motivations-Muster von der GI zu voluptiven Mustern ausgebaut werden, worauf das sensomotorische TL-System anspricht, um sie motorikgerecht zu Wirk-Mustern auszubauen und zu realisieren.

Ebenfalls im instinktiven Subsystem liegen die Instinktauslöser-Detektoren, die auf Auslöser in der GI ansprechen und die limbisch-hypothalamischen Instinkt-Motivatoren aktivieren.

Die Subsystem-Kombinationen

Durch viele Detektoren für andere TL-Muster in der GI und die intersystemischen Kombinatoren werden vorab gerne die instinktiven, vegetativen und die emotionalen Muster, oder die musischen und die emotionalen Aktivitäten etc kombiniert.

Andere Systeme wiederum zeigen kein bevorzugtes Zusammengehen wie zB das Sprach- und Raumorientierungs-Subsystem.

Die Global-Integrate (GI)

Die vom Integrator als Ganzem hervorgebrachten Leistungen stellen die Global-Leistungen (GL) dar. Sie werden von den globalintegrativen Neuronen bewerkstelligt und lassen sich in die drei Dimensionen einfangen:
- **Denken** (kognitives Vermögen) mit dem Einfallsreichtum, Interesse, der Aufmerksamkeit, dem Kritikvermögen, der Konzentration und dem freien Gedächtnisabruf.
- **Wollen** (voluptives Vermögen) mit der Regsamkeit, der Initiative, der Ausdauer, dem Durchsetzungsvermögen und der Zuverlässigkeit.

- **Erleben** (sensitives Vermögen) mit der Begeisterungsfähigkeit, der Emotionalität (wozu ein zusätzliches Subsystem hinzukommt) und dem musischen Erleben aller Sinne: feiner Geruch, feine Geschmackskombinationen, schöner Schmuck, elegante Bewegungen, Musik und Gemälde/Bildhauerei/Architektur (durch Subsysteme verstärkt); aber auch dem musischen Erleben der Sprache (Prosa, in Kombination mit der Melodik als Poesie).

Es sind dies die globalen Leistungen der integrativen Spontanaktivitäts-Dimension, die stets miteinander vorkommen, wenn auch zumeist eine oder zwei Dimensionen überwiegen (Abb 27b).

Wird der Integrator irgendwo geschädigt, gleichgültig wo, geht dieses Leistungsvermögen zurück.

In ihrem kreativen Vermögen sind diese Leistungen ungeheuerlich vielfältig, so daß in ihnen kein Mensch gleich ist wie der andere. Der Mensch ist ein einmaliges historisches Ereignis.

Teilleistungs-Zuordnung. Diesen GL-Dimensionen sind charakteristische Teilleistungen zugeordnet:
- dem Denken die TL-Systeme für die Sprache, die Schrift, das Rechnen, die Orientierung und das Wahrnehmen/Erkennen der Umwelt,
- dem Erleben die musischen und das emotionale Subsystem,
- dem Wollen die Sensomotorik.

Diese Schwerpunktsleistungen stehen mit der GI in ständigem gegenseitigen Wechselspiel.

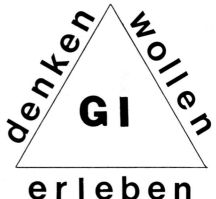

Abb. 27b: Die 3 Globalleistungs-Dimensionen der Globalintegration (GI)

Das Unbewußte

Die unbewußten Integrator-Leistungen bauen sich in denselben Subsystemen und in derselben Global-Integration auf wie die bewußten Leistungen auch, nur viel gewaltiger und reichhaltiger, so daß die bewußten Leistungen nur als Insel im Meer des Unbewußten erscheinen.

Die Immanenzen. Der königliche Weg zum Unbewußten ist der Traum. Aber auch die Fantasien, Visionen, Intuitionen, Mythen, Märchen und Riten zeigen angeborenes unbewußtes Geschehen (Immanenzen) auf, das sich symbolisch ausdrückt und mittels Detektoren auf Symbole wie zB das Herz, die Friedenstaube etc anspricht.

Individuell-kollektiv. Während sich *Sigmund Freud* auf die individuellen, ins Unbewußte eingegangenen Erfahrungen (als Erinnerungen) inklusive das Verdrängte mit schwankender Abrufschwelle (ungünstig eine niedrige Schwelle bei verminderter Frusttoleranz) konzentrierte, entdeckte *Carl Gustav Jung* die kollektive, allen Menschen zukommende Erlebnis-Strukturierung aus immanenten, dem Unbewußten innewohnenden Werten wie Großartigkeit, Liebe, Freude etc, die er Archetypen nannte (artspezifische Erlebniskonstanten, wie es auch artspezifische Verhaltenskonstanten gibt).

Symbole. Die Auslöser in der Außenwelt für immanentes, archetypisches Erleben sind die Symbole (eingespielte Symbol-Detektoren mit vielen Symbolen für dasselbe Erleben resp denselben Archetyp; zB Mutter, Paradies, Höhle, Quell etc für den Archetyp der Geborgenheit); und ihre Darstellung zB durch die Künstler sind wiederum ihre Symbole (Abb 28). Die Kunstgeschichte ist daher unter diesem Aspekt die Geschichte der Immanenz- (resp Archetypen-) Symbole, die jede Kultur und jede Epoche auf ihre Weise erlebt und gestaltet.

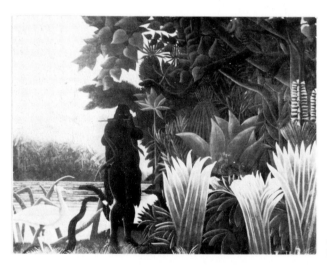

Abb 28: Das magische Erleben des Unbewußten

Die archetypische Struktur des Unbewußten erkannte *Jung* als spontanaktiv, selbstregulativ und zentriert auf das Göttlichkeitserleben als dem tiefsten Erlebniswert, den er „das Selbst" nannte. In dieser Struktur spielt auch der Archetyp des Helden in der 1. Lebenshälfte eine große Rolle, der im sich Profilieren verwirklicht sein will. In der 2. Lebenshälfte rückt dann mehr der Archetyp der Göttlichkeit mit all seinen Sinnfragen und seiner Verinnerlichung in den Vordergrund.

Verabsolutiert und verallgemeinert werden die Immanenzen (mathematisch $\Sigma_1^n \infty$) als göttlich bezeichnet.

Die Immanenz-Widrigkeiten stehen dem Immanenz-Erleben entgegen und werden als böse erlebt. Ein Symbol hierfür ist die Hexe im Märchen.

Die Immanenzlosigkeit liegt als großer Bereich zwischen den Immanenzen und ihren Widrigkeiten. Sie hat keinen Symbolwert. So zB die Gebrauchsgegenstände wie Papier, ein Pneu etc.

Die Evolution des reflexiven Geschehens

Erste Ansätze einer Spontanaktivitäts-Labilisierung im Integrator lassen sich auf 2 Mio Jahre zurückdatieren. Beim damaligen Homo habilis erreichte das menschliche Hirn erst ½ der heutigen Größe. Aber es begann bereits mit den ersten einsichtigen Leistungen, nämlich mit dem Ergänzen der Instinkte: Aufbau von Wärmeschutz und Herstellen von Faustkeilen zur besseren Sicherung und zum zuverlässigeren Nahrungserwerb (Abb 29).

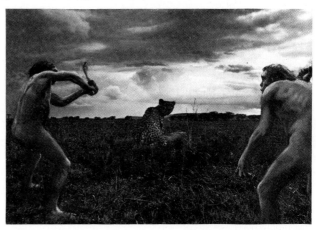

Abb 29: Homo habilis (2 Mio Jahre) mit Faustkeilen und Keulen

Vor ½ Mio Jahren brachte es der Homo erectus (Hirngewicht 1 kg) zu Schabern, Aalen, Meißeln, Hämmern und zur Beherrschung des Feuers (dazu gehörte auch der kräftige, vegetarische, ausgestorbene Neandertaler).

Vor ⅕ Mio Jahren erreichte der Mensch die heutige Hirngröße (Homo sapiens) mit 1,4 kg Hirngewicht.

Die ältesten Gräber, Schnitzereien und Malereien gehen auf ca 100.000 Jahre zurück mit eindeutigem Beleg eines archaischen Erlebens- und Denk-Vermögens, für das die Welt gleichzeitig materiell und mythisch-geistig existierte. Der Berg war Berg und Berggeist, die Sonne Licht und Lichtgott. Auch war das Herz Sonne (Gold), während das Hirn nur Mond (Silber) war.

In dieser Zeit der **Archaik** wurde die Innenwelt ob den Symbolauslösern in der Außenwelt als Außenwelt wahrgenommen (*Jung* sagt dem, die Innenwelt projiziere sich auf die Außenwelt). So hörte man im Rauschen der Blätter das Seelengeflüster der Verstorbenen. Wissenschaftlich ausgedrückt heißt dies konkretistisches Weltverständnis mit Partizipation resp Identität mit dem Kosmos. Entsprechend wurde das Materielle bearbeitet und das dazugehörige Geistige sowohl rituell beschworen wie in der Ekstase erlebt.

In der **Spätarchaik** der letzten Jahrtausende erfolgte dann die Auftrennung von Materiellem und Geistigem. Die guten Erdgeister entrückten über die Erde in den Himmel (*Obrist*), die bösen unter die Erde in die Hölle. Hinzu kamen die Seelen der Verstorbenen. Sie alle erwiesen sich gewillt, mit den Menschen in Verbindung zu treten (durch die Fähigkeit zur Offenbarung, über direktes Einwirken auf das Diesseits oder durch die Fähigkeit zur Inkarnation). Es entwickelten sich die Jenseits-Religionen.

Ca 500 aC kam die **griechische Philosophie** in der Auseinandersetzung des Integrators mit sich selber auf. *Aristoteles* entdeckte dabei die logischen Gesetze der Natur (Kausalität, Kontradiktion, Identität) und die Gesetze des integratoreigenen, analysierenden und synthetisierenden Denkens (Abstraktion, Verallgemeinerung, Verabsolutierung), während *Plato* nach integrator-immanenten Ideen (als Erinnerungen an ein früheres Leben angesehen) suchte und vorab die Idee des Göttlichen fand.

Erst in der **Renaissance** wurden die Innenwelt und die Außenwelt konsequent auseinandergehalten, es entstanden die Geistes- und Natur-Wissenschaften. Auch war das Abstraktionsvermögen des Integrators so weit entwickelt, daß das logische und quantifizierende (mathematische) Denken zur Untersuchung der Außenwelt konsequent angewendet werden konnte. Die erzielten Erfolge berauschten derart, daß die Naturwissenschafter oft sogar leugneten, was nicht gemessen und gewogen werden konnte (mechanistische Weltvorstellung des Rationalismus resp Positivismus; Materialismus).

Im **18. Jh.** stellte *Schelling* den Integrator ins Zentrum der Natur-Evolution, indem die Natur im Integrator sich ihrer selbst bewußt werde. *Fichte* war von der Integrator-Spontaneität mit seiner Innenwelt so befangen, daß er sogar eine Außenwelt leugnete und alles Wahrgenommene dem Innenwelt-Geschehen zuschrieb.

Auf die **voluptive Seite der Integrate** verlegten sich *Schopenhauer* und *Nietzsche*: Das Weltall, aber auch der menschliche Körper seien konkretisierter Urwille.

Und das **Erlebnisvermögen des Integrators** schließlich wurde im letzten Jahrhundert zum Ausgangspunkt der Existenz-Philosophie (auffallend oft die Angst als das Ur-Erleben).

Das Unbewußte. Erst zu Beginn unseres Jahrhunderts studierten *Sigmund Freud* und *Carl Gustav Jung* das Unbewußte systematisch, *Freud* das individuelle mit den Verdrängungen, *Jung* das kollektive mit seinem Ansprechen auf archetypische Symbolträger in der Außenwelt. In der Archaik wurden diese Symbolträger entsprechend ihrem Symbolwert konkretistisch als Geister, Götter, Teufel etc angesehen.

Mit diesem Wiederfinden der Archaik im Unbewußten war die mechanistische Mensch-Vorstellung überwunden, das Menschsein wurde wieder umfassend, dh holistisch.

Die Integrator-Ergänzungen durch das Kollektiv

Wie alle Leistungsvermögen, so werden auch die Integrator-Vermögen in der menschlichen Gesellschaft ergänzt, indem sich dafür spezielle Wirkschaften ausdifferenzieren. So gibt es Forschungsinstitute, Universitäten, Kongresse etc im Dienste des Denkvermögens, Abstimmungen als Ausdruck des Kollektivwillens, ferner Konzerte, Theateraufführungen, Ausstellungen, Kunstbauten etc als Ausdruck des kollektiven musischen und emotionalen Erlebens. Auch ist die Kommunikations-Technik als Sprachsubsystem-Ergänzung so weit entwickelt, daß wir rund um die Welt Gedanken und Wissen austauschen, resp zu einem Welt-Wissen zusammenbauen können.

Die Kulturgeschichte ist geradezu die Geschichte der integrativen Kollektiv-Leistungen.

Die Integrator-Störungen

Entsprechend dem Aufbau des Integrators ist zu erwarten, daß sich Läsionen
– der Subsysteme,
– der Global-Integration und
– des unbewußten Geschehens finden.

Läsionen der Subsysteme (Abb 30)

Bei Läsionen der Merk- (resp kognitiven resp gnostischen) Subsysteme kann nicht mehr wahrgenommen, oder das Wahrgenommene nicht mehr erkannt werden. Es kommt wegen Wegfall der Gedächtnisbeteiligung zu den Agnosien: bei den Störungen des visuellen Merk-Subsystems zu den Form- und Farb-Agnosien oder zur Gesichts-Agnosie; bei den Störungen im akustischen Merk-Subsystem zur Ton- und Melodie-Agnosie; bei Störungen des somästhetischen Merk-Subsystems zur taktilen, thermischen oder Schmerz-Agnosie; bei Läsionen im gustatorischen oder olfaktorischen Merk-Subsystem zur Geschmacks- oder Geruchs-Agnosie; bei Störungen der kinästhetischen Integrate zur Krafteinwirkungs-, Stellungsänderungs-, Stellungs- (Stereo-Agnosie) oder Gleichgewichts-Agnosie; und bei Lädierung des vegetativen Merk-Subsystems zur vegetativen Agnosie.

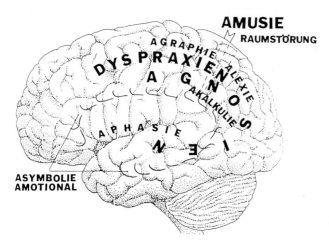

Abb 30: Die Läsionsorte der Integrator-Subsysteme

Läsionen in den Sprach-, Schrift- und Rechen-Subsystemen führen auf der rezeptiven Seite zur rezeptiven Dysphasie resp Dyslexie (auch für Zahlen), auf der expressiven Seite zur expressiven Dysphasie und Dysgraphie, auf der kreativen Seite schließlich zur Dyskalkulie und zum gestörten Sprach- und Schrift-Entwurf (kreative Dysphasie und Dysgraphie).

Ausfälle der Sensomotorik haben die Dyspraxien (Ungeschicklichkeiten) zur Folge.

– Rezeptiv ist das kinästhetische Körperschema gestört oder durchlöchert, wodurch Gelenks-Stellungen oder -Bewegungen nicht nur nicht richtig gespürt oder erkannt (Agnosie), sondern auch die kreativen Bewegungsentwürfe aus diesem defekten Körperschema heraus defekt aufgebaut werden. Hingegen gelingt das Nachahmen.

– Vom kreativen Anteil her gelingen die Bewegungsentwürfe nicht mehr, es ist, als wären sie verlernt worden.

– Bei einer Störung des expressiven Anteiles können die Bewegungsentwürfe nicht mehr in Kineme aufgegliedert und motorikgerecht ausgedrückt werden. Der Patient weiß, wie die Bewegung geht, doch gehorcht die Hand oder der Fuß nicht. Es entstehen

  – die Kinem-Dyspraxien (beugen, strecken, das Gesicht verziehen etc gelingt nicht mehr);

  – die Kinemmuster-Dyspraxien (die Finger strecken und gleichzeitig spreizen geht nicht mehr);

  – die Kinemfolge-Dyspraxien (einen Schritt auszuführen gelingt nicht mehr) und

  – die Kinemmusterfolge-Dyspraxien (das Ankleiden, Skifahren, Klettern, Schwimmen, Reden, Schreiben oder Malen gelingt nicht mehr korrekt).

Der globale sensomotorische Ausfall stellt eine Agnoso-Apraxie resp eine Aprakt-Agnosie (je nachdem, wo der Störungs-Schwerpunkt liegt) dar.

Vegetative Dyspraxien wie die Darm- und Blasen-Dyspraxie wurden beschrieben, sind aber nur bezüglich der somatischen Beihilfe beim Wasserlösen oder Stuhlgang Wirksubsystem-Störungen (zB die Bauchpressen-Dyspraxie). Die vegetativen Efferenzen hingegen gehen nicht über das Wirk-Subsystem, sondern direkt zu den Erfolgsorganen und machen daher keine Dyspraxien.

Fallen die **Instinktmotivations-Detektoren** des instinktiven Subsystems aus, können die Instinktmotivationen, wie zB die Ernährungsmotivationen, nicht mehr aufgegriffen werden (Anorexie, Asexualität, Asozialität), während beim Ausfall der Instinktauslöser-Detektoren die Auslöser in der GI ihren Auslöserwert verlieren.

In der Rehabilitation wirken sich Instinktmotivationen oft störend aus. So das sich Verlieben, distanzlose Geselligkeit, Wehleidigkeit, Sicherungsabwehr etc.

Eine Störung des Subsystems für die Raum-Körperorientierung hat zur Folge, daß die verschiedenen Afferenz-Eingänge (kinästhetische, somästhetische, vestibuläre, visuelle und auch akustische) nicht mehr zusammengebaut werden, oder daß die Aufmerksamkeit auf die Raum- oder Körper-Ausrichtung zurückgeht (Neglekt bis hin zur Agnosie). Diese Störungen manifestieren sich nur linksseitig, wenn die Läsion parietal rechts liegt. Liegt die Läsion parietal links, kommt es zu keinem Ausfall, weil die rechte Raum- und Körperseite offenbar doppelseitig repräsentiert ist. Es müßte in diesem Falle zur beidseitigen Läsion kommen, wodurch die Raum-Körper-Orientierung jedoch zusammenbrechen und eine räumliche Desorientierung resultieren würde.

Störungen der Emotionalität zeigen sich bei Neuronen-Ausfällen im emotionalen Subsystem zuerst als Labilisierung (die Patienten können lachen und im nächsten Moment herzzerreißend weinen, wenn das Thema zB auf längst verstorbene Angehörige wechselt), Reizbarkeit und Bedrücktsein (reaktiv auf die emotionale Leere), schließlich als emotionale Verflachung. Bei Depressionen (Abb 31) wird der Zusammenbruch des emotionalen Teilleistungssystems (reaktiv durch abblockende Hemmneurone zB beim Partnerverlust oder aber endogen durch Serotonin-Mangel) von der GI als innere Leere, als schwarzes Loch erlebt (Gefahr des Freitodes), während bei der Manie die Muster des Aufgestelltseins übertrieben stark und lang dominieren. Bei der Schizophrenie (Abb 32) sind die Emotionen starr, sprunghaft und nicht mehr situationsangepaßt. Die Zuordnung zu den Untergruppen Hebephrenie, Katatonie oder Paranoidie gelingt allerdings erst nach der Pubertät.

Bei der Emotions-Agnosie können die emotionalen Signale der Mitmenschen nicht mehr richtig erlebt werden. Es liegt ein Detektor-Unvermögen den visuellen oder akustischen GI-Mustern gegenüber vor.

Nochmals anders sieht es bei der Emotions-Dyspraxie aus, bei der speziell die Übernahme der emotional motivierten Voluptiv-Muster durch den kreativen

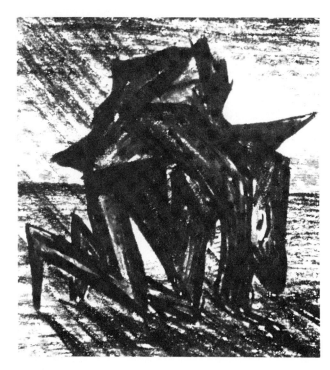

Abb 31: Darstellung eines depressiven Erlebnismusters des eigenen Ichs

Wirksubsystem-Anteil gestört ist, so daß die emotions-motorischen Entwürfe nicht mehr aufgebaut und ausgedrückt werden können.

Für das Sozialverhalten sehr störend die **aggressiven Muster,** an deren Aufbau die Amygdala-Kerngruppe im limbischen Anteil des Temporalpols wesentlich beteiligt ist. Sie manifestieren sich als Wut, Haß, Eifersucht, Mißgunst etc, oft aktiviert durch nicht akzeptierte oder mißlungen verdrängte Frustration (manchmal Eigenfrustration aus Angst, Geniertsein, Gleichgültigkeit etc), woraus Aggression oder Resignation, Regression, Somatisation, Projektion, Verleugnung, Ungeschehenmachen oder aber therapeutisch nutzbar Sublimierung resultiert. Werden die Jugendlichen mit diesen Problemen sich selbst überlassen, kommt es zum Faustrecht im Mobbing.

Die unbewußten Leistungsstörungen

Die unbewußten Leistungsstörungen sind schlecht bekannt. Ob dem schlechten Erinnerungsvermögen hirnorganisch geschädigter Patienten gestaltet sich das Studium der Träume als schwierig. Besser bekannt sind die funktionellen Leistungsstörungen, die unter dem Begriff der Neurose zusammengefaßt sind. Bei ihnen wird ein verdrängtes Erlebnis mit niedriger Abrufschwelle zum unbewußten Störfaktor (Abb 33).

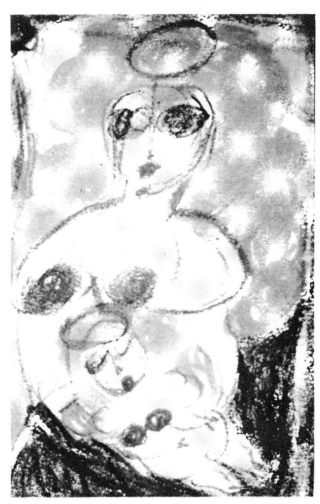

Abb 32: Darstellung eines schizophrenen Erlebnismusters der Madonna

Die Globalintegrat-Störungen

Die Global-Integrate werden immer beeinträchtigt, wo auch immer der Integrator zu Schaden kommt. Und zwar wird diese Beeinträchtigung um so ausgeprägter, je mehr Neurone verlorengehen. Es kommt zu den sogenannten Allgemeinsymptomen. Die Patienten werden stumpf, teilnahmslos (apathisch), langsam, leicht ermüdbar, einfallsarm, schwerbesinnlich, ablenkbar, kritikschwach, flacher, begeisterungsunfähig, antriebslos (lethargisch), denkschwach, emotional labil, konzentrationsschwach, haben keinen eigenen Willen mehr (Rückgang des voluptiven Musteraufbaus) etc, all das zusammengefaßt unter dem Bild des POS (psychoorganisches Syndrom) resp bei den Erwachsenen des dementiellen Syndroms. Im Extremfall geht der Integrator wie beim Morbus Alzheimer

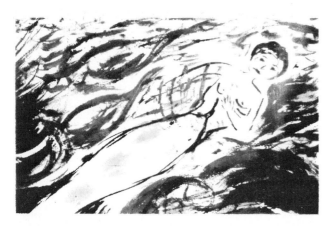

Abb 33: Darstellung eines neurotischen Erlebnismusters der eigenen Sexualität

zugrunde, was einem vollständigen Persönlichkeitsverlust gleichkommt und zum Gemeinsten gehört, was eine Krankheit dem Menschen antun kann.

Autismus. Eine spezielle Entwicklungsstörung der Kreativatoren liegt beim Autismus vor. Abgesehen von inselartig gut sich entwickelnden Neuronen-Populationen kommen viele andere vermutlich durch überwiegende Hemmung schon in den ersten Lebensjahren zum Stillstand oder gar Abbau, so daß sowohl die Globalleistungen wie viele Teilleistungen des Integrators (vorab die verbalen und nonverbalen Kommunikationsmöglichkeiten sowie die Emotionalität und das Sozialverlangen, aber auch die Frusttoleranz) mehr oder weniger schwer gestört und zurückgeblieben in Erscheinung treten.

AHS. Das Gegenstück von zuviel an Hemmung zeigt die Aufmerksamkeits- und Hyperaktivitäts-Störung (AHS), die für den Schulbetrieb besonders belastend ist und bei $\frac{1}{3}$ der Fälle bis ins Erwachsenenalter hinein andauern kann. Manchmal gesellt sich eine Störung des sozialen Verhaltens hinzu. Zum Glück steckt zumeist ein Ausreiferückstand der Hemmneurone (oder von adrenergen Steuerungsneuronen der Hemmung) dahinter, manchmal auch eine neurotische Entwicklung, aber kaum je ein Hemmneuronen-Verlust. Durch das Nachreifen der Hemmneurone wird die Aktivität der bahnenden, spontanaktiven Neurone zunehmend kanalisiert, die Kinder werden von Jahr zu Jahr weniger ablenkbar u weniger zappelig. Dies erklärt auch, warum jede Therapieart Erfolge meldet.

Rehabilitation

Über die Therapien der **neurotischen Störungen** orientiert die einschlägige Literatur (Gesprächs-Therapie, Psychoanalyse, autogenes Training mit positivem Tagträumen, Verhaltens-Therapie, Kunst-Therapie).

Bei den strukturellen Störungen müssen die betroffenen Integrator-Schwerpunkte auftrainiert und allenfalls kompensiert werden. Wichtig in diesem

Zusammenhang, daß nicht nur der geschädigte Leistungsschwerpunkt (mit zB Legasthenie, Dysphasie, Rechenschwäche, Raumorientierungsschwäche, Amusie, Reizbarkeit oder emotionaler Verflachung, Dyspraxie, Agnosie usw) systematisch trainiert wird, sondern daß der Integrator als Ganzes eine Förderung erfährt, daß also das Denken (Denkübungen wie jassen, schachspielen, Kreuzworträtsel lösen), das Wollen (Gymnastik, Wettstreit, Spiele) und das Erleben (rezeptive wie expressive Musik-, Mal-, Literatur-Therapie, Formen und Gestalten) gefördert werden, weil die Global-Leistungen bei jeder Teilleistungsstörung mitgestört sind.

Emotionalität. Weil aus der Emotion die Motivation ersprießt, sollte stets auf eine positive Förderung des emotionalen Subsystems geachtet werden. So auf eine beruhigende oder aber anregend-aufstellende Hintergrund-Musik (enge Beziehung zwischen dem musischen und dem emotionalen Subsystem), auf den Duft im Therapie-Raum (ob der alten Vernetzung des geruchlichen Merk-Subsystems mit dem emotionalen Subsystem besonders wichtig, worauf die Aroma-Therapie aufbaut), oder auf eine entsprechende Gestaltung der Wohnräume, des Arbeitsraumes, der Bekleidung etc. Und da der emotionale Ausdruck und das emotionale Verhalten sehr ansteckend sind (analoge Aktivierung durch die Detektoren in den Merk-Subsystemen), sollte der Therapeut eine Rehabilitations-Stunde besser absagen, wenn ihm mal sein emotionales Subsystem jenes Aufgestelltsein nicht geben will, die es braucht, damit sich der Patient daran anstecken kann.

Ermüdbarkeit berücksichtigen. Stets muß berücksichtigt werden, daß geschädigte Subsysteme gesteigert ermüdbar sind, so daß das Training der Ermüdbarkeit angepaßt werden muß (Training in kleinen Portionen). Sonst kommt es rasch zur Verleiderstimmung mit Frustrations-Aggression, Regression zu infantilen Verhaltensmustern, zur Blockierung jeden Fortschritts (die aktivierten Hemm-Neurone bleiben manchmal wochen- bis monatelang aktiv, ohne daß man weiß, wie man sie wieder ausschalten könnte) und zur Resignation.

Ganzheitlichkeit. Der Integrator ist auf Ganzheitlichkeit angelegt und überbrückt daher isolierte Defekte um so besser, je mehr er in seiner Ganzheit entwickelt ist. Dazu ist übrigens auch jeder Gesunde aufgerufen. Der Integrator ist nicht nur eine Gabe, er ist auch eine Aufgabe.

Zusammenfassung

Der Integrator ist das weitaus größte Neuronensystem, das mit seinen Kombinator-Neuronen die Leistungen der Analysatoren übernimmt, sich von den Instinkt- und Bewußtseins-Systemen motivieren läßt, seine ganzheitlichen Muster erlebt, erkennt und will, und sich über die Motorik in der Außenwelt sowie über die Formatio reticularis im vegetativen Geschehen kundtut. Hinzu kommt hinter dem bewußten Geschehen die Welt des Unbewußten.

Bezüglich dem Gedächtnis können die Engramme weitgehend beliebig abgerufen und fürs Planen kombiniert werden (proben vor der Uraufführung in der Wirkwelt).

Die Integrator-Neurone bestehen vorwiegend aus Detektor-, Kombinator-, Prävalenz- und Kreativ-Neuronen und sind entweder Teilleistungs- oder global-integrative Neurone.

Detektor-Neurone kommen wie überall im Nervensystem im Integrator gut vertreten vor, und zwar sowohl global wie in den Subsystemen. Dabei reagieren die Subsystem-Detektoren auf Teil-Muster der Global-Integrate, wodurch es im Kreisschluß mit den Kombinatoren zur gegenseitigen ständigen Förderung und Abwandlung des Integrationsflusses kommt.

Kombinator-Neurone stellen eine Sonderform von Detektor-Neuronen dar. Sie sind Ganzheits-Detektoren und kommen in den Subsystemen (zB mono- und polysensorische Kombinatoren), intersystemisch (intersystemische Kombinatoren für den intersystemischen Muster-Aufbau) und als Global-Kombinatoren vor. Über sie läuft das Ineinanderfließen.

Prävalenz-Neurone sind Verstärker-Neurone für bevorzugte Muster, auf die sich das Konzentrationsvermögen richtet.

Kreativatoren. Dank der langen Entwicklung der heutigen Integrator-Spontaneität mit Labilisierung vieler Prävalenz-Neurone zu Kreativatoren ist der Integrator reflexiv, dh sich selbst erkennend, erlebend und wollend geworden, womit ihm eine neue Leistungs-Dimension gelungen ist, die über die Gesetze der Materie hinaus in den geistigen Bereich vorstößt.

Subsysteme. Studiert an den Ausfällen (Agnosie, Dyspraxie, Emotionsstörungen, Dysphasie, Alexie, Agraphie, Akalkulie, Raum-Körper-Orientierungs-, instinktive und musische Störungen) lassen sich verschiedene Vorarbeit leistende Subsysteme resp Teilleistungssysteme ausgrenzen: Merk-Subsysteme, sensomotorisches Subsystem, emotionales, sprachliches, schriftliches, mathematisches, raum-körperorientierendes, instinktives und musische Subsysteme. Sie beteiligen sich in ständigem Wechselspiel über die Detektoren und Kombinatoren an der Global-Integration.

Die Global-Leistungen. Nur das psychoorganische Syndrom hat keinen Ausfalls-Schwerpunkt. Die Konzentrationsfähigkeit, der freie Gedächtnis-Abruf, die Aufmerksamkeit, das Kritikvermögen, die Ausdauer, Initiative, psychische Beweglichkeit, die Begeisterungsfähigkeit, Kreativität, Denkgewandtheit, der Wille und die Erlebnistiefe sind Global-Leistungen des Integrators (die Global-Integrate), die bei jeder Integrator-Störung, gleichgültig wo, zu Schaden kommen, und die mit abnehmender Neuronen-Anzahl zurückgehen.

Das Unbewußte. Alles bewußte Geschehen entwickelt sich über einer Welt von unbewußtem Geschehen mit denselben Subsystemen und mit demselben Globalvermögen wie für das Bewußte.

Im Kollektiv sind alle Leistungsarten durch entsprechende Wirkschaften ergänzt worden.

Läsionen kommen in allen Subsystemen vor, wobei zumeist auch die Global-Gestaltung mitgeschädigt ist.

Rehabilitatorisch ist bei den neuronalen Integrator-Ausfällen wichtig, nebst dem lädierten System die Gesamtheit des Integrators zu fördern, weil der Integrator auf Ganzheitsleistung hin gebaut ist und von dieser Ganzheit her kompensiert. Wir helfen ihm zur Selbsthilfe.

Literatur

Armstrong, D. M.: The nature of mind. Cornell Univ. Press, Ithaca (1981)
Balint, M., et al.: Psychotherapeutische Techniken in der Medizin. Klett-Cotta, Stuttgart (1980)
Basar, E.: Chaos in Brain Function. Springer, Berlin (1990)
Basso, A., et al.: Neuropsychological evidence for the existence of cerebral areas critical to performance of intelligence tasks. Brain 96 (1973)
Blakeslee, Th.: Das rechte Gehirn. Das Unbewußte und seine schöpferische Kraft. Aurum Vlg., Freiburg (1982)
Blöschl, L.: Grundlagen und Methoden der Verhaltenstherapie. Huber, Stuttgart (1979)
Ciompi, L.: Außenwelt/Innenwelt. Vandenhoeck, Göttingen (1988)
Condrau, G.: Einführung in die Psychotherapie. Fischer, Frankfurt (1974)
Eccles, J.: Facing reality. Springer, Heidelberg (1970)
Eccles, J.: Gehirn und Seele. Erkenntnisse der Neurophysiologie. Piper, München (1988)
Evarts, E. V., et al.: Neurophysiological Approaches to Higher Brain Functions. Wiley (1984)
Freud, S.: Die Traumdeutung. Fischer, Frankfurt (1964)
Gschwend, J.: Die neurophysiologischen Korrelate der Philosophie. In: Haben Soziologie und Psychologie die Philosophie als Grundlagenwissenschaft abgelöst? Haupt, Bern (1976)
Gschwend, G.: Der geistkreative Integrator. Psychosomatische Medizin 3/16 (1988)
Gschwend, G.: Mehr Selbstvertrauen durch autogenes Training, positives Tagträumen und Kunsttherapie. Profil, München (1989)
Hynes, A.: Bibliotherapy. Westview Press, London (1986)
Jerison, H. J., et al.: Intelligence and Evolutionary Biology. Springer, Berlin (1988)
Jung, C. G.: Über die Psychologie des Unbewußten. Rascher, Zürich (1943)
Kriz, J.: Grundkonzepte der Psychotherapie. Psychol. Vlg. Weinheim (1985)
Lask, B.: Verhaltensstörungen bei Kindern. Orac, Stuttgart (1987)
Müller, J.: Psychotherapie mit behinderten Kindern. Kösel, München (1987)
Obrist, W.: Die Mutation des Bewußtseins. Lang, Bern (1980)
Obrist, W.: Archetypen. Walter, Freiburg (1990)
Orff, G.: Die Orff-Musik-Therapie. Aktive Förderung der Entwicklung des Kindes. Fischer Taschenbuch (1985)
Penfield, W.: The Mystery of the Mind. Princeton Univ. Press (1975)
Piaget, J., et al.: Die Psychologie des Kindes. Klett, München (1986)
Reinecker, H.: Grundlage der Verhaltenstherapie. Psychologie Union, Wien (1987)
Roland, P. E., et al.: Localization of cortical areas by thinking. J. Neurophysiol. 53 (1985)
Schottenloher, G.: Kunst- und Gestaltungstherapie. Kösel, München (1989)
Schultz, I. H.: Das autogene Training. Thieme, Stuttgart (1970)
Sherrington, C.: The Integrative Action of the Nervous System. Scribner, New York (1906)
Sperry, R. W.: Hemispheric interaction and the mind-brain problem. In: Brain and conscious experience. Springer, New York (1966)
Störig, H. J.: Kleine Weltgeschichte der Philosophie. Fischer Tb (1992)

Die Sprache, die Schrift und das Rechnen

Zu den hohen geistigen Leistungen des Menschen gehört das Vermögen, diese gegenseitig mitzuteilen und damit die Gedanken-, Erlebnis- und Wirk-Welt gemeinsam weiter zu entwickeln.

Dank diesem Vermögen entstehen zu einem wesentlichen Anteil die Kulturen. Und wenn dieses Vermögen durch eine Schädigung der entsprechenden Integrator-Subsysteme ausfällt, bedeutet dieser Ausfall nicht nur eine schwere Frustration des Betroffenen, sondern auch einen Verlust für sein Soziotop. Um so gewichtiger die Bemühung um die Rehabilitation.

Subsysteme. Für den verbalen Austausch der Integrate stehen drei integrative Teilleistungssysteme (Abb 34) zur Verfügung, nämlich für

- die Sprache
- die Schrift (lesen/schreiben)
- das Rechnen.

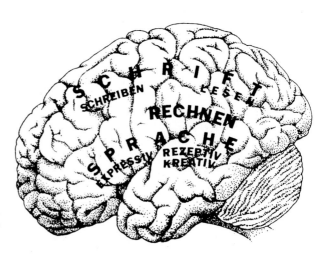

Abb 34: Die Integrator-Subsysteme für die Sprache, die Schrift und das Rechnen

Die Sprache

Zum Verständnis der Sprache tragen folgende Faktoren bei:
- die Sprach-Entwicklung vom Phonem über das Wort zum Satz
- das Sprach-Subsystem mit seinem rezeptiven, kreativen und expressiven Anteil
- die Sprach-Emotion und Melodik
- die Gestik

Die Sprachentwicklung

Bei aller emotionalen Färbbarkeit (Wut, Angst, Schmerz, Verliebtsein, Freude) und aller Melodik bis hinauf zum Singen (musischer Anteil), gibt die Sprache doch in erster Linie Sachinhalte wieder.

Die Laute hierfür stammen ursprünglich aus instinkt-affektiven Lauten und aus dem Nachahmen, sei es von Tierlauten, vom Bachgemurmel, von Donnerschlägen etc und heißen Phoneme. Unentbehrlich dazu die oro-faziale Geschicklichkeit.

Die Phoneme (Urlaute), ca 40 an der Zahl, wurden bald auch für die Bezeichnung von Dingen eingesetzt, die wie die Blumen, Früchte oder die Sterne stumm sind. Und dazu mußten diese Urlaute zusammengesetzt werden.

Linguistik. Es entstanden die Worte mit ihren Abwandlungsmöglichkeiten (linguistischer Aspekt). Inzwischen kennt die Umgangssprache 5000 Worte, die Gebildeten-Sprache sogar 100.000, von denen beim Reden über 90 Worte pro Minute (ca 10 bis 15 Phoneme pro Sek) in Einsatz kommen.

Semantik. Die Zuordnung der Worte zu einem bestimmten Inhalt stellt den semantischen Aspekt einer Sprache dar, der als Tradition weitergegeben wird.

Syntax. Der Zusammenbau der Worte zu Sätzen schließlich ergibt den syntaktischen Sprach-Aspekt.

Beim Kind wiederholt sich die Sprachentwicklung der Menschheit, wobei die Phonem-Bildung (Lallen) schon im 1. Monat beginnt. Aber der kreative Aufbau von Worten gelingt erst ab dem 1. Lebensjahr. Andererseits ist die Prägungszeit für die Sprache nur kurz. Wenn bis zum 5. LJ das Sprechen nicht gelernt wurde, wird das Einüben der oro-fazialen Kineme für das Sprechen bereits sehr schwierig.

Das Sprach-Subsystem

Das Studium der Leistungs-Ausfälle durch Läsionen zeigt, daß das Sprach-Subsystem beim Rechtshänder in der dominanten Hemisphäre fronto-temporo-parietal liegt (beim Linkshänder zu 50% ebenfalls links, bei den restlichen beidseits, aber rechts betont) und aus 3 Teilen besteht (Abb 34a):

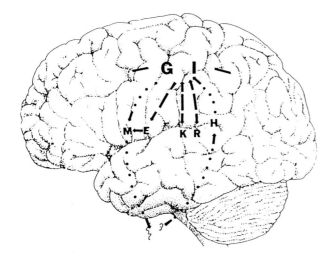

Abb. 34a: Die 3 Anteile des Sprachsystems im Zusammenspiel mit der Globalintegration (GI). R = rezeptiver, K = kreativer, E = expressiver Anteil; H = Hör-Merksubsystem, M = Motorik

- rezeptiver (die Sprache verstehend)
- kreativer (die Sprache aufbauen)
- expressiver (die Sprache ausdrückend).

Hinzu kommen
- das korrekte Hören und die intakte Motorik,
- das Engrammierungsvermögen,
- die affektive und emotionale Färbbarkeit,
- die Sprachmelodie (definiert durch die Obertöne) aus dem musischen Anteil temporo-parietal rechts, der über den Balken mit dem Sprach-Subsystem auf der linken Seite in Verbindung steht. Dieser musische Anteil hat die Sprachmelodie bis zum Singen hinauf entwickelt (nonverbaler Sprach-Anteil).
- und die Gestik (ebenfalls nonverbal).

Die Polyvalenz. Das Sprach-Subsystem beansprucht mindestens 5% aller Integrator-Neurone (mindestens 3.5 Mia), die lernfähig sind und für denselben Inhalt mehrere Worte aufnehmen können. Sie sind also zu verschiedenen Sprachen fähig (polyvalent), was die internationale Verständigung wesentlich erleichtert, solange es die Menschheit jedenfalls nicht fertig bringt, eine Weltsprache einzuführen.

Die Muster-Übernahme erfolgt über die GI, indem Detektor-Neurone des rezeptiven Subsystem-Anteils die Phoneme aus der GI (eingespeist aus dem akustischen Merk-Subsystem) herausfischen.

Der rezeptive Subsystem-Anteil

Die im akustischen Merk-Subsystem zusammengebaute und in die GI übernommene Außenwelt wird in der GI allen Subsystemen angeboten, aber nicht alle übernehmen sie. Übernommen wird sie bezüglich den Phonem-Folgen vom rezeptiven System-Anteil dank erworbenermaßen eingespielten Detektor-Neuronen, die als Sprach-Detektoren ihre adäquaten Phonem-Folgen gleichsam in der globalintegrativen Musterfülle entdecken.

Rezeptive Integration. Die von den Phonem-Detektoren eingebrachten Phonem-Folgen werden zu Worten und Sätzen zusammengestellt und durch entsprechende Engramm-Muster ergänzt. Auch werden sie in spontanaktiven Neuronen reflektiert und im Zusammenspiel mit der GI verstanden. Die GI kann sich jetzt denkend, erlebend und zielstrebig damit auseinandersetzen.

Das Reafferenz-System. Der rezeptive System-Anteil übernimmt aus der GI nicht nur die Sprache der anderen Leute, sondern auch die eigene Sprache, womit diese Eigen-Muster mit den kinematischen Kopien der anderen beiden System-Anteile (kreativer wie expressiver) verglichen werden können. Stimmen sie nicht überein, wird korrigiert, bis die bestmögliche Übereinstimmung gefunden ist, dh die Diskrepanz-Detektor-Neurone mehr oder weniger schweigen.

Doppel-Engramme. Bei der Eigensprache laufen nebst akustischen Eigen-Afferenzen auch kinästhetische und somästhetische Reafferenzen aus dem Mund-Kehlkopf-Lungenbereich ein, wobei sich akustisch-sensomotorische Doppelengramme bilden. Ihre Muster stellen Sprachpläne dar, die wieder abgerufen werden können. Ohne ein Sprech-Üben gibt es keine Sprechpläne und damit keine Sprache.

Der kreative Subsystem-Anteil

Weil der Mensch nicht nur zuhören, sondern auch antworten und spontan sprechen soll, wurde ein weiterer Neuronenverband entwickelt, der die gedachten Globalmuster in sensomotorische Sprechmuster umsetzt. Und dazu wurde gleich wie bei den nonverbalen Kommunikationen und bei der Motorik ein kreativer Subsystem-Anteil, der sprachkreative Teilleistungs-Anteil als kreativer GI-Schwerpunkt entwickelt.

Die Neurone dieses Anteils, der beim Rechtshänder im gleichen Areal temporo-parietal links wie der rezeptive Anteil liegt (Abb 34), setzen diejenigen gedanklichen Global-Muster in Sprach-Muster um, die kommuniziert werden sollen.

Kinematische Muster. Weil für das Reden motorische Muster aufgebaut werden müssen, baut der kreative Anteil die Sprechpläne aus dem Gedächtnis des kinästhetischen und somästhetischen Merk-Subsystems (identisch mit dem rezeptiven Anteil der Sensomotorik) bezüglich dem Sprechorgan (Brustraum, Kehlkopf, Mund) auf, indem er diese Pläne abruft und situationsgerecht zu kinematischen Redeentwürfen umbaut.

Programmiert wird das sensomotorische Mund-Kehlkopf-Brustraum-Schema durch Nachsprechen. Hinzu kommen die akustischen Reafferenzen, die zusammen mit den sensomotorischen akustisch-sensomotorische Doppel-Engramme aufbauen.

Abgerufen werden diese Engramme vom kreativen Anteil in stetem Zusammengehen mit der GI (gleichsam mit dem langen Arm der GI, während der rezeptive Anteil einen afferenten und der expressive einen efferenten Schwerpunkt vorstellt), was Auswahl, Umbau oder Neuaufbau je nach Bedarf bedeutet, und dies ist eine kreative Leistung. In ihr denkt die GI in ganzen Sätzen. Entsprechend werden die Gedanken in ganze Sprech-Pläne resp Sprech-Entwürfe eingegossen.

Formulierungs-Auswahl. Als GI-Schwerpunkt wählt dieser kreative TL-Anteil zuerst das wichtigste Wort (Zielwert) aus. Erst dann kommen die ausbauenden Worte hinzu. Bei Leuten, die reden, bevor sie die Verbalisierung durchgespielt haben (man sagt dem, bevor sie denken), kann man dieses Suchen sehr schön verfolgen. Sie reden um den Brei, bis sie diejenige Formulierung sauber herausgearbeitet haben, die ihren Gedanken entspricht.

Programmierung beim tauben Kind. Den sensomotorischen (kinästhetischen) Engramm-Anteil der Sprach-Pläne können auch taube Kinder aufbauen, indem sie die Therapeutin nachahmen. Dabei werden diejenigen durch Wiederholung eingeschliffenen Sprechmuster gemerkt, die die Therapeutin als richtig ausgesprochen belohnt. Diese Sprache wird nicht akustisch, sondern sensomotorisch erlebt.

Wird dann später mal das Hören durch ein Kochlea-Implant ermöglicht, lernt der rezeptive Anteil rasch. Es werden jetzt bei jedem Sprechen die sensomotorischen (kinematischen) Muster des kreativen Anteiles durch die akustischen Muster (Reafferenzen) über den rezeptiven Anteil ergänzt, das Kind hört zum ersten Mal seine eigene Sprache, entdeckt zu allen Worten die akustische Valenz und erobert so durch häufiges Sprechen innerhalb von Monaten die akustische Ergänzung des sensomotorisch eingespielten Wortschatzes. Es entstehen die kinästhetisch-akustischen Doppel-Engramme.

Der expressive Anteil

Auf die von der GI übernommenen sensomotorischen (kinematischen) Sprachpläne sprechen Phonem-Detektoren des 3. TL-Anteiles, des fronto-zentral gelegenen expressiven Anteiles an, um den verbalisierten Gedanken hörbaren (phonematischen), motorischen Ausdruck zu verleihen. Dieser expressive Anteil spricht mit seinen Phonem-Detektoren auf die ihnen zuständigen Phoneme im Sprechplan an und gibt dadurch diesem Plan Laut um Laut, ähnlich wie die Hand den Schreibmustern Buchstabe um Buchstabe gibt. Nur werden diese Laute, die Phoneme (rund 40 an der Zahl) ungeheuer rasch zu Worten, und die Worte wiederum zu Sätzen zusammengesetzt (ca 100 Worte pro Minute).

Die Sprache. Aus nur diesen 40 Phonemen werden rund 100.000 Worte einer Sprache aufgebaut, die in den verschiedensten Kombinationen zu Sätzen zusammengestellt werden können – eine schier unbegrenzte Vielfalt von Möglichkeiten, das Gedachte, Erlebte und Gewollte auszudrücken.

Motorisch weitergeleitet werden die expressiven Muster vom extrapyramidalen und pyramidalen System, um über die Mund- und Atemmuskulatur als Laute in die Umwelt abgegeben zu werden. Eine weitere Kopie geht über die Formatio reticularis zum vegetativen Nervensystem, das die Energie bedarfsangepaßt bereitstellt.

Efferenz-Kopie. Eine Muster-Kopie bleibt kurze Zeit im expressiven System-Anteil erhalten, um mit der kreativen zusammen gegen das rezeptive (kinästhetisch-akustische) Reafferenz-Muster ausgespielt zu werden. Damit hat dieses System eine Kontrolle darüber, daß die bioelektrischen Wort-Muster auch wirklich korrekt in mechanisch erklingende Worte umgesetzt worden sind.

Nachsprechen

Beim Nachsprechen einer bekannten Sprache machen alle Sprachsystem-Anteile mit. Handelt es sich jedoch um eine unbekannte Sprache, kann keiner der drei Anteile etwas damit anfangen. Das Gehörte wird jetzt wie beim Papagei direkt aus der GI vom Wirksubsystem der Sensomotorik im Sinne eines Nachahmens übernommen und ausgedrückt.

Sprach-Melodie

Die Sprachmelodie wird vom gegenüberliegenden akustisch-musischen TL-System bestimmt, das auch für das Singen zuständig zeichnet und bei zusätzlicher rechtshemisphärischer oder Balken-Läsion wegfallen kann.

Die limbische Lautäußerung

Eine akustische Signal-Übertragung gibt es schon bei den Tieren, die eine akustische Instinkt-Äußerung darstellt. Und da diese Lautäußerung im instinktiven Subsystem des limbischen Hirnanteiles (Abb 27 S 88) zusammengestellt wird, um über die Global-Integration und die Sensomotorik hör- und sichtbar zu werden, spricht man von der limbischen Laut-Äußerung, die auch beim Menschen über alle Rassen und Sprachen hinweg gut verstanden wird. So zB der Schmerz- (Schmerzmeid-Instinkt), Angst- und Wutschrei (Sicherungs-Instinkt) bis hin zum wütenden Verstummen (Kumpan-Aggression), oder das zufriedene Schmatzen (Ernährungs-Instinkt), das Sex-Stöhnen (Sex-Instinkt) etc, insgesamt über 36 Laute.

Es handelt sich hierbei um das akustische und gestische Korrelat zum instinktinduzierten affektiven Erleben, über das hinaus sich die Emotionalität des emotionalen Subsystems ganz gewaltig weiter entwickelt hat. Diese limbischen Lautäußerungen sind für die Beteiligten oder die Gruppenmitglieder von größtem Interesse. Auf den Schmerz-Schrei hin zB kommen die Gruppenmitglieder helfend herbeigerannt, schlimmstenfalls müssen sie sich flüchtend retten.

Wenn diesen Lauten (au, oh, mm, ah) ein gedanklicher Inhalt gegeben wird (semantische Valenz), laufen sie zusätzlich über ein Sprachsystem (zB au-au als Erwartung, daß etwas schief laufen wird).

Die Sprach-Emotion

Weil zT aus dem Instinkt-Erleben heraus entwickelt, verwundert nicht, daß das emotionale Subsystem ebenfalls im gewaltigen limbischen Hirnanteil beider Hemisphären liegt, und auch die Sprache emotional in reichsten Variationen belebt.

Weil das emotionale Subsystem bei allen Global-Integraten mehr oder weniger mitmacht, färbt es die Sprache ständig mit (leise, fragend, bestimmt, ruhig, aufgebracht, zögernd, monoton etc) und wirkt sich auch auf die Gestik aus (eine Hand im Hosensack zB als Ausdruck des Unbehagens).

Das Lachen und Weinen

Eine eigenständige motorische Emotionsäußerung stellen das Lachen und das Weinen dar. Sie beide gehen auf phylogenetisch alte Reflex-Neurone zurück (Abb 35 S 128), die beim Weinen ureigentlich für die Tränen-Absonderung als Reizabwehr auf die Augen und für das Ausstoßen des ersten Schreis bei der Geburt zur Lungen-Entfaltung, beim Lachen für das explosive Kiemenwasserausstoßen zuständig waren. Wie viele andere, alte Fremdreflexe haben diese Reflexe neue Signalbedeutung bekommen, und zwar deshalb nur beim Menschen, weil es labil-spontanes Integrator-Vermögen braucht, um die Emotionsleistung Trauer oder Freude über ein Wecken dieser alten Reflexe zum Ausdruck bringen zu können. Den alten Reflexcharakter hat das Lachen hingegen beim Gekitzeltwerden noch voll beibehalten.

Die Gestik

In der GI entwickeln sich nebst den Sprachmustern (vom sprachkreativen Subsystem-Anteil induziert) auch voluptive Gestik-Muster, die vom sensomotorischen Subsystem gestaltet auf das Reden abgestimmt motorisch verwirklicht werden.

Als die Sprache begleitendes nonverbales Verhalten stellt die Gestik eine Verhaltensintention dar, kann aber bei heftigen Wortgefechten von der Dominanz-Motivation unterstützt handgreiflich werden. Entsprechend ist es bei den verbalen Therapien vorteilhaft, auf die nonverbalen Möglichkeiten der musischen Subsysteme auszuweichen, wenn erregende Emotionen abgebaut werden müssen, die sich dann auf ein Musikinstrument oder das Zeichenpapier entladen und nicht auf den Therapeuten.

Sprach-Störungen (Dysphasien)

So wie die neurophysiologische Organisation des Sprach-Vermögens des Hirnes aus den Störungen heraus konzipiert wurde, müssen sich umgekehrt die Störungen aus dem Sprach-Subsystem ableiten lassen. Aus historischen Gründen werden prinzipiell 2 Störungs-Schwerpunkte unterschieden:
– die rezeptive und
– die expressive Aphasie, zu denen hinzu inzwischen auch
– die kreative und
– die schlecht bekannte amnestische Aphasie gekommen sind.

Bei motorischen System-Defekten kommt es zur Dysarthrie, während bei Sprachverständnis-Störungen auch akustische Defekte oder eine Agnosie vorliegen können.

Akustischer Defekt (Wahrnehmungsstörung). Das Sprach-Verständnis wird zum einen dann gestört, wenn das akustische System defekt ist, so daß die Umwelt falsch oder gar nicht gehört wird. In diesem Falle ist nur noch das spontane Sprechvermögen erhalten. Um so wichtiger, bei jedem Kind mit Sprechstörungen das Gehör zu überprüfen (im besonderen auch hinsichtlich der nachahmbaren Sprachwahrnehmung).

Agnostischer Defekt. Kann das korrekt Wahrgenommene jedoch nicht mehr mit den Erinnerungen zusammengebracht werden, handelt es sich um eine akustische Agnosie, die sich zumeist nicht nur auf Worte (Erkennen, daß es überhaupt Sprachlaute sind), sondern auf alles Gehörte erstreckt.

Die rezeptive Dysphasie

Kann der rezeptive System-Anteil die entsprechenden GI-Muster nicht mehr richtig aufgreifen, mit dem Gedächtnis zusammenbringen und der GI wieder zurückgeben, entstehen Verständnisschwierigkeiten bis hin zur Wort-Taubheit. Vorab die Trennschärfe zwischen den einzelnen Worten flacht ab, es wird schwierig, zB Haus, Has, Haut, Laut etc voneinander zu unterscheiden. Es entstehen ständig Mißverständnisse. Ohne den rezeptiven Beitrag bleiben die Worte in der GI leere Wort-Hülsen (semantische Aphasie).

Diskrepanz-Detektoren. Diskrepanz-Detektorneurone gibt es überall im Hirn, um verschiedenste Kontrollfunktionen auszuüben. Bei der rezeptiven Störung entdecken sie, sofern sie nicht mitgeschädigt worden sind, die Diskrepanz zwischen den richtig engrammierten und defekt zusammengestellten Phonemen zu Worten und Wortfolgen, der Patient wird sich seiner Störung bewußt.

Auch stimmt beim Hören des eigenen Redens die kreative und expressive Kopie mit der Reafferenz im rezeptiven Anteil nicht mehr überein, der Patient versucht sich immer wieder anders auszudrücken, um die Übereinstimmung hinzukriegen, es kommt zum Redeschwall.

Beim Kind mit geburtstraumatischer rezeptiver Schädigung wird ein Sprachverständnis entsprechend dem Vermögen des defekten System-Anteiles aufgebaut. Das defekte Raster ermöglicht ein eingeeichtes Sprach-Verständnis, aber das Unterscheidungsvermögen ist erschwert und damit die Fehlerrate erhöht. Weil nun auch die Reafferenzen des eigenen Sprechens verändert sind, wird die Sprache des Kindes entsprechend dem verändert gehörten Sprechmuster verändert aufgebaut und für die Umwelt schlecht bis gar nicht mehr verständlich. Durch intensiviertes Nachahmen muß das Kind lernen, den eigenen Sprachaufbau auf die gestörten Reafferenzen hin umzuprogrammieren, was analog einem schwer defekten afferenten System mit allenfalls Kochlea-Implant möglich ist.

Die kreative Dysphasie

Die Störungen dieses TL-Anteiles sind für das Sprechen verheerend, da das kreative Abrufen akustisch-kinästhetischer Sprechpläne gestört ist. Für die Gedanken der GI gelingen nur noch Trümmer: phonematische und semantische Wort-Verstümmelungen resp Paraphasien, Echolalien, Neologismen, Perseverationen oder Satz-Verstümmelungen wie Satz-Abbrüche, Umstellungen, Teil-Wiederholungen oder Paragrammatismen. Entsprechend sind die aufgebauten Sprechpläne entstellt. Dies gilt sowohl für das spontane Sprechen (Spontansprech-Dysphasie), wie für das Antworten (Antwort-Dysphasie) und das Benennen von Merkmustern der Sinne (Benennungs-Dysphasie).

Die Reafferenzen werden bei intaktem rezeptiven System-Anteil gleich gestört gehört, wie die kreativen Pläne gestört aufgebaut wurden. Der Efferenz-Reafferenzbogen stimmt, ein Korrektur-Druck wie bei der reinen rezeptiven Dysphasie besteht nicht, die Patienten verstehen ihre Sprechweise und können nicht begreifen, daß man sie nicht versteht.

Wernicke-Aphasie. Zur kreativen Störung hinzu kommt zumeist auch eine rezeptive Störung, weil sich die entsprechenden Neuronenverbände gleichenorts parieto-temporal durchflechten. Dadurch wird der gestörte Sprachaufbau den gestörten, vereinfachten Reafferenzen angeglichen, also pathologischer. Zudem wird in diesem häufigen Fall die Umwelt ständig mißverstanden. Aber auch die eigene Sprache stimmt über die gestörten Reafferenzen nicht mehr, es wird zu immer neuen Wendungen angesetzt, der Patient antwortet im Redeschwall. Die Wernicke-Aphasie ist eine rezeptiv-kreative Misch-Aphasie.

Fällt der kreative Anteil nur kurzfristig aus (zB bei der migraine accompagnée), realisiert der Patient sein fehlprogrammiertes Reden sofort (Diskrepanz zwischen Reafferenz und rezeptiv engrammierten Sprach-Mustern). Er sagt nach der Besserung, er hätte nicht mehr gewußt, wie sich auszudrücken. Es hätte ihm die Sprache verschlagen.

Das Nachsprechen der kreativen Dysphasiker gelingt noch am besten, weil das gehörte Muster das entsprechende Doppel-Engramm mit dem sensomotorischen (kinästhetischen) Anteil aktiviert und damit der zu realisierende Redeplan schon da ist und nur noch von den Phonem-Detektoren des expressiven System-Anteiles übernommen und ausgedrückt zu werden braucht. Ist aber auch der sensomotorische Engrammanteil zerstört, bleibt nur noch die Möglichkeit des Nachahmens.

Bei der Lautlese-Dysphasie können die sprachkreativen Neurone die visuellen Muster in der GI nicht mehr in kinematische Wort-Entwürfe umbauen.

Die expressive Dysphasie

Bei dieser Dysphasie-Form gelingt je nach Schwere der Störung das Ausdrükken von Sätzen, Worten oder gar Phonemen nicht mehr korrekt. Die Patienten mit nur expressiver Störung wissen sehr genau, was sie wie sagen wollen, können es aber nicht ausdrücken. Die Phonem-Detektoren sind defekt oder können sich nicht mehr richtig folgen (phonematische, verbale oder Syntax-Dysphasie). Die Betroffenen konzentrieren sich auf die Zielworte und lassen alle anderen Worte weg (Agrammatismus). ZB Pums. Auto kaputt. Spital."

Manchmal sagen die Patienten (zB bei einer vorübergehenden expressiven Störung während einer migraine accompagnée), sie hätten wie bei einer defekten Schreibmaschine einige Buchstaben nur noch defekt zur Verfügung gehabt. Sie geben sich enorm Mühe, reden dadurch langsam, aber die Worte bleiben verstümmelt (phonematische Paraphasien). Auch ist die Betonung der Worte oft falsch (Dysprosodie) und die Melodik holprig. Sie ärgern sich darüber und werden wortkarg.

Bei der **Nachsprech-Dysphasie** gelingt das Nachsprechen einer bekannten Sprache ebenso nicht wie das Spontansprechen. Nur beim Nachahmen einer bekannten oder unbekannten Sprache wird auch der expressive Systemanteil ausgelassen, die Nachahmung erfolgt vom akustischen Merk-Subsystem über die GI direkt zum sensomotorischen Subsystem mit Wirk-Mustern für die Mund-Kehlkopf-Atemmuskulatur, sofern nicht eine oro-faziale Dyspraxie hinzukommt und damit auch das korrekte Nachahmen erschwert bis verunmöglicht. Über diesen Bogen gelingt auch das Nachahmen von Vogelstimmen.

Dysgraphie. Sehr oft kombiniert sich die expressive Dysphasie mit einer Dysgraphie, so daß bei vorhandener Dysgraphie eine bloße Dysarthrie praktisch ausgeschlossen werden kann.

Ein zu hastiger Musteraufbau führt zum sich Verhaspeln und damit zum Poltern.

Emotional ärgern sich die expressiven Dysphasiker über ihr Unvermögen, die Worte und Sätze richtig aufzubauen, sie versuchen es schließlich gar nicht mehr und verstummen. Bei Aufregungen gelingt der Wortaufbau durch verstärkten

Druck auf die restlichen Expressiv-Detektoren allerdings besser, wütende Patienten können manchmal plötzlich ganze Sätze fließend hervorbrüllen und vorab gut fluchen.

Die Dysarthrie

Ist das motorische System gestört, kommt es zu den Dysarthrien, dh die Mund-, Kehlkopf- und Atemmuskulatur will nicht folgen, wodurch schon die Phoneme nicht richtig herausgebracht werden können. Wo die motorische Störung liegt (pyramidal, extrapyramidal, zerebellär, bulbär) ist ohne zusätzliche Störungen oder abbildende Untersuchungen oft nicht mit guter Treffsicherheit angebbar und oft auch schwer von der expressiven Dysphasie abzuheben, da die Worte in defekten motorischen Bahnen ebenso verzerrt weitergeleitet werden, wie sie bei intakten Bahnen, aber defektem sprachexpressiven Anteil verzerrt entstehen. Immerhin weisen ein scherbelnder Klang auf eine Kleinhirnstörung, eine klossige Sprache auf das Stammhirn und eine heisere, leise und monotone Sprache auf einen Parkinson hin.

Dysphonie. Liegt es an den Stimmbändern, redet man von der Dysphonie (Heiserkeit).

Die Global-Aphasie

Katastrophal ist der gleichzeitige Ausfall des rezeptiven, kreativen und expressiven Sprachvermögens, was einer sprachlichen Taubstummheit gleichkommt.

Amnestische Dysphasie

Die amnestische Dysphasie hat mit der globalintegrativen Abrufschwierigkeit und mit dem Engramm-Verlieren (Vergessen) zu tun (Löcher in den Satzplänen). Im Alter wird der freie Gedächtnisabruf allerdings schon normalerweise zunehmend schwieriger, so daß alle früher oder später Abrufschwierigkeiten vorab von Namen bekommen.

Hierher gehören auch spezielle Formen von isoliertem Ausfall einer Fremdsprache oder umgekehrt Ausfall der Muttersprache bei verfügbar gebliebenen Fremdsprachen.

Für das Umschreiben der Frischengramme in dauerhaftere wiederum ist der Hippokampus unentbehrlich, was ebenfalls mit zunehmendem Alter schwieriger wird.

Weil aber das Gedächtnis neurophysiologisch gesehen schlecht bekannt ist, soll hier lediglich auf diese häufige, amnestische Dysphasieform hingewiesen werden.

Die Dysphasie-Sonderformen

Die Dysphasie-Sonderformen sind sehr zahl- und aufschlußreich. Es sollen hier nur die bedeutenderen aufgelistet werden:

Bei der **semantischen Dysphasie** kann der rezeptive Systemanteil entweder die Phoneme nicht mehr aus der GI herausfischen, oder nicht mit den Engrammen vergleichen, oder nicht mehr in die GI zurückgeben. Dadurch hat die GI nur noch die nicht weiter verarbeiteten Phonemfolge-Muster aus dem Merk-Subsystem und kann ihnen keinen Inhalt zuordnen. Die gehörten Wortlaute bleiben leere Wort-Hülsen.

Liegt der Defekt aber auf der kreativen Seite, kann das globalintegrative Denkmuster vom kreativen Anteil nicht sprechmotorisch umgebaut werden. Gedachtes, Erlebtes oder Gewolltes kann nicht mehr verbalisiert werden. Der Inhalt findet nicht mehr die richtigen Worte, während bei der rezeptiven semantischen Dysphasie die Worte nicht mehr den richtigen Inhalt finden.

Bei der **Benennungs-Aphasie** (somästhetische, visuelle, akustische, gustatorische, olfaktorische, kinästhetische und vegetative) handelt es sich um eine Abruf-Störung des kreativen System-Anteiles für entsprechende kinästhetisch-akustische Doppel-Engramme. All diese Sinnesleistungen können zwar richtig erkannt, aber sprachlich nicht umgesetzt werden (Sonderform einer semantischen Störung, die vorab das Sprach-Gedächtnis involviert).

Bei der **Nachsprech-Dysphasie** einer verstandenen Sprache werden die rezeptiven Sprach-Muster globalintegrativ verstanden, können aber nicht mehr kreativ zu entsprechenden motorischen Plänen umgeschrieben werden. Es ist demnach ein Unterschied, ob Gedachtes, oder aber Gehörtes sprechmotorisch umgesetzt werden soll. Gehörtes setzt sich ob den akustisch-kinästhetischen Doppelengrammen einfacher um, kann aber doch isoliert gestört sein.

Bei einer unbekannten Sprache sind es die akustischen Merk-Muster in der GI, auf die der Wirk-Anteil der Sensomotorik für die lautgebende Muskulatur nicht ansprechen kann, um sie nachzuahmen und damit die unbekannte Sprache zu lernen. In diesem Falle können auch Tierlaute nicht mehr nachgeahmt werden.

Spontansprech-Dysphasie. Häufiger gelingt das Spontansprechen nicht mehr, während das Nachsprechen noch geht. Der kreative Umsatz von Denkmustern in Sprachmuster ist schwieriger als das Nachsprechen.

Bei der **Lautlese-Alexie** kann der kreative System-Anteil die Lesemuster aus den Globalintegraten nicht mehr in kinematische Wortmuster umgießen. Es handelt sich nicht um eine Alexie, sondern um eine kreative Dysphasie.

Bei der **Echolalie** werden eine Frage oder eine Äußerung fortlaufend wiederholt, weil vermutlich die Diskrepanz-Detektoren die Kreativ-Kopie bei einlaufender Reafferenz (die gehörten eigenen Worte) nicht löschen, so daß immer neue Efferenzen abgeschickt werden.

Bei der **Redefluß-Dysphasie** ist die expressive Musterbildung (Aufbau des phonematischen Sprachmusters im expressiven Sprach-Anteil) und/oder ihre Übertragung auf das motorische System erschwert.

Der Sprachmelodie-Verlust findet sich bei Störungen des Kreativ-Anteils im akustisch-musischen Subsystem der nicht dominanten Hemisphäre oder in der

Sensomotorik, die die Melodie kinematisch umzugestalten hat, zumeist begleitet von einer Sing-Amusie oder einer Sing-Dyspraxie.

Störungen der Sprach-Emotion und der Affekt-Modulation entstehen bei Störungen des emotionalen und instinktiven Subsystems (kein Anschwellen bei Wut, kein Stimmungsausdruck für Freude, Ärger, Schmerz etc). Die Sprach-Betonung (Prosodie) fällt weg, die Sprache wird monoton.

Die Gestik-Störung beim Sprechen gehört in den Bereich der sensomotorischen Dyspraxie (Gestik-Dyspraxie), während der Gestik-Verlust beim extrapyramidalen Syndrom (Parkinson) oder Integrator-Abbau etc vorkommt. Auch kann die gestörte Gestik dem Reden nachhinken, oder umgekehrt bei gestörtem Reden vorauseilen.

Rehabilitation

Entsprechend der Vielfalt von Dysphasie-Möglichkeiten sind auch die Rehabilitations-Strategien vielfältig, zumal das individuelle Integrator-Leistungsvermögen eine Rolle spielt. Wichtig, so rasch wie möglich mit der Behandlung zu beginnen (Herausforderung, aber nicht Überforderung). Dabei müssen die expressiven Dysphasiker aus dem Busch geklopft werden, da sie ob ihrer Versager-Resignation verstummen, während es umgekehrt die Kreativ-Dysphasiker nötig haben, gebremst zu werden.

Leistungs-Inventar. Vor jeder Rehabilitation wird das Leistungs-Inventar der Sprach-Subsysteme aufgenommen. Zeigt sich, daß sogar die Phoneme nicht richtig gebildet oder verstanden werden können, muß die Therapie vorne mit dem Einüben der Phoneme beginnen. Es folgt das Zusammenfügen der Phoneme zu Worten, und diese wiederum zu Sätzen.

Sprech-Gesang. Gelingt kein Sprechen mehr, gelingt dafür oft das Singen der Worte besser. Hier spielt das musische und das Sprachreserve-Vermögen der rechten Hemisphäre wesentlich mit und erleichtert die Reorganisation des linksseitigen Sprach-Subsystems.

Emotion. Günstig auch das Üben von Sätzen aus dem Alltagsleben, die Affekte und Emotionen wecken (zB der böse Hund beißt, oder Rollenspiele zB vom aufdringlichen Teppichverkäufer). Die Emotionen intensivieren die geübten Muster, so daß sich mehr Neurone daran beteiligen und auch eine bessere Engrammierung gelingt.

Gruppengespräch. Alles Eingeübte muß gefestigt werden, was sich mit Vorteil im Gruppengespräch (Gruppen-Erfolgserlebnis) erzielen läßt. Diese Gespräche gleiten nahtlos ins Reden im Alltagsleben hinüber.

Gestik. Wichtig in dieser Phase die begleitende Gestik, die bei residuellen Sprechstörungen mithilft, das Gesprochene besser verständlich zu machen.

Gedächtnis-Training. Bezüglich der amnestischen Dysphasie wurden alle Bemühungen, das Gedächtnis zu „trainieren", enttäuscht. Hier sind Ersatz-Strategien, zB Eselsbrücken oder das Anstreichen wichtiger Worte oder Sätze im Text mit dem Ziel, sie später bei Bedarf leicht wiederzufinden, unentbehrlich. Auch gilt hier, daß das Papier oder, modern, der Heim-Computer ein zuverlässigeres Gedächtnis darstellen, sofern man bloß noch weiß, wo man das Aufgezeichnete wiederfindet.

Die Schrift

Analog den Phonemen (Lauten) als akustische Bausteine der Sprache sind die
- **Grapheme** (Buchstaben) die optischen Bausteine für die Schrift.
- **Die Worte,** zusammengesetzt aus den Graphemen, machen den linguistischen Aspekt aus.
- **Die Sätze** aus den Worten zusammengesetzt ergeben den syntaktischen Aspekt.
- **Der Inhalt** sowohl der Worte wie der Sätze schließlich macht den semantischen Aspekt aus.

Die Schrift ist damit optische Sprache mit analogem Integrator-Subsystem wie bei der akustischen Sprache. Das visuelle Sinnessystem wollte verbal-kommunikativ dem akustischen nicht hintanstehen.

Das Lesen

Das Lese-Subsystem. Analog dem Sprach-Verstehen gibt es ein integratives Schrift-Verstehen, nämlich das Lesen. Das diesem Vermögen zugrunde liegende Lese-Subsystem findet sich an den Seh-Analysator der dominanten Hemisphäre angelagert (Abb 34 S 114) und wird wie beim Sprach-Aufbau vom kreativen Schreib-Subsystem durchflochten.

Lese-Aufbau. Auf die ins visuelle Merk-Subsystem und weiter in die GI aufgenommenen Buchstaben (Grapheme) reagiert das Lese-Subsystem mit besonderen Lese-Detektoren, um diese Muster mittels intrasystemischer Kombinatoren
- zu Worten (linguistische Leistung) und
- zu Sätzen (syntaktische Leistung) zusammenzubauen.

Nach der Ergänzung mit den Erinnerungsinhalten bringen Global-Kombinatoren die Wort- und Satz-Muster in die GI zurück, wo sie denkerisch verarbeitet und erlebt werden (Abb 35).

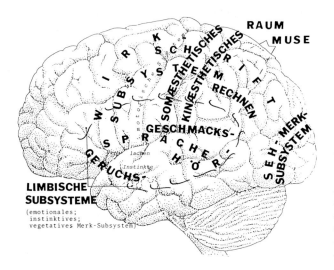

Abb 35: Die räumliche Beziehung des Sprach-, Schrift- und Rechen-Subsystems zu den anderen Integrator-Subsystemen und zum motorischen System

Ganzheits-Erfassung. Die eingeübten Detektoren übernehmen nicht nur Buchstaben, sondern ganze Wort-Figuren, am leichtesten die Worte aus 4 bis 5 Buchstaben. Bei längeren Worten sind es die Wort-Stämme, die als Figuren ganzheitlich erfaßt werden.

Subsystem-Anteil für Zahlen. Ein spezieller Subsystem-Anteil erfaßt mit seinen Detektoren die in die GI eingegangen Zahlen (spezielle Grapheme für Quantitäten).

Subsystem-Anteil für Musiknoten. Ein anderer eingespielter Anteil erfaßt geschriebene Musiknoten (Grapheme für das akustisch-musische Geschehen), im Gegensatz zum musischen Erleben noch immer auf der dominanten Seite, was zur Folge hat, daß isolierte Ausfälle ohne Amusie, oder isoliertes Erhaltenbleiben bei akustischer Amusie beobachtet werden kann.

Somästhetisches und kinästhetisches Lesen. Die Detektoren des TL-Systems Lesen greifen nicht nur visuelle, sondern auch somästhetische und kinästhetische Merksubsystem-Muster aus der GI auf und ermöglichen damit auch ein somästhetisches und kinästhetisches Lesen (Lesen von auf die Haut geschriebenen oder mit dem Finger nachgefahrenen Buchstaben oder Zahlen, Abb 35).

Interessant, daß das Gelesene vom Integrator gewichtiger eingestuft wird als das Gehörte. Ein schriftliches Einverständnis ist verbindlicher.

Die Lese-Störungen (Alexie)

Bei Störungen des Lese-Subsystems kommt es wie bei jeder Aufnahmestörung von Analysaten in den Integrator und weiter über die GI ins spezielle Subsystem zur Agnosie, hier zur Satz-, Wort- oder gar Buchstaben-Agnosie resp zur syntaktischen, linguistischen und graphematischen Alexie (bei leichterer Form Dyslexie geheißen). Die Sätze, Worte oder gar die einzelnen Buchstaben werden wie beim Analphabeten zu unbekannten Zeichen.

Sonderformen

Weil zumeist dasjenige gelesen wird, was andere geschrieben haben, und man im allgemeinen weniger häufig (unter Augenkontrolle) selber schreibt, sehen die Sonderformen etwas anders aus als bei der Sprache, bei der sich zumeist das Zuhören und Antworten unmittelbar abwechseln.

Bei den **semantischen Lesestörungen** ist das Buchstaben-, Wort- oder Satz-Verständnis gestört, weil die rezeptive Subsystem-Aktivität nicht mehr in die GI weitergegeben werden kann oder die Lese-Detektoren ausgefallen sind. Die Worte erscheinen inhaltlos, sie sind leere Worthülsen.

Bei der **Lautlese-Alexie** wird zwar das Gelesene in die GI aufgenommen und damit verstanden (also keine Alexie), aber der kreative Sprach-Subsystem-Anteil kann dazu keine sensomotorischen Sprachentwürfe aufbauen, so daß der Übergang vom Graphem zum Phonem nicht gelingt. Es handelt sich demnach eigentlich um ein Dysphasie-Problem.

Die **amnestische Alexie** stellt eine Gedächtnisstörungs-Alexie dar, bei der einem globalintegrativ die Wortbedeutung nicht mehr in den Sinn kommt, obwohl man weiß, daß man sie mal kannte. Dies ist für Fremdsprachen, die man längere Zeit nicht mehr gepflegt hat, geradezu üblich. Aber es können auch mal isoliert nur die Zahlen, nur die Musik-Noten, nur die Stenographie (nichtdominante Hemisphäre beteiligt, da geometrische Schrift) oder die griechische, chinesische etc Schrift vergessen gegangen sein.

Die **Buchstaben-Orientierungsstörungen** bringen Verwechslungen von p-b, d-b etc (und auch von Zahlen) mit sich. Hier spielt eine Störung der Orientierungs-Aufmerksamkeit der nichtdominanten Hemisphäre wesentlich mit. Auch jene Neurone erscheinen gestört, die das seitenverkehrte Bild aus der Retina umkehren müssen. Daher wird im Extremfall die ganze Schrift seitenverkehrt.

Bei der **Verlangsamungs-Alexie** werden die Grapheme nur so langsam aus der GI ins Lese-Subsystem übernommen (über 1 Sek Dauer), daß viele Grapheme auslöschen, bevor sie ins Lese-Subsystem übernommen werden.

Bei der **Lese-Halluzination** ist die Afferenz-Engramm-Schranke gleich wie im Traum gefallen, es werden jetzt aktivierte Gedächtnis-Inhalte in beliebiger Zusammensetzung im Analysator wie Afferenzen behandelt und dem Integrator als gelesene Texte angeboten.

Bei Störungen im **Seh-Analysator** und rückwärts bis zum Auge sind Buchstaben, Worte oder Sätze zur Hälfte oder nur im fixierten Bereich ausgefallen, je nachdem, welche rezeptiven Felder gestört sind. Analysator- und auch Integrator-Störungen können überdies zur Mikropsie oder Makropsie (die Schrift verkleinert oder vergrößert) oder zu einäugigen Mehrfachbildern etc führen.

Bei Störungen des abbildenden Systems (Verformung der Hornhaut oder Linse) erscheinen die Worte verzerrt oder unscharf.

Bei gestörter Augenmotorik schließlich kommt es zu den Doppelbildern.

Rehabilitations-Hinweise

Der afferente Wahrnehmungsweg. Rehabilitatorisch gilt es vorerst, den afferenten Weg vom Auge bis zum Analysator zu überprüfen und allenfalls zu korrigieren.

Die Merk-Subsystem-Agnosie muß ebenfalls ausgeschlossen werden (monosensorische Kombinator-Störungen im visuellen Merk-Subsystem mit Wahrnehmungsstörungen oder mit Agnosien wegen Ausfall des Erinnerungsvergleichs, zumeist auch für alles andere Gesehene, nicht nur für Buchstaben).

Die Lese-Subsystem-Störungen schließlich benötigen ein Wiederaufbau-Training vom Buchstaben bis zum laut gelesenen Satz wie beim Lernen einer Fremdsprache, wozu Abbildungen zB von Marktszenen oder von einer Gondelfahrt aktivierende Emotionen mit ins Lesenlernen hineinbringen.

Auch soll **laut gelesen** werden, damit die Engramm-Bildung über das akustische System verstärkt wird. Besonders wichtig ist das Lautlesen bei Umsetzungsstörungen der Grapheme in Phoneme.

Wichtig auch, **nicht zu lange** auf einmal zu üben, weil jede Schädigung eines Subsystems mit gesteigerter Ermüdbarkeit einhergeht (Üben in kleinen Portionen). Es sollen viele Pausen mit entspannender Musik eingeschaltet werden, und es sollen zwischendurch auch alle anderen Integrator-Leistungsvermögen spielerisch geübt werden, um den Regenerationsdruck von der Ganzheitlichkeit des Integrators her mitzufördern.

Das Schreiben

Wie zum rezeptiven Sprachverständnis ein kreatives und expressives Sprachvermögen gehören, gehören zum rezeptiven Lesen ein
– kreatives und
– expressives Schreiben.

Lesen-Schreiben geht dem Hören-Reden parallel, wenn auch (abgesehen von der Taubstummen-Sprache) dem Hören-Reden nachgeschaltet, quasi als Zeichengeschehen von einem Zeichengeschehen.

Der schreibkreative Subsystem-Anteil

Dieser entscheidende Anteil liegt gleich wie beim Sprach-Subsystem nicht auf der expressiven, sondern auf der rezeptiven Seite im Parietalbereich, wo auch das Lese-Subsystem organisiert ist und sich diese beiden Neuronen-Verbände (bestimmbar an den parallelen Ausfällen zu den sprachkreativen Störungen) gleichsam durchflechten.

Reafferenz. Diese Durchflechtung begünstigt die Reafferenz beim Schreiben, die aus dem Lese-Subsystem kommt und in den Diskrepanz-Detektoren mit der kreativen Kopie übereinstimmen muß.

Schriftaufbau. Wie beim Sprech-Aufbau übernehmen Neurone dieses GI-Schwerpunktes die ihnen adäquaten Aktivitäts-Muster aus den Globalintegraten (das Gedachte, das schriftlich festgehalten werden soll), um sie in die geschriebene Form zu bringen und als motorische Schreibpläne an die GI zurückzugeben.

Diese motorischen Schreibpläne werden aus dem kinästhetischen Repertoire der Sensomotorik für die schreibende Hand geschöpft und situationsgerecht umgebaut. Es handelt sich hier um visuell ergänzte visuell-kinästhetische Pläne im rezeptiven Doppel-Anteil (visueller und kinästhetischer Anteil), wobei eine Anpassung an das Schreibmaterial erfolgt.

Den ausgewählten Plan bringen schreibexpressive Graphem-Detektoren in den expressiven System-Anteil (Sonderprogramm der expressiven Wirk-Motorik), wo diese Detektor-Muster aneinandergereiht den kreativen Wort- und Satz-Plan als Graphem-Folge ausbauen und auf die Handmotorik übertragen.

Reafferenz. Die visuelle Kontrolle bringt die visuelle Komponente ins sensomotorische Geschehen, so daß beide Reafferenzen ein visuell-kinästhetisches Doppelengramm aufbauen, das visuelle im Lese-Subsystem, das kinästhetische im kinästhetischen TL-System.

Beim Abschreiben einer unbekannten Sprache wird das Gesehene (globalintegriertes visuelles Merk-Subsystem-Muster) aus der GI vom sensomotorischen Subsystem übernommen und nachgezeichnet. Ist die Sprache jedoch bekannt, schaltet sich das rezeptive Lese-Subsystem ein, um die GI mitzugestalten (bewirkt, daß man versteht, was man abschreibt).

Der schreibexpressive Subsystem-Anteil

Dieser Anteil gehört zum Wirk-Subsystem. Er liegt weiter vorne bis nach frontal, ebenfalls in der dominanten Hemisphäre (Abb 34 S 114) und übernimmt mit seinen Graphem-Detektoren den ausgewählten Schreibentwurf, um ihn als Graphem-Folgen (Schreibverhalten) über die Extrapyramidal- und Pyramidal-Motorik auszudrücken.

Schreibstörungen (Agraphie resp Dysgraphie)

Schreibstörungen gehen entweder auf Störungen des
– expressiven Subsystem-Anteils,
– des kreativen Subsystem-Anteils oder
– des motorischen und visuellen Systems zurück.

Wie es beim gestörten Wirk-Subsystem generell zur Dyspraxie kommt, kommt es hier beim Schreibsystem als Wirksubsystem-Sonderform zur Schreib-Apraxie resp Agraphie (bei leichter Störung Dysgraphie geheißen).

- **Bei der syntaktischen Dysgraphie** gelingt das Schreiben der Sätze nicht mehr. Es fehlen Worte oder sie kommen in falsche Satz-Stellungen.
- **Bei der linguistischen Dysgraphie** kommen die einzelnen Worte falsch heraus.
- **Bei der graphematischen Dysgraphie** sind es die einzelnen Buchstaben, die nicht mehr gelingen wollen.

All diese Störungen sind der Dysphasie nicht nur analog, sondern oft mit ihr verkoppelt. Sie bringen den Patienten zur Verzweiflung, so daß er das Schreiben aufgibt.

Die kreative Dysgraphie

Bei den kreativen Agraphien resp Dysgraphien stimmen die Satzpläne nicht, sie sind voller Fehler und Löcher, weil die korrekten visuell-kinästhetischen Muster nicht mehr korrekt abgerufen und zu kinematischen Schreibplänen umgebaut werden können.

Da die Reafferenzen aus dem Lese-Subsystem mit den gestörten Kreativ-Kopien übereinstimmen, bemerken die Patienten die Störung nicht, sondern schreiben seitenlange Briefe, die auch die Patienten nachher nicht mehr verstehen (bei Störungs-Inkonstanz auch nicht lernbar). Oder es gelingt das spontane Schreiben nicht mehr (nur noch das Abschreiben, das dem kreativen TL-Anteil durch ein Wecken der visuell-kinästhetischen Doppel-Engramme leichter gelingt).

Die expressive Dysgraphie

Fallen die Graphem-Detektoren des expressiven TL-Anteiles aus, können die Schreib-Pläne nicht mehr in Graphem-Folgen umgestaltet und ausgedrückt werden. Manchmal fallen nur einzelne Detektor-Gruppen aus, so daß einzelne Buchstaben nicht mehr richtig gelingen.

Sonderformen

Die Anordnungs-Dysgraphie gehört in die Gruppe der kreativen Dysgraphie. Buchstaben, Worte oder sogar Linien kommen durcheinander. Hier spielt allerdings die Raumorientierung mit, deren Störung sich vorab für die Stenographie verheerend auswirkt. Oft sind Buchstaben wie d/b oder das S etc, selten mal die ganze Schrift verkehrt. In diesem Fall liegt eine zusätzliche Schwäche in denjenigen Neuronen des visuellen Merk-Subsystems, die das seitenverkehrte und auf dem Kopf stehende Bild aus der Retina umdrehen müssen.

Bei der **semantischen Dysgraphie** ist die Zuordnung des Wortes zum Inhalt falsch, weil der kreative System-Anteil die globalen Integrate nicht mehr zuverlässig in einen Text-Entwurf einfangen kann. Das Gedachte kann nicht mehr korrekt schriftlich zum Ausdruck gebracht werden. Es findet seinen Text nicht mehr. Schuld daran ist entweder eine kreative Störung, oder aber auf der rezeptiven Seite eine Störung der visuell-kinästhetischen Pläne im visuell-kinästhetischen Doppel-Merksubsystem.

Bei der **amnestischen Dysgraphie** kommen Buchstaben, Worte, Zahlen oder Musiknoten, die geschrieben werden sollten, nicht mehr in den Sinn.

Die **Echographie** besteht in einer ständigen Wiederholung derselben Buchstaben, Worte oder Sätze, weil die Reafferenz (lesen des Geschriebenen) die Kreativ-Kopie in den Diskrepanz-Detektoren nicht löscht, so daß diese Detektoren ständig nachdoppeln.

Störungen des motorischen und visuellen Systems

Störungen des motorischen Systems lassen die Schrift verzittert, ausfahrend, verkleinert, schließlich unleserlich werden. Aus dem Schriftbild läßt sich dabei eine gewisse Stör-Lokalisation herauslesen, zB

das starke Zittern der Kleinhirnstörungen, oder
die Mikrographie des Parkinsons, oder
die ausfahrenden Striche bei extrapyramidalen Stammganglien-Störungen.

Bei spastischer Lähmung der Hand wird die Schrift zähflüssig wie gegen Widerstand,
bei schlaffer Lähmung fällt das Schreibvermögen ganz weg.

Eigenartig der sogenannte extrapyramidale Schreibkrampf, der beim Schreiben die Finger zunehmend sich derart verkrampfen läßt, daß ein Weiterschreiben unmöglich wird. Alle anderen Beschäftigungen wie auch das Schreibmaschineschreiben hingegen gelingen problemlos (extrapyramidal übersteigertes Tonem).

Störungen des visuellen Systems bis hinauf zum Analysator lassen beim Abschreiben Worthälften ausfallen oder die Linien überspringen.

Der Halbseiten-Ausfall kann aber auch auf einen Neglekt (Vernachlässigung) einer Gesichtsfeld-Hälfte zurückgehen. Hierbei handelt es sich um eine Unaufmerksamkeits-Hemianopsie in Richtung einer hemianoptischen Raum-Agnosie.

Rehabilitation

Störungen im motorischen System verlangen zumeist eine Umstellung auf die andere Hand, sofern diese störungsfrei ist. Ferner gibt es die Umgehungs-Strategien über das Diktaphon oder das einhändige Schreibmaschine-Schreiben mit der anderen Hand (das beidseitige beim Schreibkrampf problemlos möglich, da sich dieser Krampf nur auf das Schreiben von Hand auswirkt).

Bei Störungen des kreativen wie expressiven Subsystem-Anteils soll das Schreiben so früh wie möglich erneut erworben werden, indem bei Störungen schon auf Stufe der Grapheme Schreibübungen analog dem ersten Schuljahr ausgeführt werden müssen. Der Schwerpunkt liegt natürlich auf jenen Buchstaben oder Zahlen, die am schlechtesten gelingen. Sie müssen sensomotorisch einprogrammiert werden.

Währenddem das Abschreiben zumeist bald wieder gut gelingt, bereitet das spontane Schreiben seitens des kreativen Subsystem-Anteils eher Schwierigkeiten. Weil das Üben mühsam ist, lohnt sich eine lustige Themenwahl (zB Jugend-Streiche), um die Schreib-Motivation emotional zu fördern. Diesbezüglich fördert auch eine anregende Hintergrund-Musik.

Ob der **gesteigerten Ermüdbarkeit** jedes geschädigten Subsystems müssen Pausen eingeschaltet werden, sobald die Fehler-Rate ansteigt, weil es sonst zur Entmutigung und sogar zu Hemm-Blockierungen kommt, die das Unvermögen steigern und nur schwer wieder abgebaut werden können.

Bei visuellen Störungen wird eine Brille nötig werden oder ein zentraler Defekt im Analysator oder Merk-Subsystem gezielt auftrainiert werden müssen.

Das Rechnen

Ein spezielles kreatives Subsystem, das als das jüngste angesehen wird, arbeitet mit abstrahierten Quantitäten, die in Zahlen eingefangen werden.

Das Zehner-System ist aus dem Vergleich von Mengen mit der Anzahl Finger hervorgegangen. Noch jetzt rechnen Kinder anfänglich mit den Fingern.

Das Subsystem

Die Gesetze der Menge haben zu einer gewaltigen Mathematik geführt, die von einem erstaunlich kleinen kreativen Integrator-Subsystem im Parietalbereich der dominanten Hemisphäre (Abb 34 S 114) im Zusammenspiel mit der GI bewältigt wird. Zu diesen Mengen-Gesetzen der Umwelt hinzu kann der Integrator eigene Gesetzmäßigkeiten schaffen, zB in Form von irrationalen Zahlen, wie das schon die alten Griechen unternommen haben, um über diese Rechen-Operationen hinweg erstaunlicherweise viel rascher zur Lösung eines Problems zu kommen, als über den Weg der Außenwelt-Gesetzlichkeit.

Die kreative Zentrale. Eine Aufgliederung in einen rezeptiven und einen expressiven Subsystemanteil gibt es hier nicht, da die Zahlen über den rezeptiven Sprach- und Lese-Subsystemanteil erkannt und über den expressiven Sprech- und Schreib-Subsystemanteil in die Umwelt weitergegeben werden. Damit ist das Rechen-Subsystem diejenige kreative Zentrale, die zwischen der afferenten und efferenten Zeichenwelt drin auf dem Hintergrund gewaltiger Integratormöglichkeiten Mathematik betreibt.

Rechenstörungen

Je nach dem Läsionsort entweder im Rechen-Subsystem selber, oder dann im mitbenutzten informations-bringenden und informations-ausdrückenden Subsystem gibt es die

- rezeptiven Störungen
- kreativen Störungen
- expressiven Störungen.

Hinzu kommen die Orientierungs- und amnestischen Störungen.

Rezeptive Störungen. Im rezeptiven Sprach- oder Lese-Subsystemanteil sowie in den Merk-Subsystemen verunmöglichen Wahrnehmungsstörungen und die Agnosien das Treiben von Mathematik. Die Zahlen werden gar nicht erst richtig erkannt.

Eine Sonderform stellt die Kombinations-Agnosie der zwei- und mehrstelligen Zahlen dar. Die Zahl 35 zB wird als 3 und als 5, aber nicht als 35 erkannt (intrasystemische Kombinator-Ausfälle).

Noch eingeengter ist die Stellenwert-Agnosie (Null-Verständnis-Agnosie) mit Schwierigkeiten bei den Hunderter-, Tausender-, Zehntausender-Einheiten etc. Diese Störung kommt auch im gesunden Zustand als Verschrieb vor.

Die kreativen Störungen beziehen sich auf die Rechenfunktionen wie die Addition, Subtraktion, Multiplikation, Division, Potenzierung, das Wurzelziehen, Differential-Integralrechnen etc.

Bekommt eine Zahl eine falsche Mengen-Zuordnung, redet man von der semantischen Störung (gestörte Beziehung zwischen Subsystem und Global-Integration).

Die amnestischen Störungen lassen das Rechenvermögen oder die Zahlenbedeutung vergessen, manchmal für nur arabische oder nur römische Zahlen.

Orientierungs-Störungen seitens des Raumorientierungs-Subsystems oder der Bildumkehr lassen spiegelbildliche Zahlen wie 3 und 5 verwechseln.

Auf der **expressiven Seite** lauern die Dyspraxien (Dysphasie, Dysgraphie) mit der Schwierigkeit, die Zahlen mündlich oder schriftlich auszudrücken (Störungen analog den Schwierigkeiten für das mündliche oder schriftliche Darstellen der Buchstaben, also zB falsche oder unleserliche Zahlen, falsche Anordnung etc).

Rehabilitation

Rehabilitatorisch muß nach einer durchgemachten Subsystem-Störung so früh wie möglich mit Rechnen angefangen werden, wobei die Fehlerrate dokumentiert werden muß, um den Fortschritt beurteilen zu können. Günstig sind konkrete Beispiele mit Geldwechsel im Alltag, mit dem Zinsausrechnen auf dem Spar-Konto oder mit dem Ausrechnen des Trinkgeldes etc. Mehr als der Alltagsbedarf braucht nicht gedeckt zu werden.

Für höhere Mathematik ist ein zusätzlicher, zB berufsbedingter Motivationsdruck nötig bei der Gefahr, daß bald mal nicht so sehr der Patient, als vielmehr der Therapeut überfordert wird.

Störungs-Kombinationen

Weil alle neuropsychologischen Teilleistungssysteme für das Reden, Lesen, Schreiben und Rechnen nahe beisammen in der Mehrländerecke der dominanten Hemisphäre ausdifferenziert worden sind, ist zu erwarten, daß bei einer Verletzung, Entzündung, bei einer Durchblutungsstörung oder bei einem Tumor nicht nur einer dieser Integrator-Spezialisten geschädigt wird, sondern mehrere miteinander, schlimmstenfalls alle zusammen.

Begleitendes psychoorganisches Syndrom. Im letzteren Fall geht so viel Integrator-Substanz verloren, daß auch die globalen Leistungen des Integrators (Konzentration, Aufmerksamkeit, Wille, Beweglichkeit des Denkens, Angepaßtsein der Emotionen, Kritikvermögen, Ausdauer etc) geschädigt werden. Der Patient zeigt das Bild des psychoorganischen Syndromes (POS).

Bevorzugte Kombinationen

Es gibt Ausfälle, die überzufällig häufig miteinander vorkommen, also Bevorzugs-Häufigkeiten darstellen. Hierher gehören vorab jene Subsysteme, die unmittelbar nebeneinander liegen, von demselben Gefäß versorgt werden, oder sogar ineinander verwoben sind. So

– die expressive Dysphasie zusammen mit der Dysgraphie und der Dyspraxie (ausgedehnte Schädigung des Wirk-Subsystems). Oder
– die rezeptive Dysphasie zusammen mit der Dysgraphie und Dyslexie. Oder
– die globale Aphasie zusammen mit Agraphie und Alexie. Oder
– eine Dysphasieform zusammen mit Dyskalkulie und Dyspraxie (Kinem-, Kinemmuster-, Kinemfolge-, Kinemmusterfolge-Apraxie; Agraphie). Oder
– die Agraphie zusammen mit Akalkulie, Finger-Agnosie und Rechts-Links-Verwechslung (*Gerstmann*-Syndrom mit Balkenbeteiligung, wodurch Informationsausfälle aus dem Körperorientierungs-Subsystem).
– Die Alexie geht ebenso gerne mit der Agraphie zusammen wie die rezeptiv-kreative Dysphasie mit der expressiven.

Rehabilitation

Da die Rehabilitation schon eines einzelnen Subsystems sehr schwirig werden kann mit oft nur Teilerfolgen, wird die Rehabilitation der Kombinationen erst recht schwierig und soll daher ganz auf den individuellen Bedarf ausgerichtet werden. Dies bedingt für jeden Patienten eine individuell angepaßte Strategie, die im Verlaufe der Therapie wiederholt Anpassungen erfahren muß und bei der man sich bewußt bleiben soll, daß die Zielvorstellung stets ein Ideal darstellt, das wie jedes andere Ideal kaum je verwirklicht werden kann.

Zusammenfassung

Die in der Schule vorrangig trainierten neuropsychologischen Vermögen Sprache, Schrift und Mathematik sind Integrator-Vermögen mit speziellen neuronalen Systemen in der dominanten Hemisphäre.

Bezüglich der Sprache (akustische Informatik) **und der Schrift** (optische Informatik) gliedern sich die entsprechenden Integrator-Subsysteme in 3 Teile:
- in einen rezeptiven (Sprach-Verständnis, Lesen),
- in einen kreativen (Sprach- und Schrift-Aufbau, Rechnen) und
- in einen expressiven (Reden, Schreiben).

Global-Integration. Der rezeptive Anteil übernimmt die adäquaten Muster aus der GI, wohin sie aus dem akustischen resp optischen Merk-Subsystem gelangt sind, und gibt sie bearbeitet der GI wieder zurück, während der kreative Anteil als GI-Schwerpunkt das Denken in Sprach- resp Schriftentwürfe faßt, auf die, in die GI zurückgegeben, der expressive Subsystem-Anteil (gehört zum Wirk-Subsystem) anspricht, um sie in Phoneme und Grapheme aufgegliedert auszudrücken.

Für das Rechnen gibt es nur ein kreatives Subsystem, weil das akustische und optische Zahlen-Erkennen sowie das akustische und optische Zahlen-Ausdrücken vom Sprach- und Schrift-Subsystem übernommen werden.

Musische, emotionale und gestische Komponente. Beteiligt an der Sprache sind das musische Integrator-Subsystem der nichtdominanten Hemisphäre (Sprach-Melodie), das emotionale Subsystem für die Sprach-Emotion, das instinktive Subsystem mit dem Instinkt-Affekt und voluptive Global-Integratmuster für die Gestik (Verhaltens-Intentionen).

Auch die **Raumorientierung** beteiligt sich an der Schrift.

Die Störungen sind vielfältig und graduell unterschiedlich von der syntaktischen Störung des Satzbaues zurück zur linguistischen Störung des Wortes bis hinunter zur phonematischen Störung des Lautes resp der graphematischen Störung des Buchstabens oder der Zahl.

Grundlegend verschieden zeigen sich die rezeptiven (agnostischen) Störungen (rezeptive Dysphasie, Alexie) von den kreativen (Aufbaustörung der Rede- und Schreibentwürfe), und von den expressiven (expressive Dysphasie, Agraphie), auch bezüglich den Zahlen und Musiknoten. Hinsichtlich den Rechenoperationen wiederum gibt es die Defekte des rechenkreativen Subsystems (Akalkulie).

Schlecht bekannt und trotzdem sehr häufig sind die gedächtnisbedingten Subsystem-Störungen. So die amnestische Dysphasie, Dyslexie, Dysgraphie und Dyskalkulie.

Störungs-Sonderformen. Interessant die verschieden ausgeprägten Störungen des kreativen oder rezeptiven Subsystem-Anteils (semantische Agraphie/Dysphasie).

Bei der Nachsprech-Dysphasie und Abschreib-Agraphie gelingt das Umschreiben des entsprechenden Merk-Musters im Global-Integrat durch das kreative Subsystem in kinematische Pläne nicht mehr.

Von der nichtdominanten Seite her kommen die Sprachmelodie- und Schriftorientierungsstörungen, vom emotionalen Subsystem her die Sprachemotions-Störungen und vom instinktiven die Störungen des Sprach-Affektes. Integrative Gestik-Störungen sind Gestik-Dyspraxien.

Oft finden sich mehrere Störungen beisammen, bevorzugt aus benachbarten Gebieten oder aus Subsystemen, die zu demselben Gefäß-Territorium gehören.

Gestört sein können aber auch die akustischen und optischen Afferenzen aus den entsprechenden Sinnesorganen, die Merk-Subsysteme und schließlich die motorischen Efferenzen für die Laut- und Zeichengebung wie für die Gestik.

Rehabilitatorisch muß nach der Aufnahme des Störungs-Inventars so früh wie möglich geübt werden unter Vermeidung von Überforderungen und unter Einbezug der Emotionalität, die das Engrammieren erleichtert und die Motivation fördert.

Literatur

Andrew, R. J.: The origin and evolution of the calls and facial expressions of the primates. Behaviour 20 (1963)
Argyle, M.: Körpersprache und Kommunikation. Junfermann, Paderborn (1979)
Basso, A., et al.: Influence of rehabilitation on language skills in aphasic patients. Arch. Neurol. 36 (1979)
Baumgartner, S., et al. (Hg): Sprachtherapie mit Kindern. UTB Reinhardt, Basel (1992)
Birchmeier, A. K.: Aphasie. Therapie und Rehabilitation im kulturgeschichtlichen Zusammenhang. Barhold, Berlin (1984)
Böhme, G.: Therapie der Sprach-, Sprech- und Stimmstörungen. Fischer, Stuttgart (1980)
Broca, P.: Remarques sur le siège de la faculté du langage articulé suivies d'une observation d'aphasie (perte de la parole). Bull. soc. Anthropol. 6 (1861)
Brookshire, R.: Einführung in die Aphasie. Fischer, Stuttgart (1982)
Dahmen, W., et al.: Disorders of calculation in aphasic patients – spatial and verbal components. Neuropsychologia 20 (1982)
Delacato, C. H.: Diagnose und Behandlung der Sprach- und Lesestörungen. Hyperion, Freiburg (1970)
De Renzi, E., et al.: Oral apraxia and aphasia. Cortex 2 (1966)
Fiederici, A., et al.: Neuropsychologie der Sprache. Kohlhammer, Stuttgart (1984)
Geschwind, N., et al.: Isolation of the speech area. Neuropsychologia 6 (1968)
Gschwend, J.: Dissoziiertes Lachen und Weinen bei apoplektischem Insult. Fortschritte der Neurologie-Psychiatrie 46 (1978)
Günther, K.: Sprachstörungen. Schindele, Heidelberg (1988)
Huber, W., et al.: Aphasie. In *Poeck*, K.: Klinische Neuropsychologie. Thieme, Stuttgart (1989)
Jakobson, R.: Kindersprache, Aphasie und allgemeine Lautgesetze. Suhrkamp, Frankfurt (1980)
Leischner, A.: Aphasien und Sprachentwicklungsstörungen. Thieme, Stuttgart (1987)

Poeck, K., et al.: Therapie der Aphasien. Nervenarzt 48 (1977)
Ruge, H.: Der Aphasiker und seine fachpädagogische Rehabilitation. Klett-Cotta (1976)
Schenk, L.: Legasthenie. Zerebral-funktionelle Interpretation, Diagnose und Therapie. Reinhardt, München (1983)
Sarimski, K.: Sprachentwicklungsskalen. G. Rättger, München (1985)
Springer, L., et al. (Hg): Sprachstörungen im Kindesalter. Thieme, Stuttgart (1992)
Stocker, Th. R., von: Theorie und Praxis der Aphasie-Therapie. Fink, München (1986)
Wernicke, C.: Der aphasische Symptomenkomplex. Cohn und Weigert, Breslau (1874)
Zemlin, W. R.: Speech and hearing science, anatomy and physiology. Prentice-Hall, ZNC (1968)

Die Motorik

Das Vermögen, sich fortzubewegen, gilt als wesentliches Unterscheidungs-Merkmal zur Pflanzenwelt. Und da der Mensch eine recht abenteuerliche Entwicklung sogar über ein Kletter-Stadium im Urwald hinter sich gebracht hat, verwundert es nicht, daß seine Motorik äußerst vielseitig und zu verschiedenen Sport- und Akrobatik-Künsten befähigt ist.

Entscheidend dabei sind nicht nur die efferenten Muster, sondern auch die ständig einlaufenden Informationen über die Stellung und die Bewegung des Körpers sowie die einwirkenden Kräfte. Daher ist die Motorik stets eine Sensomotorik aus den beiden Teilen:
- Kinästhesie und
- Kinematik.

Die Kinästhesie (afferente Seite der Motorik)

Die für die Motorik entscheidenden Informationen kommen aus den
- Muskeln
- Sehnen
- Bändern und Gelenkskapseln (Propriozeptoren)
- der Haut und den
- Gleichgewichts-Rezeptoren (Vestibularis-Rezeptoren).
- Augen

Die Rezeptoren

Muskel-Spindeln. In den Muskeln haben sich spezielle Muskelfasern ausdifferenziert, um die sich Nervenfasern wickeln. Es sind dies die Muskel-Spindeln (Abb 36). Je nach Anspannungs-Zustand der Spindel schreiben die sie umspinnenden Nervenfasern den Spannungszustand der Spindel in bioelektrische Signale um. Die Spindel ist demnach ein Spannungs- resp Kraftmesser.

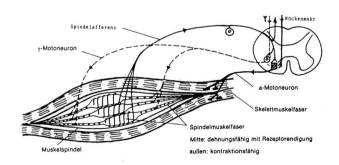

Abb 36: Muskelspindel

Sie mißt aber auch die Anspannungs-Änderung und ist damit nicht nur ein tonischer, sondern auch ein phasischer Rezeptor.

Das Gamma-System. Der Spannungszustand der Spindel wird allerdings nicht nur durch die Dehnung des Muskels, in dem die Spindel liegt, bestimmt, sondern zusätzlich durch ein eigenes Steuerungssystem im Rahmen der Extrapyramidalmotorik, das Gamma-System heißt. Efferent schickt dieses tonusregulierende System seine Muster zum Gamma-Motoneuron im Vorderhorn, das die übernommenen Signale mit einer Geschwindigkeit von 30 m/Sek zu mehreren Spindeln weiterschickt. Umgekehrt wird eine einzelne Spindel von mehreren Gamma-Motoneuronen versorgt. Über dieses System nun wird die Spindel in ihrer Empfindlichkeit eingestellt, dh stärker oder schwächer vorgespannt. Je mehr sich die Muskelfasern in der Spindel zusammenziehen, um so mehr wird der mittlere, elastische Teil mit den umwickelnden Rezeptor-Fasern auseinandergezogen, dh vorgedehnt (Abb 36). Um so empfindlicher reagiert die Spindel, wenn sie passiv gedehnt wird. Damit reagiert sie nicht mehr nur so auf die Umwelt, wie die Umwelt auf die Muskulatur einwirkt, sondern zusätzlich ihrer Empfindlichkeit entsprechend, dh bedarfsangepaßt.

Die Afferenzen aus den Spindeln werden mit bis zu 100 m/Sek Geschwindigkeit zum Rückenmark geleitet, wo sich eine Aufteilung ereignet. Der eine Ast geht zum Alpha-Motoneuron des Vorderhornes, das die Signale in die Muskulatur hinaus weitergibt und damit die Muskulatur zur Kontraktion bringt. Von der Spindel zum Alpha-Motoneuron und weiter zum Muskel schließt sich damit der kürzest mögliche Reflexbogen mit Reflexantwort schon nach 20 msec, während die Willkür-Antwort erst nach 200 msec erfolgen kann.

Reafferenz-Efferenzkopie. Der andere Ast zieht aufwärts ins Gamma-System, wo die Afferenz als Reafferenz gegen die Efferenzkopie ausgespielt wird. Bleibt ein Rest, stammt dieser aus der Außenwelteinwirkung, zB vom Körpergewicht oder von einem getragenen Koffer, womit das Körper- oder das Koffer-Gewicht signalisiert wird.

Tonische und phasische Spindeln. Je nach Muskel gibt es tonische und phasische Spindeln mit entsprechenden tonischen und phasischen Gamma-Motoneuronen. Beide Spindeln sorgen für eine Sofortreaktion, indem sie ihre Afferenzen auf das Alpha-Motoneuron des Vorderhornes weiterleiten, das die phasische oder tonische Muskulatur versorgt.

Die phasischen Spindeln haben über die phasischen Alpha-Motoneurone eine Muskelzuckung während etwa 10 msec zur Folge und hören rasch auf zu feuern, auch wenn die Zugkraft weiter vorhanden bleibt. Sie sind Sensoren für eine kurze Sofortreaktion auf eine Körperstellungsänderung in der Umwelt.

Die tonischen Spindeln hingegen induzieren eine längere Muskelfaser-Kontraktion (30 msec) und feuern ohne Adaptation so lange, als die Krafteinwirkung andauert. Will uns jemand zu Boden ziehen, wird der Dehnung der sich beugenden Rückenmuskulatur ständig entgegengewirkt, bis die Zugkraft aufhört. Erst dann hören die tonischen Spindeln wieder auf zu feuern, dh eine

Gegenkraft auszulösen. Die Spindeln sind damit reflektorische Haltungs-Stabilisatoren. Sie garantieren die extrapyramidale Ausgangslage (Sitzen, Stehen, gebückte Haltung etc), indem sie der passiven Muskeldehnung entgegenwirken. Bei den aktiven Muskeldehnungen hingegen wird das tonische extrapyramidale Muster bewegungsentsprechend umverteilt.

Phylogenetisch gesehen entwickelten sich die tonischen Spindeln zusammen mit dem Gamma-System vor ca 350 Mio Jahren, als sich der Übergang vom Wasser zum Landleben ereignete.

Sehnen-Spindeln. Den Muskelspindeln ähnlich nachgebaut sind die Sehnen-Spindeln, allerdings nicht aus Muskel-, sondern aus Bindegewebs-Fasern und nicht in Muskeln, sondern in Sehnen liegend. Die ableitende Nervenfaser reagiert erst bei starker Sehnenanspannung mit Signalen, die über Hemm-Neurone auf die Rückenmarks-Motoneurone hemmend einwirken. Dadurch wird verhindert, daß sich der Muskel bis zum Zerreißen stark zusammenzieht. Die Sehnenspindeln sind demnach Schutz-Rezeptoren.

Propriozeptoren. In den Bändern und Gelenkskapseln der Glieder und der Wirbelsäule finden sich überall freie Nervenendigungen, die je nach Dehnungszustand der Bänder und Kapseln Informationssignale darüber aufbauen, wie stark und (ob ihrer Lage in den Kapseln) wo eine Gelenkskapsel gedehnt wird (Stellungssignalisierung, im Merk-Subsystem dann Stellungswahrnehmung resp Stereognose).

Reafferenz. Ferner stellen die Signale der Propriozeptoren eine Rückmeldung dar, ob und wie eine Bewegung ausgeführt worden ist. Darauf basiert in allererster Linie der Bewegungssinn (Kinästhesie im engen Sinne. Im weiteren Sinn gehören die Stellung und das Gleichgewicht dazu, um zusammen das mechanische Körperschema aufzubauen).

Mechano- und Schmerzrezeptoren der Haut. Schon für die Reflex-Motorik bedeutsam sind die Mechano- und Schmerz-Rezeptoren der Haut (Abb 16 S 69). Hierher gehören nebst vielen freien Nervenendigungen spezialisierte Bindegewebsgebilde um die freien Nervenendigungen, die diese Endigungen auf bestimmte Berührungskomponenten wie

– Intensität (*Merkel*-Zellen und *Ruffini*-Körper),
– Intensitäts-Änderung (*Pacini*-Körper),
– Richtung (Tastscheiben) oder
– Berührungsgeschwindigkeit (*Meissner*-Körperchen)
empfindlich machen.

Die Schmerz-Rezeptoren reagieren auf chemische Stoffe, die bei Verletzungen frei werden (Histamin, Bradykinin, Prostaglandine).

Und schließlich spielen die **Gleichgewichts-Rezeptoren** (Kalkplatten- und Gallerthut-Rezeptoren) eine wichtige Rolle für die Gleichgewichtseinstellung im Rahmen der motorischen Abläufe (vorwiegend über Reflexe, die Extrapyramidalmotorik und das Kleinhirn).

Das Auge. Für die Willkürmotorik eine vorrangige Bedeutung fällt dem Auge zu, das es der Willkürmotorik ermöglicht, die motorischen Muster vorauszuplanen (antizipierte Muster), so daß wir den Fuß vor einer Treppenstufe schon anheben, bevor wir gegen die Stufe stoßen. Was der Wegfall dieser Vorplanung bedeutet, sehen wir, wenn wir mit geschlossenen Augen zu gehen versuchen.

Aber auch die **Afferenzen der anderen Sinnessysteme** beeinflussen die Tonus-Regulierung. So steigern zB Kälte oder Lärm oder das Tragen von schweren Kleidern den Tonus, wodurch wir das Gewicht eines Wintermantels bald nicht mehr spüren.

Die Afferenzen

Die Afferenzen aus den Muskel- und Sehnen-Spindeln werden nach Aufsplitterung der 1. Nervenfaser (Rezeptorfaser) im Rückenmark zum einen

— zum Motoneuron des Vorderhornes (bahnender Eigenreflex aus der Muskelspindel, Abb 37, hemmender über ein Hemm-Neuron aus der Sehnenspindel), zum anderen

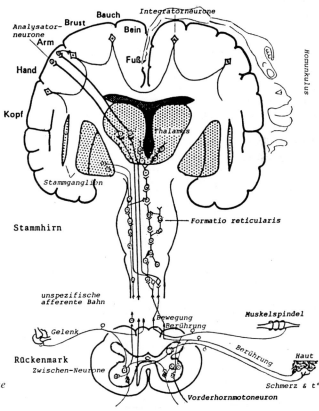

Abb 37: Das kinästhetische System

- zum 2. Neuron im Übergang zum Stammhirn (Abb 37) geleitet (Nucleus gracilis und cuneatus).
- Vom Kernbereich des 2. Neurons ziehen die Fasern in die Extrapyramidalmotorik, zum Kleinhirn und in die Neuronennetze des retikulären Systems (RS).

Die afferenten Fasern der Rezeptorneurone aus den Gelenken und Bändern (Propriozeption) teilen sich im Rückenmark ebenfalls auf, um einerseits

auf die Zwischenneurone des Rückenmarkes umzuschalten, wodurch die Information auf viele Vorderhorn-Motoneurone (vorwiegend für tonische Fremd-Reflexe) und ins RS verteilt wird, und um andererseits
- auf Neurone umzuschalten, die vom Eingang zum Stammhirn als 2. Neuron (vorerst auf die andere Seite hinüber kreuzend) zum Thalamus und von hier auf das 3. Neuron umgeschaltet zum Großhirn-Analysator im Postzentralbereich und schließlich zum kinästhetischen Merk-Subsystem weiterleiten.
- zum Kleinhirn ziehen.

Die Afferenzen aus den Vestibularis-Rezeptoren münden über die Vestibularis-Kerngruppe ins extrapyramidale System (Abb 41 S 174), in den vestibulookulären und -spinalen Trakt, ins Kleinhirn und in den vestibulären Analysator.

Die Afferenzen aus der Haut laufen analog den Afferenzen aus den Gelenken und Bändern (einzige Ausnahme die Schmerz- und Temperaturbahnen mit schon auf spinaler Ebene Umschaltung und Kreuzung auf die andere Seite) zu ihrem somästhetischen Merk-Subsystem, aber auch ins RS und auf Zwischenneurone der Fremdreflexe.

Die verschiedenen Niveaus

Auf Rückenmarks-Niveau

Muskel- und Sehnenspindeln. Wie bereits erwähnt, teilen hier die Rezeptor-Neurone ihr Axon von der Muskel- oder Sehnenspindel kommend auf (Abb 37). Der eine Ast zieht zum Vorderhorn-Motoneuron, resp aus der Sehnenspindel auf ein Hemm-Neuron und dieses auf das Vorderhorn-Motoneuron, um eine Sofort-Reaktion zu induzieren (bahnender und hemmender Eigenreflex, Abb 38).

Der andere Ast zieht weiter zum zweiten Neuron im Eingangsbereich zum Stammhirn (Nc gracilis und cuneatus) und weiter in die Extrapyramidal-Motorik, gibt aber auch Seitenäste zum retikulären System ab.

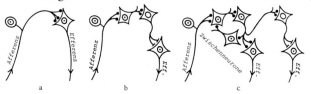

Abb 38: Eigen- und Fremdreflexe. a bahnender, b hemmender Eigenreflex, c Fremdreflex mit reziproker Hemmung

Gelenks- und Hautrezeptoren. Die Rezeptor-Neurone aus den Gelenken und der Haut hingegen laufen einerseits auf Zwischen-Neurone auf, die zum RS gehören und die übernomme Aktivität über mehrere Vorderhorn-Motoneurone verteilen (Fremdreflexe, Abb 38). Der zentralwärts laufende Ast andererseits schaltet im Übergang zum Stammhirn auf das zweite Neuron um. Nur die Afferenz aus den Schmerz- und Temperatur-Rezeptoren wird auf Höhe der Einstrahlung ins Rückenmark auf das zweite Neuron im Hinterhorn umgeschaltet und gekreuzt zum Thalamus weitergegeben.

Auf Stammhirnniveau

Nach der Umschaltung der Berührungs- und Gelenks-Rezeptoren auf das zweite Neuron im Eintrittsbereich zum Stammhirn wird über zwei Bahnentypen weitergeleitet:
- Über einen phylogenetisch jungen, erst mal kreuzenden Typ (Lemniscus medialis, innere Schleifenbahn), der ohne Unterbruch zum Thalamus weiterzieht (spezifische Reizleitung), und
- über einen phylogenetisch alten Typ, der aus vielen, netzartig hintereinandergeschalteten Neuronen besteht (unspezifische Reizleitung im RS).

Die Formatio reticularis. Der letztere Typ, das RS, bildet ein gewaltiges Neuronennetz vom Rückenmark bis ins Großhirn hinein und heißt im Stammhirnbereich Formatio reticularis (Abb 20 S 73). Diese bestimmt ua das Wachsein, zT die Empfindlichkeit der afferenten Systeme und die vegetative Energiebereitstellung zu den motorischen Vorhaben. Die Afferenzen wecken hier auf eine Antwort hin.

Auf Kleinhirnniveau

Spezielle Abzweigungen aus den Gelenks-, Bänder- und Muskelspindelbahnen, aber auch Afferenzen aus den Gleichgewichts-Rezeptoren im Innenohr (Kalkplatten- und Gallerthut-Rezeptoren) ziehen zum Kleinhirn.

Auf Niveau des Thalamus

Im Thalamus schalten alle Afferenzen um, bevor sie ins Großhirn gelangen. So auch das gewaltige RS.

Die langen Bahnen schalten in den spezifischen Kernen um, und zwar nur die Bahnen für die Gelenks-, Berührungs- und Schmerz-Afferenzen, ferner weniger ausgeprägt Afferenzen aus den Gleichgewichtssystemen. Die Afferenzen aus den Muskelspindeln bleiben unten im extrapyramidalen System.

Auf Niveau der Großhirn-Analysatoren

Die Hautafferenzen, die Afferenzen aus den Gelenken und weniger ausgeprägt auch die Afferenzen der Gleichgewichtssysteme haben ihre eigenen Großhirn-Analysatoren mit entsprechender Detektor-Bestückung (Beuge-, Streck-,

Rotations-, Richtungs-, Intensitäts-, Geschwindigkeits-, Bewegungsgrößen-Detektoren etc) in der gegenüberliegenden Großhirnhälfte. Für die Afferenzen aus den Muskel- und Sehnen-Spindeln hingegen gibt es kein Analyse-System und kein entsprechendes integratives Merk-Subsystem. Daher gibt es auch keinen bewußten Muskel-Sinn.

Auf Niveau des Integrators

Die Integrator-Subsysteme der Somästhetik und der Kinästhetik (somästhetisches und kinästhetisches Merk-Subsystem) übernehmen die Analysate im Postzentralbereich, um sie in die Global-Integration einzubauen. Dank dem Vergleich von früheren Erfahrungen mit dem Wahrgenommenen und Dank den Kreativatoren in den Merk-Subsystemen im Wechselspiel mit der GI werden wir uns der Körper-Stellung, -Bewegung und des Gleichgewichtes, und damit unseres mechanisch-dynamischen, dreidimensionalen Körperschemas bewußt.

Die Kinematik (efferente Seite der Motorik)

Während die Rezeptoren die Umwelt als Merkwelt hereinholen, greifen die Muskel-Aktivitäten in die Umwelt als ihre Wirkwelt ein. Voraussetzung dazu ist allerdings eine optimale Körperhaltung, die gegenüber der Erdanziehung und den willkürlichen Bewegungsanforderungen im Gleichgewicht bleibt. Entsprechend haben sich verschiedene Systeme für die Haltung, das Gleichgewicht und den willkürlichen oder aber den reflektorischen Umwelteingriff entwickelt. So
- die Reflex-Motorik
- die Extrapyramidal-Motorik
- der Kleinhirn-Beitrag
- die Pyramidal-Motorik
- die Integrator-Motorik.

Die Reflex-Motorik

Typisch für die Reflex-Motorik, daß sie ausschließlich auf Umweltreize reagiert, niemals aber von sich aus in die Umwelt eingreift.

Der Eigenreflex

Auf Ebene des Rückenmarkes bildet die direkte Verbindung zwischen dem afferenten Neuron aus der Muskelspindel und dem Motoneuron im Vorderhorn (für den Muskel mit der obigen Spindel drin) den diesem Muskel eigenen, einfachsten Reflexbogen (Abb 38). Sein Ablauf heißt Eigenreflex.

Mathematisch läuft er nach der Formel $R = \triangle A$. Dabei bedeutet R = Reflex-Antwort, $\triangle A$ = Auslöser in bestimmtem Intensitätsbereich.

Der Eigenreflex handelt nach dem Motto: wie du mir, so ich dir.

Die Antwort-Bereitschaft des Vorderhorn-Motoneurons ist an sich größer, wird aber von der Pyramidenbahn über sie begleitende Hemm-Fasern und zT über hemmende Zwischen-Neurone abgedämpft. Die Reflex-Motorik mußte gegenüber der zentralen Motorik zurücktreten.

Hemmformen gibt es:
- die präsynaptische mit Depolarisierung der Afferenzen-Eingänge (Hemmneurone zB zwischen Schmerz- und Berührungs-Afferenzen drin),
- das Hyperpolarisieren des Axonen-Abganges. Hierher gehört:
  - die Dämpfung der Vorderhorn-Motoneurone und Hemmung der spinalen Zwischenneurone über die Pyramidenbahn,
  - die Hemmung der Vorderhorn-Motoneurone durch Sehnenspindeln (Schutz vor Muskelzerrung),
  - die Hemmung durch rückläufige Äste aus dem Axon der Vorderhorn-Motoneurone auf die Renshaw-Neurone (rekurrente Hemmung auf das Vorderhorn-Motoneuron, aber auch auf benachbarte bis sogar auf Antagonisten),
  - die Hemmung durch Reflexeingänge von der anderen Seite her (reziproke Hemmung, Abb 38).

Die phasischen Reflexe laufen über die weiß bezeichneten Muskelfasern, die sich bloß 10 msec lang zusammenziehen. Sie führen kurze Zuckungen aus und würden 100 Signale pro Sekunde benötigen, um ständig zusammengezogen zu bleiben (was die Renshaw-Hemmung verhindert). Diese Reflexe gehen von phasischen Muskel-Spindeln aus, um zB ein Abkippen des Fußes über den Trottoirrand sofort aufzufangen.

Die tonsischen Reflexe beteiligen sich an der Steuerung der roten Muskelfasern. Diese ziehen sich, wenn aktiviert, 30 msec lang zusammen. Die Reflex-Afferenz kommt aus den tonischen Muskel-Spindeln, deren Ansprechbarkeit durch das Gamma-System der Extrapyramidalmotorik gesteuert wird. Je aktiver dieses Gamma-System wird, um so sensibler werden die Spindeln eingestellt, mit um so mehr Kraft wird die Haltung des Körpers abgesichert.

Wird zB ein verspanntes Bein gewaltsam gebeugt, werden die Spindeln der Strecker gedehnt, die Spindeln feuern, es kommt innerhalb von 20 msec zur Gegenkraft gegen die Gewalteinwirkung. Wird diese Gewalteinwirkung überwunden, oder läßt sie nach, geht das Bein wieder in Streckstellung zurück, die Haltung ist wiederhergestellt. Bei den Krafteinwirkungen im Alltagsleben ist diese reflektorische Gegenkraft zumeist so groß, daß es nur zu minimsten Stellungsänderungen kommt, schon ist die Ausgangs-Stellung wiederhergestellt.

Die Ausrichtung (Taxis) der Eigenreflexe wird durch die Gelenke gegeben. Vorherrschend in den Extremitäten der Beuge-Streck-Dualismus, der sich auch in den Kinemen wiederfindet.

Die Fremdreflexe

Nachdem die Natur den Eigenreflex erfunden hatte, schob sie bald mal Zwischenneurone zwischen das afferente und efferente Neuron des Reflexbogens ein (Abb 38).

Diese Zwischenneurone haben ein ganzes Zwischenneuronen-Netz (Substantia reticularis) entlang dem Rückenmark und im Stammhirn aufgebaut, das zum retikulären System (RS) gehört und die einlaufenden Afferenzen aus den Muskelspindeln, aber auch aus den Gelenken, der Haut, dem Gleichgewichts-System, sogar aus dem Seh- und Hör-System auf die Motoneurone vieler sogar antagonistischer Muskeln (im Extremfall auf alle Motoneurone im Sinne einer Massen-Reaktion), sogar auf die vegetativ-efferenten Neurone verteilt.

Andererseits werden auch Hemm-Muster und vorab Misch-Muster aus Bahnung und Hemmung aufgebaut und auf kleinere oder größere Motoneuronen-Populationen verteilt.

Neue Eigenschaften. Nebst den Erregungs- und Hemmungs-Verteilungsmöglichkeiten haben die Zwischenneurone zwei wichtige neue Eigenschaften mit sich gebracht:

– Ihre Ansprechbarkeit ist zT variabel geworden.

– Sie haben ein einfaches Gedächtnisvermögen erlangt.

Schwellenvariabilität. Während der Eigenreflex auf gleiche Reize immer gleich reagiert, hebt das Zwischenneuron einiger Fremd-Reflexe (zB Flucht-Reflex auf Fußsohlenberührung hin) die Ansprechbarkeitsschwelle an, wodurch die Antwort immer schwächer wird und schließlich ganz ausbleibt. Der Reflex gewöhnt sich an den gleichbleibenden Reiz, er habituiert resp adaptiert. Entsprechend kommt neu das Schwellen-Element in die mathematische Formel dieses Reflexes hinein:

$$R = \frac{\triangle A}{\triangle S}$$

Bei vielen Fremdreflexen schwankt diese Schwelle ($\triangle S$) zB beim Fluchtreflex auf Schmerzreize hin um 1 (dieses Schwanken wird als $\triangle 1$ bezeichnet) oder bleibt bei 1 (zB bei den Stell-Reflexen). Bei anderen, wie zB beim obigen Fluchtreflex auf Berührung hin oder beim Bauchdecken-Reflex, steigt die Schwelle mit zunehmender Reizwiederholung vom normalen Ansprechen bis zur Unansprechbarkeit an ($\triangle S_n^\infty$).

Das Gedächtnisvermögen. Weil sich das Zwischenneuron an wiederholt einlaufende neutrale Reize, die mit Reflexauslösern zusammen auftreten, erinnern kann, werden diese Reize mit der Zeit ebenfalls Reflexauslöser. Dieser Vorgang heißt Konditionierung, und das Resultat ist der bedingte Reflex. Geht zB dem Lichtanzünden stets das Weckerrasseln voraus, verengt sich mit der Zeit die Pupille schon beim Weckerrasseln. Der Pupillen-Verengungsreflex ist jetzt zum bedingten Reflex auf das Weckerrasseln hin geworden. Folgt anschließend stets ein kaltes sich Abwaschen, wird der Pupillenreflex seinerseits zum

Auslöser für den Gänsehaut-Reflex, wodurch eine ganze bedingte Reflex-Kette entsteht, die sich aber wieder verliert, wenn nach dem Weckerrasseln das Licht nicht mehr angezündet wird, weil jetzt das Dunkelbleiben eine Diskrepanz-Information zum Lichtanzünden bringt und als Hemmauslöser den Reflex abblockt.

Die Konditionierung greift in die Zukunft vor, während die Diskrepanz-Hemmung eine raschestmögliche Anpassung an die Umweltveränderungen erlaubt. *Ivan Petrowitsch Pawlow* war von diesem Reflexgeschehen derart begeistert, daß er das ganze menschliche Verhalten auf diese Reflexe zurückzuführen suchte.

Fremdreflex-Arten

Weil sowohl im somatischen wie im vegetativen Nervensystem und zwischen beiden drin spielend, gibt es eine gewaltige Anzahl von Fremdreflexen, die noch nie komplett aufgelistet worden ist. So
— die phylogenetisch alten Reflexe
— die Stellreflexe
— die Meid- und Gewinn-Reflexe
— die vegetativen Reflexe.

Phylogenetisch alte Reflexe

Hochinteressant die phylogenetisch alten Reflexe, die nur im Säuglingsalter, bei der Frühgeburt oder gar nur bei Pyramidenbahn-Schädigungen nachweisbar sind. Die höhere Motorik hemmt ihre Auslösbarkeit weg und baut ihre Funktion in die Eigenleistung ein.

Zu ihnen gehören im Dienste der Tonus-Steuerung (Haltungs-Reflexe) die
— lokalen (Stütz-Reaktion),
— segmentalen (gekreuzter Streck-Reflex, Schunkel-Reflex) und
— allgemeinen statischen Reaktionen (tonische Labyrinth- und Nacken-Reflexe, assoziierte Reaktionen).

Aber auch Fremdreflexe von der Haut aus sind hier vertreten (Greif-, Saug-, Moro-, Babinski-Reflex).

Die Haltungs-Reflexe spiegeln ein phylogenetisch altes Halte- und Geh-Muster (aus dem Echsen-Stadium) ohne Vorwärtsbewegungseffekt, weil für die Fortbewegung die entsprechenden Zwischenneurone vom unteren Stammhirn aus erst sowohl abwärts wie aufwärts ausreifen müssen. Im 6. Monat sind dann die Reflexe für den Vierfüßlergang entwickelt (Hirngewicht verdoppelt), wohinzu aber bereits die kortikale Motorik gekommen ist. Und für den Zweifüßlergang ist fast nur noch die kortikale Motorik zuständig, die wiederum 6 Monate später hierfür reif geworden ist (Hirngewicht verdreifacht).

Überraschend, daß das Verpassen der Reflex-Entwicklung (zB im Gips) für die Entwicklung der kortikalen Motorik kein Nachholen abverlangt. Bei den CP-gefährdeten Kindern hingegen ist das Einspielen dieser alten Reflexe im

Säuglingsalter wichtig, um durch eine Störung auf dieser Ebene nicht eine Blockierung der Weiterentwicklung und damit eine CP zu riskieren.

Beim Untersuchen des Säuglings werden diese Haltungs-Reflexe zusammen mit den heranreifenden und später ebenfalls zT wieder weggehemmten Stellreflexen geprüft, zB nach Vojta mit der Vojta-Reaktion, dem Traktionsversuch, dem Kopfabhang-Versuch nach Peiper (an beiden Beinen hochgehalten) und demjenigen nach Collis (an einem Bein hochgehalten), sowie dem Axillarhängeversuch etc.

Das Verschwinden dieser alten Reflexe stellt Zeitmarken für das Ausreifen der höheren Strukturen dar, die sowohl bahnende wie hemmende Neurone ausdifferenzieren, wobei die bahnenden die alten Zwischensysteme integrieren, die hemmenden aber die einstigen Afferenzen zu den Zwischenneuronen abblocken.

Nach dem 2. LM verschwunden sind:
- die positive resp reflektorische Stützreaktion (Strecken der Beine gegen die Unterlage, wenn der gehaltene Säugling aufgestellt wird). Sie kommt bei Hemi-Spastikern mit überdies Abduktoren-Übergewicht und beim Diplegiker mit Adduktorenspasmus wieder zum Vorschein. Gehemmt werden kann diese Reaktion durch ein Dorsalflektieren der Zehen.
- der Kriech-Reflex beim Anstoßen eines Füßchens gegen Widerstand. Er entspricht dem
- gekreuzten Streck-Reflex (Schreit-Reflex) beim Berühren der Unterlage, wenn der Säugling senkrecht über die Unterlage gehalten wird. Er wird beim Spastiker durch die positive Stützreaktion sowie den Schunkel-Reflex (Beinstrecken auf der Seite des verlagerten Schwerpunktes) verstärkt.
- der Galant-Reflex (tonischer Rückgrat-Reflex), bei dem sich der Rumpf zum Reiz hin krümmt und sich die reiznahen Extremitäten strecken, die reizfernen beugen.
- der Magnet-Reflex, bei dem die gedrückte Fußsohle der langsam zurückweichenden Hand folgt.
- der Plazierungs-Reflex, bei dem der am Fußrücken berührte Fuß hochgenommen und auf die reizende Hand gestellt wird.

Nach dem 3. LM verschwunden sind:
- der tonische Greif-Reflex der Hände, der bei Frühgeborenen noch so stark ausgeprägt ist, daß sie an einem Seil hangeln können. Beim Stillen ist er verstärkt. Auch hat die Willkür-Motorik noch nach 1 Jahr Mühe, diesen Reflex komplett zu überwinden, muß doch das Kind einen Würfel förmlich in den Becher schleudern, um die Beugetendenz der Finger zu überwinden.
- der Such-Reflex mit Öffnen des Mundes und Hinwenden des Kopfes zur berührten Wangenseite, der die Mamille finden hilft.

- der tonische Saug-Reflex mit Vor- und Rückschieben der Zunge. Er reizt die Mamille zur Milchabgabe.
- der tonische Labyrinth-Reflex mit genereller Extensions-Neigung in Rücken- und Flexions-Neigung in Bauchlage, wodurch sich das Kind der Unterlage anschmiegt.

Nach dem 4. LM verschwunden sind:
- der Schwimm-Reflex (in Bauchlage die gestreckten Ärmchen und Beinchen hochgehoben) und
- der Moro-Reflex (Umklammerungs-Reflex) mit erst Spreizen der Arme, dann Umklammern, ein kontradiktorischer Reflex-Ablauf, der wohl zu 2 verschiedenen Reflexen gehört. Ausgelöst wird er durch verschiedene brüske Reize wie brüskes Hochheben, Anblasen etc, so daß er eine Schreckreaktion darstellt im Sinne des sich Festklammerns an die Mutter.

Nach dem 5. LM verschwunden sind:
- der STNR (symmetrisch-tonischer Nackenreflex), der durch Retroflexion des Nackens zu einem Strecken der Arme mit Faustschluß und zu einem Beugen der Beine führt (Wachhund-Haltung). Umgekehrt bei Inklination des Nackens. Damit steht dieser starke Reflex bei zerebraler Schädigung dem tonischen Labyrinth-Reflex gegenüber, wobei sich die gegensätzlichen Auswirkungen auf die Beine auslöschen können.
- der ATNR (asymmetrisch-tonischer Nackenreflex – Fechter-Reflex), der beim Drehen des Kopfes zur Seite zu einem Strecker des Armes und Beines auf der Gesichtsseite und zu einem Beugen auf der Hinterhauptsseite führt. Dadurch ergibt sich eine Art Fechter-Stellung.

Nach 1 Jahr verschwunden ist:
- der tonische Greif-Reflex der Füße und der Lippen.

Nach 3 Jahren verschwunden ist:
- der Babinski-Reflex (tonischer Großzehen-Fluchtreflex beim Bestreichen des lateralen Fußsohlenrandes).

Nur bei Pyramidenbahnschädigung beobachtbare alte Reflexe:
- die assoziierten Reaktionen, die von einer bewegten Extremität ausgehen und als Tonusänderung in den spastischen Gliedern in Erscheinung treten. So zB als erhöhter Beugetonus in der Schulter-Arm-Handpartie als altes Antigravitationsmuster beim Klettern. Oft haben diese Tonusänderungen Bewegungseffekte.
- Babkin-Reflex (tonisches Mundöffnen beim Greifen resp Berühren der Handflächen). Er steht im Dienste der Eßwelt-Exploration und bleibt oftmals beim Erwachsenen rudimentär als Palmo-Mental-Reflex erhalten.

- Der tonische Beiß-Reflex mit tonischer Kieferverriegelung bei Reizung der Mundschleimhaut (Beute festhalten).
- Der Zungenstoß-Reflex öffnet umgekehrt zum Beiß-Reflex den Mund und schiebt die Zunge vor, um schlechte Bissen herauszuschieben. Dieses Herausstrecken der Zunge bekommt später Signalwert, indem vorab Kinder gegen jemanden die Zunge herausstrecken, der ihnen unsympathisch ist.
- Der okulo-orale Reflex, bei dem auf alles sich Herannahende hin (auch Ungenießbares) der Mund aufgeht.

All diese alten Mund-Reflexe erschweren die Ernährung eines hirngeschädigten Kindes beträchtlich.

Die Stell-Reflexe

Die Stell-Reflexe regeln die Stellung der Glieder untereinander und sind die höchst entwickelten motorischen Fremd-Reflexe mit vorwiegend Afferenzen aus den Gelenken und den Gleichgewichts-Rezeptoren. Sie sind bevorzugt im Zervikalmark und im Stammhirn organisiert. Ihr Ausreifen erfolgt vom Stammhirn aus sowohl aufwärts wie abwärts entlang einer Zeitachse, die gleich wie das Verschwinden der phylogenetisch alten Reflexe Zeitmarken aufweisen.

Auch sie werden zumindest zT durch das Heranreifen der extrapyramidalen und kortikalen Motorik durch Hemmung von der Reflex-Afferenz abgekoppelt, während ihre Zwischenneurone in einen größeren, zentralgesteuerten Verband eingebaut werden.

Ab dem 1. Monat funktioniert

- der vestibuläre Kopfstell-Reflex (Labyrinth-Stellreflex auf den Kopf). Durch ihn wird der Kopf stets in die Senkrechte gestellt, wenn sich die Körperlage ändert.

Ab dem 3. Monat funktionieren

- die Augen-Stellreflexe als
  - Bildfolge-Reflex (Nachblicken),
  - Augenrückstell-Reflex (Sakkade), der die Augen in die Grundstellung zurückholt,
  - akustisch-okulärer und vestibulo-okulärer Stellreflex,
- der Nacken-Arm-Stellreflex. Er ermöglicht es dem Säugling, sich mit angehobenem Kopf in Bauchlage auf den Ellbogenstütz hochzustemmen.

Ab dem 6. LM funktionieren

- die tonischen Rumpf-Stellreflexe (intersegmentale Körper-Stellreflexe auf den Körper) im Dienste des sich Drehens auf den Bauch, wobei der Rumpf en bloc, bald aber kettenartig zuerst der Kopf, dann die Schultern und zuletzt das Becken gedreht werden. Daraus entwickelt sich unter zunehmender kortikaler Beteiligung bei aber noch immer Mitspielen der Stellreflexe der Schrägsitz, das Sitzen und das sich Aufrichten. Das Aufsitzen ohne vorheriges Drehen auf den Bauch gelingt allerdings erst im 5. LJ, nachdem diese Stellreflexe in der Willkürmotorik aufgegangen sind.

Bei der Landau-Reaktion spielen diese Reflexe ebenfalls mit (bäuchlings angehobener Säugling in ventraler Suspension, wobei der Kopf angehoben und die WS und die Beine gestreckt werden). Mit 2 J ist sie verschwunden.

— die Gleichgewichtsreaktionen auf dem Kipptisch: im Liegen, Sitzen oder Stehen nimmt der Stütz-Tonus auf der abfallenden Seite zu, auf der ansteigenden ab. Diese Reaktionen werden aber erst positiv, wenn die nächst höhere motorische Leistung „erfunden" ist. Sie erscheint im Liegen, wenn das Kind sitzen kann, im Sitzen, wenn es steht, und im Stehen, wenn es geht. Die kortikale Motorik beteiligt sich zusätzlich mit Abstützen und Balancieren.

Ab dem 9. LM funktionieren

— die tonischen intersegmentalen Rumpfstellreflexe bis in die Beine mit entsprechender reziproker Organisation für die Beine, wobei allerdings die extrapyramidale und kortikale Motorik die Reflex-Motorik bereits überholt haben und für das Krabbeln (manchmal einige Tage lang zuvor das Robben), den Schrägsitz, das Sitzen, das sich Hochziehen, das Seitwärtsgehen und schließlich Vorwärtsgehen die Hauptverantwortung übernehmen. Entsprechend verschwindet die Stellreflex-Auslösbarkeit, um erst wieder in Erscheinung zu treten, wenn die höhere Motorik ausfällt. Die Aufrichtung zum Zweibeiner ist nicht im Reflex-Stadium, sondern im kortikalen Stadium der Evolution erfolgt.

Die Meid- und Gewinn-Reflexe

Viele somatische wie vegetative Reflexe stehen im Dienste des Auslöser-Meidens und Auslöser-Gewinnens.

Auslöser-meidend (negative Taxis) sind

— die Sicherungs-Reflexe (Zurückschnellen der Hand von der heißen Herdplatte, Abstoppen des Kauens beim Beißen auf ein Steinchen, das Niesen, Husten, Zukneifen der Augendeckel im Rauch etc),
— die Schmerzmeid-Reflexe (verkrampftes Ruhighalten des gebrochenen Armes),
— die Körperpflege-Reflexe (Wegwisch-Reflexe),
— die Reflexe der Thermoregulation (Schwitzen, Gänsehaut) und
— die Ausscheidungs-Reflexe.

Auslösergewinnend (positive Taxis) sind
— die Saug- und Kau-Reflexe im Dienste der Ernährung,
— die Sexualreflexe im Dienste der Fortpflanzung und
— die Umklammerungs- und Festhalte-Reflexe im Dienste des Sozialverhaltens (Anklammerung ans Fell der Mutter).

Tonische Flucht-Reflexe des Säuglings

Vojta hat durch beharrliche, milde Druckeinwirkung auf bestimmte Bezirke an den Extremitäten und am Rumpf (Aktivierung von Haut- und Tiefenrezeptoren der Propriozeption) tonische Fluchtreflexe gefunden, die in Bauchlage je nach Kopfstellung zu einem Anziehen oder Strecken der Beine (hinterhauptsseitiges Beinstrecken von Berührungs- und Druck-Rezeptoren an der Ferse aus, gesichtsseitiges Bein-Beugen vom Knie aus) und der Arme (hinterhauptsseitiges Strecken vom Handgelenk aus, gesichtsseitiges Beugen zum Ellbogenstütz) führen.

In Rückenlage kommt es vom Thorax vorne rechts oder links aus zu einer Drehbewegung des Kopfes und des Rumpfes zur nicht gereizten Seite hin mit Beugen des Armes auf der Druckseite und Strecken des anderen Armes. Die Beine werden vorerst gebeugt, dann das unten zu liegen kommende gestreckt. Und dies mindestens teilweise schon seit der Geburt, 6 Monate bevor sich der Säugling spontan drehen kann. Die tonische Reflex-Reifung geht der phasischen weit voraus.

Generalisierung. Typisch für diese Fluchtreflexe, daß zuerst ein lokaler Widerstand und hernach ein generalisiertes Wegkrabbeln vom Reiz aufgebaut wird. Im Rahmen dieser Generalisierung kommt es auch zum Hilfeschreien.

Unterschiede zu den Halte-Reflexen. Die tonischen Fluchtbewegungen sehen nicht exakt gleich aus wie die phylogenetisch alten Halte-Reflexe. So wird beim Strecken des Armes nach dem ATNR-Muster die Hand ulnar abduziert und zur Faust geschlossen. Beim Strecken nach dem Fluchtmuster hingegen erfolgt eine radiale Abduktion mit Strecken der Finger.

Therapeutisch setzt Vojta diese Reflexe bei CP oder Athetose bedrohten oder erkrankten Kindern etc ein, da die Reflex-Generalisierung alle Muskeln ins Fluchtmuster miteinbezieht und damit rehabilitiert.

Sturzauffang-Reflex

Zu den Schutzreflexen gehört auch die „schützende Streckung der Arme" beim Umfallen des über 1 Jahr alten Kindes. Es handelt sich um Arm-Streckreflexe nach vorne, später auch seitlich und nach hinten, die den Sturz abfangen, obwohl die Knochen vorab im höheren Alter dieser Belastung nicht mehr gewachsen sind und brechen können (typisch die Radiusfraktur loco classico).

Vegetative Reflexe

Eine ganze Reihe von vegetativen, somato-vegetativen und vegeto-somatischen Reflexen steuern als die verborgenen Heinzelmännchen des Körperinnerns die Verdauung, die Atmung, den Kreislauf etc, die hier deshalb erwähnt werden sollen, weil sie der Motorik die Energie liefern helfen. Ihre Bedeutung realisieren wir erst, wenn sie ausfallen.

Die Reflex-Hierarchie

Wie später bei den Instinkten zeigt sich auch hier eine Hierarchie mit einem Dominieren der Meidreflexe über die Gewinnreflexe. So antwortet auf schwaches Fußsohlen-Bestreichen der Zehen-Greifreflex, bei stärkerem Bestreichen aber der Zehen-Fluchtreflex.

Dies geht darauf zurück, daß stärkere Reize einerseits schwerer ansprechbare Hemmneurone für die Beugerneurone und andererseits die schwerer ansprechbaren Streckerneurone aktivieren, wodurch die am leichtesten ansprechenden Beugerneurone (bewirken auch die zur Faust geschlossene Haltung der Händchen des Säuglings) ausgeschaltet werden und das Zehen-, Fuß- oder Hand-Fliehen nicht stören.

Die Extrapyramidal-Motorik

Über die Haltungs- und Stellreflexe hinausgegangen ist die Extrapyramidal-Motorik, deren Neuronen-Verbände als cortico-spinales System vom Großhirn bis zum Rückenmark reichen und ihren Schwerpunkt in den Stammganglien (Nucleus caudatus, Putamen und Pallidum, die letzteren beiden Kerne als Striatum zusammengefaßt) haben (Abb 39). Hinzu gehören auch der weiter caudale Nucleus niger, zT der Ruber und Nucleus subthalamicus. Wie die Haltungs- und Stellreflexe steht dieses System vorwiegend im Dienste der Körperhaltung, aber auch der Bewegungsautomatismen.

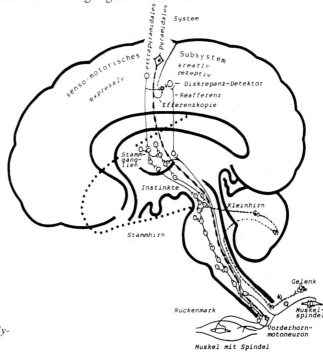

Abb 39: Das motorische System

Hinsichtlich der Haltung steuert es den Muskelanspannungszustand (den Tonus), sei es im Sitzen, Stehen oder Gehen. Diese Aufgabe wurde vorab dann schwierig, als sich der Körper weit zurückliegender Vorstufen aufrichtete, um nur noch auf zwei kleinen Fußflächen zu stehen. Entsprechend wurde dazu auch das Kleinhirn wichtig. Da dieses sich Aufrichten im Kind allerdings nie über ein gebücktes Gehen läuft, muß dieses sich Aufrichten rasch gelungen sein.

Die Haltung läßt sich in Toneme aufgliedern (Tonem-Muster wie zB Sitz- oder Steh-Muster) und wird auf die tonischen Alpha-Motoneurone des Vorderhornes und damit hinaus in die tonische Muskulatur projiziert.

Die Hauptinformation über die Haltung, die der Körper eben einnimmt, bezieht dieses System aus den Gelenks-Rezeptoren, den Vestibularis-Rezeptoren und aus den Muskelspindeln. Es bekommt damit Kenntnis sowohl von der Ausgangshaltung wie von der ausgeführten neuen Haltung (Reafferenz).

Überdies dient die Spindel als Stabilisator der gegebenen Haltung, indem sie empfindlichkeitsangepaßt auf jede Krafteinwirkung reagiert, die von der Außenwelt kommt.

Zusammenspiel mit der Pyramidal-Motorik. Die Willkür-Motorik gibt ihre Muster etwas früher ins extrapyramidale System, um die Körperhaltung auf die Willkür-Bewegung hin vorbereiten zu können. Nur so ist es möglich, daß der Körper zB beim Ballwerfen nicht rücklings umfällt.

Bewegungs-Automatismen. Viele Neurone dieses ausgedehnten Systems zeigen abgesehen von den Neuronen der Kleinhirnkerne eine Spontanaktivierungstendenz, die sich schon während der Schwangerschaft als Trommeln und beim Säugling als spontane Pallidum-Bewegungen darstellt. Später muß der Tonus durch spontane Daueraktivität aufrecht erhalten werden. Auch beteiligen sich diese Neurone an der wichtigen Fähigkeit der Motorik, viele erworbene Bewegungsmuster automatisch abspielen zu lassen. So können wir uns beim Gehen auf ein Gespräch konzentrieren, ohne uns gleichzeitig auf den Gehakt konzentrieren zu müssen. Allerdings kann die Extrapyramidalmotorik beim Menschen nicht mehr diese Bewegungsautomatismen ohne Beteiligung der Willkür- und Pyramidal-Motorik ausführen. Die Willkürmotorik programmiert stets mit.

Reflex-Steuerung. Nebst der direkten Musterübertragung auf die Vorderhorn-Motoneurone steuert die Extrapyramidalmotorik die Empfindlichkeit der Muskelspindeln über einen speziellen System-Anteil, nämlich das Gamma-System. Je empfindlicher die Spindeln eingestellt werden, um so stärker reagieren sie auf Außenwelt-Einflüsse, um so mehr verspannt sich die Muskulatur entsprechend der gegebenen Haltung, um so stabiler wird die Haltung.

Auch reagieren die phasischen Spindeln um so leichter, doch spielt diese Komponente fast nur noch beim Sport eine bedeutendere Rolle (war im Baumleben wichtig).

Diskrepanz-Detektoren. Haltungen und Bewegungen müssen eingeübt werden. Dazu gibt es Diskrepanz-Detektoren, die eine efferente Muster-Kopie bekommen und diese mit der rückläufigen Meldung aus den Rezeptoren (Spindel-, Gelenks- und Gleichgewichts-Rezeptoren) im Sinne einer Reafferenz vergleichen. Stimmt die Reafferenz mit der Efferenz-Kopie überein, bleiben die Detektoren ruhig. Andernfalls werden sie um so aktiver, je größer die Diskrepanz zwischen Reafferenz und Efferenz-Kopie wird. Diese Diskrepanz bedeutet für den Tonus, daß entsprechende Außenwelteinflüsse den Körper zusätzlich belasten. Um diesen Belastungen nicht nur auf Reflex-Niveau, sondern auch extrapyramidal begegnen zu können, werden die efferenten Muster umweltangepaßt verstärkt. Dies ist das Prinzip des Einübens.

Kinemtisches Gedächtnis. Das extrapyramidale System besitzt bereits ein gutes Gedächtnis für Haltungen und Bewegungsabläufe, so daß die wiederholten Bewegungen sehr präzise und fehlerfrei ablaufen.

Das Kleinhirn

Das Kleinhirn (Abb 39a) macht gewichtsmäßig 15% des Hirnes aus, enthält aber fast ebenso viele Neurone wie das Großhirn (sehr viele Körner-Zellen, was dafür spricht, daß unsere Motorik höchste Ansprüche ans Kleinhirn stellt (Abb 39b). Von der Entwicklung her betrachtet gliedert es sich in das
— Archicerebellum
— Palaeocerebellum
— Neocerebellum

Das Archicerebellum als der älteste Kleinhirnanteil ist ein Winzling (Nodulus und Flocculus wie zwei Anhängsel). Es greift vorab hemmend in die Vestibularis-Kerngruppe des Stammhirnes und damit in die Gleichgewichtssteuerung ein (hemmt vorab den spontanaktiven Deiter-Kern, der seinerseits tonisierend auf die Alpha-Motoneurone des Rückenmarkes bezüglich der Antigravitationsmuskeln einwirkt).

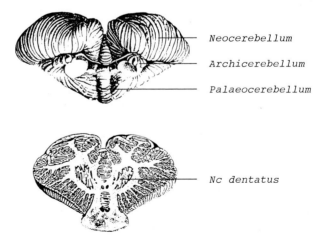

Abb 39a: Das Kleinhirn von außen (oben) und im Schnitt (unten)

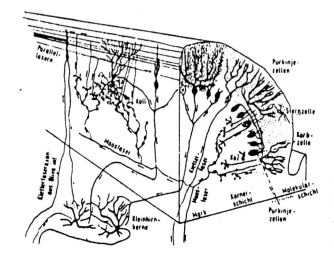

Abb 39b: Der zelluläre Aufbau des Kleinhirns: spontanaktive, bahnende Kern-Neurone, spontanaktive, hemmende Purkinje-Zellen, gefördert durch Moos- und Kletterfasern, gehemmt durch Stern- und Korb-Zellen

Das Palaeocerebellum (Vermis) präzisiert vorab über Hemm-Muster die spinale Reflexmotorik für das Sitzen, Stehen und Gehen.

Das Neocerebellum (Hemisphären) bringt ebenfalls vorab über Hemmung die Treffsicherheit und Präzision der Zielbewegungen, ferner die Präzision des Sprach-Aufbaus und die Stabilität der Augenmotorik mit sich.

Die Erregungszuflüsse stammen

– aus verschiedenen Sinnessystemen, vorab der Gelenks-Propriozeption und dem Gleichgewicht, ferner aus dem Auge und dem Gehör, um über Moos-Fasern zur Körnerzellschicht und weiter zu den Purkinje-Zellen zu gelangen,

– aus dem motorischen, vorab extrapyramidalen und kortikalen sensomotorischen System, um über Kletterfasern aus den Oliven direkt zu den Purkinje-Zellen zu gelangen.

All diese Zuflüsse aktivieren die Purkinje-Zellen, die hemmend wirken, also Bremszellen sind.

Efferent wirken die Purkinje-Zellen

– hemmend auf die Motorik, vorab die Extrapyramidal-Motorik, aber auch über die rubro-thalamo-corticale Bahn zum sensomotorischen Areal des Kortex,

– hemmend auf die Kleinhirn-Kerne (der größte davon der Nucleus dentatus), die bei Hemmungswegfall spontanaktiv werden und die Motorik wie einen laufenden Automotor in erhöhte Bewegungsbereitschaft setzen.

Hemmung von Hemmung. Selber können die Purkinje-Zellen durch Golgi-, Korb- und Sternzellen gehemmt werden, sind also in einen Zügelmechanismus eingebaut, der je nach Bedarf mehr fördern oder mehr hemmen kann.

Die Pyramidal-Motorik

Die Pyramidal-Motorik (Abb 39) ist eine Erfindung der Säugetiere (rund ½ Mia Jahre alt) und mehr eine Bahn als eine Motorik, denn sie ist dafür zuständig, die Wirk-Muster des Wirk-Subsystems zu den Alpha-Motoneuronen des Vorderhornes zu leiten, die sie der Muskulatur weitergeben, um zielausgerichtet in die Umwelt (Wirkwelt) einzugreifen. Hierfür wurden Neurone im Präzentralbereich ausdifferenziert, deren Axone ohne umzuschalten, aber zu 90% im untersten Stammhirnabschnitt auf die andere Seite hinüber kreuzend bis zum Alpha-Motoneuron des Vorderhornes ziehen. Die 10% nicht kreuzenden Fasern innervieren vorab die Schlund- und Rumpfmuskulatur, die dadurch von beiden Hirnhälften her Innervation bezieht (und daher bei einseitiger Pyramidenbahn-Unterbrechung nicht ausfällt), wenn auch von der gekreuzten Seite her überwiegend. Diese Fasern können bis ½ m lang sein, leiten bis zu 100 m/Sek Geschwindigkeit und enden zum größeren Teil (um 70%) auf Zwischenneuronen im Vorderhorn-Bereich, zum kleineren Teil direkt auf den Alpha-Motoneuronen.

Langsamer leitende Pyramidenbahnfasern gehen zu entsprechend kleineren Alpha-Motoneuronen mit mehr tonischer Funktion.

Die Überträgersubstanz der Pyramidenbahn besteht in erster Linie in Azetylcholin und in Glutamat.

Homunkulus. Relativ am meisten Pyramidenbahnfasern bekommen ähnlich wie beim somästhetischen und kinästhetischen Körperschema die Daumen, die Lippen und der Kehlkopf (Homunkulus, Abb 37 S 143). Entsprechend sind diese Körperteile die ureigensten Willkür-Organe.

Kollateralen (Seitenäste) aus den Pyramidenbahnfasern gehen zum extrapyramidalen System oder rückläufig zum Thalamus, um von dort ins sensomotorische System zurückzukehren (und dort zB über Stellar-Neurone zu hemmen).

Sogar zu den afferenten Bahnen der Kinästhesie ziehen Querverbindungen, um die Afferenzen zu fördern oder aber zu hemmen, womit der Kreis der Sensomotorik geschlossen ist.

Pyramidale Hemmung. Nebst den Fasern mit bahnender Vehikel-Funktion enthält die Pyramidenbahn rund 90% dünnere, langsamer leitende (um 50 m/Sek) Hemmfasern, die die Alpha-Motoneurone vorab der Antigravitationsmuskulatur in ihrer Ansprechbarkeit dauernd tief halten. Diese Hemmung geht zT über Zwischenneurone und ist auch für die Ausschaltung der phylogenetisch alten Reflexe im Sinne einer Dauer-Hemmung zuständig (Mundgreif-, Handgreif-, Fußgreif-, Umklammerungs-, reziproker Schreit- und Rabinski-Reflex, die Stütz-Reaktion etc). Darum kommen diese alten Reflexe wieder zum Spielen, sobald die Hemmung wegen Pyramidenbahn-Unterbrechung wegfällt.

Die Willkür-Motorik (Integrator-Motorik)

Die höchst entwickelte Motorik baut sich auf aus den
- voluptiven Globalintegraten und
- den sensomotorischen Teilleistungen.

Die voluptiven Global-Integrate werden vom Integrator als Globalleistungen aufgebaut, oft bestimmt von den Merk-, vom emotionalen, vom instinktiven oder weniger oft von den musischen TL-Systemen, um sich zielausgerichtet und situationsangepaßt mit der Außenwelt auseinanderzusetzen. Damit dies erreicht wird, greift die GI auf das sensomotorische Teilleistungs-System zurück.

Das sensomotorische Teilleistungs-System liegt beim Rechtshänder weit ausgedehnt fronto-parietal links betont organisiert (allerdings nicht so ausschließlich nur linksseitig wie für die Sprache) und gliedert sich wie alle motorisch sich äußernden TL-Systeme in 3 Anteile:
- rezeptiver (afferenzen-bezogen)
- kreativer (GI-bezogen)
- expressiver Anteil (efferenzen-bezogen).

Dabei machen der kreative und der expressive Anteil zusammen das Wirk-Subsystem aus.

Der rezeptive Anteil ermöglicht das bewußte Wahrnehmen und Erkennen der Stellung und Bewegung des Körpers, dh die Wahrnehmung des kinästhetischen resp des dreidimensionalen mechanischen Körper-Schemas (Homunkulus). Er ist mit dem kinästhetischen Merk-Subsystem identisch, bloß daß der Blickwinkel beim einen Begriff von der Motorik (Musterabruf durch den kreativen Anteil), beim anderen von der Sensorik her (sensorischer Abruf von engrammierten Bewegungswahrnehmungen durch die GI) erfolgt.

Seine Informationen bezieht dieser Anteil aus den Propriozeptoren (Bewegungs- und Stellungs-Rezeptoren in den Gelenken) und aus den Gleichgewichts-Rezeptoren. Dazu kommen auch Rezeptoren aus der Haut, die vorab für den Aufbau des somästhetischen Körperschemas wichtig sind.

Überdies laufen visuelle Informationen ein, um den Bewegungsablauf vorplanen zu können (Antizipation des Bewegungsplanes), um zB schon höhere Schritte zu machen, bevor man beim Gehmuster an einer Treppe anstößt. Die visuellen Muster fließen dazu über die GI ins Wechselspiel mit dem kreativen Systemanteil ein. Auch vervollständigen sie das Körperschema im Sinne einer visuellen Körperschema-Komponente.

Der rezeptive Anteil hat aber noch eine andere unentbehrliche Bedeutung. Er liefert Diskrepanz-Detektorneuronen die Reafferenzen aus den Gelenken und den Gleichgewichtsrezeptoren, damit diese gegenüber der zurückgebliebenen Kopie eines realisierten Bewegungsprogrammes im Wirk-Anteil ausgespielt werden können. Stimmen die Wirk-Kopie und die Reafferenz überein, werden die Bewegungspläne im kinästhetischen Gedächtnis des rezeptiven Anteiles festgehalten und gestapelt, oder, wenn schon da, verstärkt, um später wieder abgerufen werden zu können. Stimmen Kopie und Reaffernz aber nicht überein, wird korrigiert, bis der Bewegungsplan erfolgreich in die Umwelt hineinspielt und engrammiert wird (Grundlage des Übens).

Der kreative Anteil gießt die voluptiven Globalmuster in umweltangepaßte Bewegungs-Pläne um. Dazu sucht er als der lange Arm der GI im rezeptiven Anteil passende Bewegungspläne wie Geh-, Renn-, Kriech-, Zupack-, Tanz-, Sing-, Bastel-, Mimik-, Gestik-Pläne etc. Findet er keine, baut er welche spontan auf (kreativer Akt). Hernach werden diese Pläne im Wechselspiel mit der GI durchgespielt und der ausgewählte der momentanen Situation angepaßt. Zum Ausgedrücktwerden bereit, wird er in die GI zurückgegeben. Dieser Anteil „denkt" also in Bewegungen.

Je sportlicher ein Mensch, um so mehr Bewegungspläne baut er auf (zB für das Klettern, Schwimmen, Eislaufen, Geräteturnen, Bodenakrobatik etc) und benötigt dazu die Reafferenzen aus der Propriozeption, dem Gleichgewichts-System und dem Auge, um entweder Korrekturen vornehmen zu können, oder aber die gut gelungenen Pläne ins kinästhetische Gedächtnis einzuprägen.

Das mentale Training. Dank der Möglichkeit, Bewegungsabläufe in unserer Fantasie bewußt durchzuspielen, können wir die Bewegungsentwürfe je nach vorgestellter Umweltsituation über das mentale Training sogar üben, da die vorgestellten Bewegungsmuster unterschwellig, aber doch elektromyographisch nachweisbar in die Muskulatur hinausgeschickt werden und unterschwellig reafferent zum rezeptiven Subsystemanteil zurückkehren, wo sie eine Gedächtnis-Spur zurücklassen.

Der expressive Anteil übernimmt den ausgewählten und situationsangepaßten Bewegungsplan aus der GI und drückt ihn zu Einzelkinemen aufgegliedert als Kinemfolge und Kinemmusterfolge aus. Die Übernahme erfolgt über Kinem- und Tonem-Detektoren, die auf entsprechende Plan-Anteile reagieren.

Kineme als Bewegungs-Grundeinheiten gibt es für den Alltagsgebrauch um die 20: Beuge-, Streck-, Abduktions- und Adduktions-, Rotations-, Kipp-, Drück-, Klemm-Kineme, Inspirations-Exspirations-Kineme, Saug-, Spuck- und Schluck-Kineme, Blas-Kinem, Aufmach- und Schließ-Kineme, Blick-Kineme, mimische Kineme etc. Das Muskelspiel kann dabei einfach (zB Beugen oder Strecken) oder aber wie zB beim Saugen komplex sein, indem sich verschiedene Muskelgruppen beteiligen. Für die Akrobatik werden bis 70 und mehr Kineme eingeübt.

Nebeneinander ablaufend entstehen die Kinem-Muster, hintereinander (entlang der Zeitachse) die Kinem-Folgen (zB Kopfschütteln, Nicken, Kauen, sich Kratzen etc) und Kinemmuster-Folgen (zB das Gehen, Rennen, Schwimmen etc). Fast alle Verhaltensweisen des Alltags sind Kinmmuster-Folgen. Nur schon beim Gehakt kombinieren sich an den Beinen Streck-, Beuge- und Schleuder-Kineme, an den Armen Pendel-Kineme und am Rumpf Kipp- sowie Rotations-Kineme. Erst recht viele Kineme kombinieren und folgen sich beim Tanzen, Klettern, Ankleiden etc.

Toneme. Erstarren die Kineme zur Haltung, sind sie nicht mehr eigentliche Bewegungseinheiten, sondern statische Tonus-Einheiten, also Toneme. Toneme und Kineme gehen im Alltagsleben ständig ineinander über, wobei das Kind vorwiegend gerne Kineme realisiert, der alternde Mensch Toneme.

Die Toneme bilden ausschließlich Tonem-Muster, aber niemals Tonem-Folgen (die Tonem-Änderung gehört in den Bereich der Kineme). So stellt das Sitzen zB ein Tonem-Muster aus Beuge-Tonemen der Arme und Beine und aus einem Streck-Tonem des Rückens dar. Weitere häufige Tonem-Muster zeigen sich im Stehen und Liegen (die Muskulatur erschlafft lediglich im Traumschlaf vollständig).

Kinem-Sonderformen. Für die Sprache und die Schrift heißen die entsprechenden motorischen Grundelemente nicht Kineme, sondern Phoneme und Grapheme. Nonverbal hingegen werden die Gesten, Emotionen und das musische Schaffen über die gewöhnlichen Kineme der Sensomotorik ausgedrückt.

Der Antrieb zu motorischem Verhalten kommt aus den spontanaktiven Neuronen des Integrators, der Stammganglien und der Kleinhirnkerne nebst den Motivationen aus den Instinktmotivatoren.

Das kinästhetische Gedächtnis. Alle Stellungs- und Bewegungspläne sind eingeübt, angefangen beim umsichgreifenden, krabbelnden und aufstehenden Kind. Daß diese Erwerbungen nicht wieder verlorengehen, verdanken wir dem kinästhetischen Gedächtnis, das die Reafferenzen der gelungenen motorischen Muster im rezeptiven Anteil der Sensomotorik festhält, aus dem heraus sie kreativ (oder aber sensorisch über die GI als frühere Bewegungswahrnehmungen) nach Lust und Laune abgerufen werden können. Dank diesem Gedächtnisvermögen können wir bis ins hohe Alter hinein Bewegungs- und Tonus-Pläne (Körperstellungen) hinzulernen, oder durch das Vergessen verlorengegangene Pläne wieder neu einspielen.

Weitergegeben werden die Willkürmuster in die Extrapyramidalmotorik, ins retikuläre System (Detektoren im limbischen Hirnanteil mit Musterweitergabe zur Formatio reticularis für die Energiebereitstellung) und schließlich in die Pyramidalmotorik.

Die motorischen Ausfälle

Je nach Lokalisation der motorischen Steuerungs-Schädigung kommt es zur
- schlaffen Lähmung, zur
- sensiblen oder zur zerebellären Ataxie, zur
- Dystonie-Dyskinesie, zur
- Spastik oder zur
- Dyspraxie.

Ausfälle der Afferenzen und der efferenten Endstrecke

Auf dem Niveau der Rezeptoren fallen vorab die Störungen der Bänder-, Gelenks- und Muskel-Rezeptoren (zB beim Diabetes oder altersbedingt) ins Gewicht. Die motorischen Verrechnungszentralen bekommen dadurch zu wenig Informationen über die Stellung der Gelenke und zu wenig Rückmeldung über die ausgeführten Bewegungen (verminderte kinästhetische Reafferenzen). Es resultiert eine Unsicherheit und Ungeschicklichkeit im Gehen und Hantieren (sensible Ataxie).

Der Vestibularis-Ausfall wiederum führt zu Fallneigung und zu Schwindel.

Kaum anders sieht es aus, wenn die afferenten Rückenmarksbahnen zB bei Vitamin-B_{12}-Mangel Ausfälle erleiden (spinale Ataxie).

Beim **Ausfall der Hautrezeptoren** (Somästhesie) erlöschen die Fremdreflexe, es kommt zu Verletzungen, weil zB die Hand nicht mehr reflektorisch von der heißen Herdplatte zurückschnellt.

Auf der peripher-efferenten Seite kommt es zur Schwäche bis zur schlaffen Lähmung, wenn der Muskel selber zB durch eine Entzündung, Quetschung etc geschädigt wird, oder wenn das Vorderhorn-Motoneuron ausfällt. Im letzteren Fall bekommt der Muskel keine Nervenimpulse mehr (zB bei Polio).

Ausfälle des pyramidalen Systems

Bei pyramidalen Ausfällen werden nicht etwa nur die Wirk-Muster nicht mehr in die Muskulatur hinaus geleitet (Lähmung), sondern wegen Hemmungswegfall auch die Alpha-Motoneurone des Rückenmark-Vorderhornes vorab bezüglich der Antigravitationsmuskulatur mit erhöhtem Beugetonus der Schulter-Arm-Handpartie und Streck-Tonus der Rumpf-Beinpartie zu aktiv. Gleichzeitig kommt es zu überschießenden phasischen und tonischen Reflex-Antworten, dh zu Spasmenbildungen. Die Beine zeigen Streckspasmen mit Innenrotation und Adduktion, die Arme wiederum Beugespasmen, die sich durch die ständig einlaufenden Reafferenzen aufrecht erhalten. Auch schaukeln sich in den spinalen Zwischenneuronen oft Schwingkreise zum Klonus auf.

Auch werden die weggehemmten phylogenetisch alten Reflexe wieder wach. So der alte tonische Großzehen-Fluchtreflex (Babinski-Reflex), der Mundgreif-Reflex, die alten tonischen Greif-Reflexe der Hände und Füße sowie die Umklammerungs-Reflexe der Arme. Beim Kind mit Pyramidenbahnschädigung beobachtet man manchmal auch den okulo-oralen Reflex (Mundöffnen beim Herannahen eines Gegenstandes), das tonische Mundöffnen beim Berühren der Handinnenflächen, den Beiß-Reflex (Kieferverriegelung von der Mundschleimhaut aus, erschwert sehr das Eßverhalten), den Zungenstoß-Reflex (Herausgeben der Speise, ebenfalls die Ernährung sehr beeinträchtigend) und die oben erwähnte Tonussteigerung in der Antigravitations-Muskulatur (war bedeutend im Kletterstadium).

Durch den Pyramidenbahnausfall kommt die Autonomie des Rückenmarks und damit die alte Spinalmotorik wieder zum Vorschein. Die Ausfallssymptomatologie ist eine spinalmotorische Symptomatologie.

Ausfälle des extrapyramidalen Systems und des Kleinhirns

Ist das **extrapyramidale System** geschädigt, kommt es zum dyston-dyskinetischen Syndrom. Dabei machen vorab die Störungen des nigro-striären Systems die Tonusveränderungen aus, während die Stammganglienstörungen vorab zu pathologischen Spontanbewegungen führen.

Dystonie. Bezüglich dem Tonus nimmt dieser bis zum Zusammenfallen ab oder bis zur Enthirnungsstarre zu, die Muskelbewegung wird zähflüssig wie beim Parkinson oder aber schlapp wie bei den Stammganglien- oder Kleinhirn-Ausfällen, oder schwankt hin und her.

Spontan-Dyskinesie. Bei der Spontanaktivierungstendenz der Extrapyramidalmotorik mit den schon in der Schwangerschaft auftretenden Kindsbewegungen kommt es bei Störungen zu choreoathetotischen Spontanbewegungen, zu Zuckungen, zum Grimassieren, zum Tick, zum spastischen Schiefhals, zum Zittern, zu den Beschäftigungskrämpfen, zum Hemi-Ballismus etc.

Bei den **Kleinhirn-Ausfällen** richten sich die Symptome nach den gestörten Anteilen:

- Beim gestörten Archicerebellum wird vorab das Gleichgewicht äußerst schlecht, die Patienten torkeln wie schwer betrunken (und werden entsprechend verdächtigt). Ihnen ist schwindlig und sie zeigen einen Nystagmus.
- Bei gestörtem Palaeocerebellum werden das Stehen, Gehen und Sitzen wackelig resp ataktisch. Es steht die Bein- und Rumpf-Ataxie im Vordergrund.
- Bei gestörtem Neocerebellum werden die Zielbewegungen ungenau, fahrig überschießend, unpräzise, dysmetrisch und verzittert. Die Sprache wird stoßend (skandierend), die Augenbewegungen werden ruckartig (Nystagmus), die Präzision der Beinbewegung wird ebenfalls fahrig, die Patienten sind hilflos, erfahren aber eine recht gute Kompensation, wenn die Störung nicht wie bei der Multiplen Sklerose zunimmt.

Ausfälle des sensomotorischen Teilleistungssystems

Für die Willkürmotorik sind alle 3 sensomotorischen Teilleistungs-Anteile wichtig: Der rezeptive stapelt die eingeübten Bewegungspläne; der kreative ruft sie ab und paßt sie dem Bedarf an oder kreiert neue; der expressive verleiht dem ausgewählten Bewegungsplan den kinematischen Ausdruck.

Ausfälle dieses riesigen Integrator-Subsystems führen zur Körperschema-Agnosie, zur Dyspraxie oder, wenn schwer geschädigt, zur Apraxie (Abb 30 S 106). Bei der Entwicklungs-Dyspraxie ist dieses TL-System nicht ausgefallen, sondern noch nicht so weit ausgereift, wie es dem Alter entsprechend sein sollte. Und schließlich kann es durch Hemm-Neurone beeinträchtigt werden (psychosomatische Dyspraxie).

Je nach Störungs-Schwerpunkt in einem der 3 Subsystem-Anteile lassen sich 3 Dyspraxie-Arten unterscheiden:
- eine rezeptive
- kreative
- expressive Dyspraxie.

Die rezeptive Dyspraxie drückt sich motorisch als Dyspraxie aus, weil bei einer Schädigung der Kinästhesie die Neurone des kreativen Anteiles nur noch defekte Pläne aus dem rezeptiven Anteil abrufen können. Zudem laufen die Reafferenzen geschädigt ein, so daß Diskrepanzen zwischen dem korrigierten Plan und den Reafferenzen entstehen.

Überdies bedeutet die Störung der Kinästhesie eine Störung des Körperschemas, und zwar bedingt durch eine Störung der Wahrnehmung oder des Gedächtnisvergleichs (Agnosie); oder aber hypästhetisch bis anästhetisch, wenn die Afferenzen irgendwo vom Rezeptor bis zum Analysator hinauf ausgefallen sind. In diesem letzteren Fall können allerdings auch die Extrapyramidal-Motorik und das Kleinhirn zu wenig Afferenzen bekommen, es kommt zusätzlich zur Dystonie und Ataxie.

Unterteilen lassen sich die rezeptiven Dyspraxien je nach Störungslokalisation in
- die sensible Dyspraxie (mit Wahrnehmungsstörung, Hypästhesie und Ataxie) und in die
- Agnoso-Dyspraxie (Somatodyspraxie).

Bei beiden Formen ist das kinästhetische Körperschema gestört. Und weil der gestörte Afferenzen-Zufluß stabil gestört ist, erscheint auch der kreativ darauf aufgebaute Bewegungs-Plan immer gleich falsch. Die rezeptive Dyspraxie ist starr.

Die kreative Dyspraxie (konstruktive Dyspraxie) besteht in einer vorherrschenden Störung der sehr dynamischen, spontanaktiven Neurone dieses Subsystem-Anteiles, die aus dem dreidimensionalen kinästhetischen Körperschema des rezeptiven Anteiles heraus situationsangepaßte Bewegungs-Pläne aufbauen, um sie als GI-Spezialisten mit der GI zusammen umweltangepaßt zu modifizieren oder gänzlich neu zu erfinden. Bei einer Störung können diese Bewegungspläne nicht mehr korrekt abgerufen und auch nicht mehr umgebaut oder neu erfunden werden. Der Patient weiß zB nicht mehr, wie das Radeln geht, versucht aber, dies auf jede erdenkliche Art und Weise zu erfinden. Entsprechend sieht das Ausprobieren und Einüben variationsreich, aber ungeschickt aus. Es handelt sich um eine ausgesprochen variable Dyspraxie.

Diese beiden Dyspraxien kommen oft miteinander vor, weil bei organischen Läsionen der rezeptive wie der kreative Systemanteil gleichenorts geschädigt wird. Die starren Störungsmuster treten variabel in Erscheinung.

Bei der expressiven Dyspraxie sind die Kinem- und Tonem-Detektoren defekt, die auf den kreativen Bewegungs-Plan der GI ansprechen sollten. Damit kann das Bewegungsmuster in Form von Kinemen, die aneinandergereiht Kinemfolgen, nebeneinander Kinemmuster und zusammengenommen Kinemmusterfolgen bilden, nicht mehr ausgedrückt werden. Die Patienten wissen, wie das Muster geht (zB das Schwimmen, Tennisspielen, Radeln etc), aber eine Hand oder ein Bein gehorcht nicht mehr. Es liegt eine Kinem-, Kinemfolge-, Kinemmuster-, Kinem-Musterfolge-, oder aber bezüglich den statischen Haltungen eine Tonem- oder Tonemmuster-Dyspraxie vor, die sich in bestimmten Haltungen oder Bewegungen besonders deutlich ausdrückt, so daß von Sitz-, Anzieh-, Koch-, Spiel-Dyspraxie für Musikinstrumente etc gesprochen werden kann. Die Patienten sind ungeschickt, langsam und erleben immer wieder Unterbrechungen des Bewegungsablaufes.

Bei ausgedehnten sensomotorischen Störungen bricht die Bewegungsfreudigkeit zusammen, weil die Patienten trotz gut gebliebenem voluptiven Globalvermögen resignieren. Kinder ziehen sich an den Rand des Spielplatzes zurück, weil sie mit den anderen nicht mithalten können. Ihre Mißerfolge aktivieren Hemm-Neurone, die die Motivation zum Mitspielen blockieren, eine schmerzliche Erfahrung, die die Kinder weinen macht und in eine verhaltensgestörte Fehlentwicklung leiten (dyspraktisches Psychosyndrom).

Die amnestische Dyspraxie basiert auf einem Verlust von motorischen Plänen durch das Vergessen. Dieses Vergessen ist für alle Bewegungsmuster ein normaler Vorgang, wenn diese Muster nicht mehr in Einsatz kommen (zB eine Turnübung oder ein Akrobatik-Programm). Gleich wie eine Fremdsprache, die man nie mehr spricht, verfallen immer mehr kinästhetische Gedächtnisinhalte der Vergessenheit anheim; das mal perfekt gekonnte Ballett-Programm zB müßte erst wieder eintrainiert werden.

Bei der musischen, emotionalen und gestischen Dyspraxie ist es stets die Sensomotorik, die gestört ist und nicht die musischen oder das emotionale TL-System resp das globalintegrative Gestikmuster.

Ursächlich gibt es 3 Hauptformen von Dyspraxien:
- organische
- funktionelle
- Entwicklungs-Dyspraxien.

Die organischen basieren stets auf einem Neuronen-Untergang durch ein Trauma, eine Durchblutungsstörung, einen Tumor, einen Abszeß etc. Beim Kind erfolgt die Störung weitaus am häufigsten vor oder während der Geburt wegen Blutung oder Gefäß-Verschluß. Die Folgen davon sind nicht nur der Defekt, sondern auch die verzögerte Entwicklung. Diese verzögerte Entwicklung kann aber auch genetisch programmiert sein.

Häufig blockieren Hemm-Neurone den kreativen Aufbau des Bewegungsplanes, aktiviert durch Schicksalsschläge, Frustrationen etc., also psychosomatisch bedingt (früher auch hysterische Dyspraxien geheißen). Es handelt sich hier um die funktionellen Dyspraxien, die im günstigsten Falle schlagartig bessern (Wunderheilung), im ungünstigsten Falle aber die Patienten sogar bleibend an den Rollstuhl fesseln.

Die Entwicklungs-Dyspraxie schließlich geht auf eine verlangsamte Entwicklung des sensomotorischen Systems zurück, sei es, daß die Entwicklung genetisch langsamer programmiert ist; sei es, daß eine organische Schädigung die Entwicklung verzögert, aber nicht verunmöglicht, so daß das Kind aufholt; sei es, daß Hemm-Neurone die Entwicklung abbremsen oder gar wie beim Autismus abblocken, nachdem die Entwicklung normal angelaufen war, so daß Defekt-Zustände zurückbleiben.

Ausfälle der voluptiven Integrate

Fällt der voluptive Globalintegrat-Anteil aus, liegt der Wille darnieder, die Patienten können zumeist im Rahmen eines ausgeprägten POS oder einer Depression keine Ziele mehr verfolgen, wirken stumpf, apathisch und ohne jegliche Initiative.

Können noch Instinkt-Motivationen voluptiv übernommen werden, wirken die Patienten triebhaft und ihren Instinkten ausgeliefert (vorab beim Stirnhirn-Syndrom).

Rehabilitation

Entsprechend der Verschiedenartigkeit der motorischen Störungen je nach Läsionsebene sieht die Rehabilitation verschieden aus.

Wesentlich für ihren Erfolg, daß die Lernfähigkeit der beteiligten Neurone gut geblieben ist.

Ausfälle von Afferenzen und peripheren Efferenzen

Ausfälle auf der afferenten Seite verlangen sehr viel Ausdauer seitens des Patienten wie des Therapeuten, da das motorische System ständig falsche Informationen aus den defekten afferenten Systemen bekommt und die Diskrepanz-Detektoren versuchen, die Efferenz-Kopien auf die einlaufenden falschen Grundinformationen abzustimmen. Entsprechend falsch kommt das motorische Muster heraus (sensible Ataxie). Allerdings kann bei Propriozeptorenausfall die Empfindlichkeit der Detektoren durch Üben der Gelenksstellungs-Wahrnehmung gesteigert werden. Auch gelingt ein Umstimmen der Diskrepanz-Detektoren, so daß ein korrekter Bewegungsplan auf eine gestörte Reafferenz abgestimmt werden kann.

Das motorische System muß vermehrt auf die Seh-Kontrolle umstellen (Reafferenzen aus dem visuellen System), was sich tatsächlich bewerkstelligen läßt, solange es nicht dunkel wird. In der Dunkelheit allerdings setzt sich die sensible Ataxie wieder durch. In diesem Falle kann nur noch das Einüben des kinematischen Gedächtnisses (mit all seiner Vergeßlichkeitswahrscheinlichkeit) und die Umstimmung der Diskrepanz-Detektoren bessere motorische Leistungen herausholen.

Auf der peripher-efferenten Seite muß ein zerstörter Muskel durch Verpflanzung eines anderen oder der Hälfte eines anderen ersetzt werden. Das Einüben auf die neue Funktion benötigt hernach einiges an Zeit und Geduld, bringt aber schließlich doch den erwünschten Erfolg.

Ähnliches ist zu sagen, wenn der motorische Nerv zum Muskel unterbrochen ist und nicht nachsproßt. Dieses Nachsprossen gelingt um so schlechter, je weiter weg der Muskel liegt, da sich die aussprossenden Fasern in die Seitenäste des Nerven verlieren. In diesem Falle lassen sich andere Nerven in den gelähmten Muskel einpflanzen, was wiederum nur möglich ist, weil die neue Nervenversorgung zentral umprogrammiert werden kann.

Auf Niveau des Rückenmarks

Tragisch sind die Unterbrüche im Rückenmark mit Querschnittsläsion. Die Vorderhorn-Motoneurone werden in diesem Falle überreizbar, so daß auf geringste Afferenzen hin eine massive Muskelkontraktion (Spasmus) auftritt. Schon die Schwerkraft kann genügen, Armmuskeln zB in ständige antigravitatorische Beugehaltung zu versetzen. Hier wird bislang ohne großen Erfolg versucht, den nur noch reflektorisch gesteuerten Mustern Computer-Impulse zuzuführen, mit denen ein Gehen wieder möglich werden sollte. Für die Zukunft besteht überdies berechtigte Hoffnung, daß die unterbrochenen Rückenmarksfasern durch Blockierung der sie hemmenden Glia-Hemmstoffe wieder aussprossen werden.

Pyramidenbahn-Läsionen

Bei Pyramidenbahn-Läsionen, zB nach Hirnschlag, reagieren die Vorderhorn-Motoneurone des Rückenmarkes wie bei der Querschnittsläsion zu massiv, es kommt zur Spasmenbildung und zu den phylogenetisch alten Reflexen (motorische Autonomie des Rückenmarkes). Heilgymnastik kann diese Spasmen zwar vorübergehend lösen, doch stellen sie sich schon gleichentags wieder ein. Bobath hat sich auf die Haltungs- und Stellreflexe konzentriert, um über die Hemm-Möglichkeiten dieser Reflexe auf die gesteigerte Spinal-Motorik einen Ausgleich zu erzielen. Wichtig dazu die Haltung (zB in Seitwärts- oder in Rückenlage gebeugte Kopfhaltung, um die Strecker der Beine zu hemmen).

Interessant die Verfahren von Vojta, bei denen durch Druck auf bestimmte Reizzonen ein koordiniertes, normales Bewegungsmuster aktiviert und damit die gestörte Muskel-Nerv-Einheit auftrainiert wird.

Auch verspricht man sich von der Rückenmarks-Stimulation (elektrische Stimulation hemmender Zwischenneuronen-Netze über eingepflanzte Elektroden) einiges an Spasmenlösung. Und schließlich gibt es erste spasmen-reduzierende Medikamente.

Wenn es gelänge, die verschiedenen Hemm-Möglichkeiten im Rückenmark auszuschöpfen, würde noch einiges an Hemmung herausgeholt werden können.

Extrapyramidale und Kleinhirn-Störungen

Die extrapyramidalen und zerebellären Störungen (Tonus-Schwankungen, ausfahrende, unpräzise Bewegungen, Spontanbewegungen wie der Tremor oder die Spontan-Dyskinesien, ferner Gleichgewichtsstörungen) sind schwierig bekämpfbar, da von den pathologischen Mustern pathologische Efferenz-Kopien in den Diskrepanz-Detektoren zurückbleiben, die eine entsprechende Reafferenz erzwingen. Daher holt das Geschicklichkeits-Training über die Erfolgsbelohnung (operant conditioning) zu wenig heraus. Sofern auch die tonussenkenden Maßnahmen versagen, bleiben leider nur das eiserne tägliche Üben zur Steigerung der Geschicklichkeit und der kinästhetischen Erinnerung an die korrekteren Bewegungsmuster, ferner das Bewahren der inneren Ruhe (jede Aufregung steigert die Störungen enorm) und die Anpassung des Lebensstils an die Störungen (Bewegungspläne ohne gestörte Elemente darin).

Dyspraxie

Ob dem großen Leistungsvermögen des kinästhetischen Gedächtnisses ist die Behandlung der Dyspraxie dankbar.
Rezeptive Dyspraxie. Ist das propriozeptive und vestibuläre Körperschema defekt (was meistens der Fall ist), müssen vorerst die restlichen Detektor- und Kombinator-Neurone sensibilisiert werden, um das sensible Körperschema zu korrigieren. Vernachlässigte Gliedmaßen werden gezielt gefordert, der Spürsinn geübt und das Gleichgewicht mit Zielübungen auf der Schaukel oder auf dem Therapie-Kreisel verbessert. Auch werden durch Üben die Diskrepanz-Detektoren umgeeicht, so daß mit der Zeit die gestörte Reafferenz zu den korrekt aufgebauten Bewegungsplänen hinzu akzeptiert wird.
Kreative Dyspraxie. Ob der großen spontanen Gestaltungsfreudigkeit des kreativen Subsystem-Anteils (dank vieler spontanaktiver Neurone) reorganisiert sich dieser Teilleistungsanteil mit großem Einfallsreichtum, sofern bloß der rezeptive Systemanteil stimmt und andererseits die Zielsetzung nur sehr vorsichtig und in kleinen Schritten vorangetrieben wird, um die Motivation nicht zu frustrieren.
Bei der expressiven Dyspraxie muß vorerst ein Inventar an ausgefallenen Kinemen, Kinemmustern oder Kinemfolgen aufgenommen werden, damit

diese gezielt in ein Spielverhalten, Sportverhalten etc eingebaut werden können, um dadurch fast unbemerkt eingeübt zu werden. Oft auch müssen falsch hinzugekomme Kineme wie zum Beispiel Rotationskineme gezielt wieder ausgebaut werden.

Mentales Training. Über den kreativen Anteil können ganzheitliche Bewegungs-Pläne auch mental (in der Phantasie) geübt werden, weil dabie unterschwellige Efferenzen zu elektrophysiologisch nachweisbaren Muskelinnervationen führen, die ihrerseits unterschwellige Reafferenzen auslösen und so einen minimen kreativen Musteraufbau mit Einprägung im kinästhetischen Gedächtnis ermöglichen.

Voluptive Störungen

Gegen diese Störungen kann der Integrator nur als Ganzheit mit einerseits seinen Global-Vermögen, andererseits seinen Teilleistungen (kognitive, emotionale, musische Vermögen) gefördert werden, um aus dieser seiner Ganzheitlichkeit heraus wieder voluptive Muster aufzubauen oder Instinktmuster zu beherrschen.

Beim Ganzheitsstreben des Integrators begünstigt die Förderung der Ganzheit überdies das Überwinden einer Teilleistungs-Störung wie der Störung des motorischen Musteraufbaues erheblich.

Da jedoch jeder Integrator vom anderen verschieden ist (beträchtliche individuelle Unterschiede, da wir keine Massenware der Natur sind, sondern einmalige historische Ereignisse), muß die Therapie individuell angepaßt werden und ist dementsprechend eine Kunst.

Zusammenfassung

Die Motorik orientiert sich an den Afferenzen vorwiegend aus den Muskeln, Sehnen, Gelenken, Bändern, der Haut und des Gleichgewichts-Systems. Die Umschaltung dieser Afferenzen (Kinästhesie) auf die motorische Seite (Kinematik) geschieht auf jeder Ebene. Hinzu kommt für die Willkür das Auge.

Zuunterst finden sich die **Reflexe**. Während die Eigenreflexe nur aus einem afferenten und efferenten Neuron zusammengesetzt sind, ist bei den Fremdreflexen ein Zwischenneuron in den Reflexbogen eingeschaltet worden, das die Reflexantwort ausweitet, sich an den Reflexauslöser angewöhnt und sich an neue Reize erinnern kann (Konditionierung). Es zeigt damit erstmals in der Motorik eine Ansprechbarkeits-Schwelle und ein Erinnerungsvermögen. Die Vielfalt der so aufgebauten Reflexe ist gewaltig (phylogenetisch alte Reflexe, Stell-Reflexe, auslösergewinnende und meidende Reflexe, vegetative Reflexe).

Die Extrapyramidalmotorik. Auf Stammhirn-Niveau wurden die Stellreflexe durch die Extrapyramidal-Motorik im Dienste vorab der Körperhaltung in Ruhe wie bei Bewegung, aber auch der erlernten einfachen Bewegungsautomatismen ergänzt. Dieses System steuert überdies bedarfsangepaßt den Regelkreis zu den Muskelspindeln, um damit vorab die Haltung reflektorisch abzusichern.

Das Kleinhirn. Durch fast ausschließlich Hemmung der Extrapyramidal-Motorik greift das Kleinhirn verfeinernd, präzisierend, stabilisierend und das Gleichgewicht garantierend in das motorische, auch das sprachmotorische und blickmotorische Geschehen ein.

Die Pyramidal-Motorik übernimmt die Expressivmuster des Wirk-Subsystems (Wirk-Muster), um sie in einer einzigen, langen, auf die andere Seite hinüberkreuzenden Bahn auf das Vorderhorn-Motoneuron des Rückenmarks und des Stammhirns weiterzuleiten, von wo aus das Muster in die Muskulatur und damit in die Wirkwelt gelangt. Auch übt sie zT über Zwischenneurone eine Dauer-Hemmwirkung auf die Reflexbereitschaft und die phylogenetisch alten Reflexe aus.

Die Willkür-Motorik (Integrator-Motorik). Die Globalintegration baut voluptive Muster auf, die über das sensomotorische Teilleistungs-System fronto-parietal li betont motorisch verwirklicht werden. Dieses TL-System besteht aus 3 Anteilen: einem rezeptiven, kreativen und expressiven.

Der **rezeptive** Anteil (Kinästhesie) erkennt die Ausgangsstellung des Körpers, enthält das dreidimensionale, kinästhetische Körperschema und liefert die Reafferenzen für den kreativen Anteil.

Der **kreative** Anteil ist ein GI-Ausläufer und übernimmt die voluptiven Muster (Willens-Muster) aus der GI, um Bewegungspläne dazu auszusuchen. Hierfür stehen viele früher durchgespielte Pläne als Erinnerungs-Inhalte im Körperschema des rezeptiven Anteiles zur Verfügung. Der am günstigsten erscheinende Bewegungsentwurf wird im Zusammenspiel mit der GI ausgelesen und umweltangepaßt zum kinetischen Muster umgebaut. Wird keiner gefunden, werden neue Pläne kreiert und ausprobiert. Der ausgewählte wird von der GI übernommen.

Der **expressive** Anteil übernimmt mit seinen Kinem- und Tonem-Detektoren den ausgelesenen und angepaßten Bewegungsplan aus der GI und gibt die Kineme neben- und nacheinander als Kinemmusterfolgen dem retikulären wie dem extrapyramidalen System und schließlich dem pyramidalen System weiter, damit diese Muster motorisch in Erscheinung treten.

Das kinästhetische Gedächtnis wird über die in den rezeptiven Anteil eingelaufenen erfolgreichen Reafferenzen (durch Üben) aufgebaut und bringt das dreidimensionale kinästhetische Körperschema mit all seinen Haltungen und Bewegungen mit sich.

Die Läsionen des integrativen sensomotorischen TL-Systems führen zu den rezeptiven, kreativen und expressiven Dyspraxien, diejenigen des pyramidalen Systems zur Spastik, des extrapyramidalen zu den Dystonien und Dyskinesien, des Kleinhirnes zu den Ataxien, der Vorderhornmotoneurone und der Muskelfasern zur schlaffen Lähmung, und der Afferenzen zur Störung des kinästhetischen Körperschemas, zu den sensiblen Ataxien und den Dyspraxien.

Rehabilitation. Entsprechend der Störungsvielfalt sieht die Bewegungs-Rehabilitation vielfältig und spezifisch aus. Für die schlaffe Lähmung sind Umgehungsstrategien nötig. Für das extrapyramidale dyston-dyskinetische Syndrom sowie die zerebelläre und sensible Ataxie sind Herausforderungen und Anpassungs-Strategien notwendig. Für die pyramidalen Läsionen werden Hemm-Neurone auf die Spastik eingesetzt, und für die kortikale Sensomotorik ist wichtig, daß das kinästhetische Körper-Schema verbessert wird. Seitens der Wirkmotorik geht es darum, den Bewegungsmuster-Aufbau vorsichtig zu fördern und verlorengegangene Kineme spielerisch einzuüben oder falsch eingespielte Kineme wieder auszubauen.

Wichtig zu wissen, daß jedes Training individuell angepaßt sein will und damit eine Kunst darstellt. Auch fördert jedes Training die Globalintegration und mit ihr die globalintegrativen Teilleistungen, so daß sich die Verbesserung einer Teilleistung auch auf alle anderen Teilleistungen und das Globalleistungsvermögen verbessernd auswirkt.

Literatur

Bechterew, W.: Reflexologie des Menschen. Leipzig/Wien (1926)

Birdwhistel, R. L.: Kinesics and Context. Univ. of Pennsylvania Press, Philadelphia (1970)

Bobath, B., et al.: Die motorische Entwicklung bei Zerebralparese. Thieme, Stuttgart (1982)

Bobath, B.: Abnorme Haltungsreflexe bei Gehirnschäden. Thieme, Stuttgart (1968)

Caprez, G., et al.: Neurophysiologische Therapie nach Hirnschädigungen. Springer, Berlin (1984)

Eggert, D., et al.: Die Bedeutung der Motorik für die Entwicklung normaler und behinderter Kinder. Hofmann (1980)

Geschwind, N.: The apraxias. In: Phenomenology of will and action. Desquesne Univ. Press, Pittsburgh (1967)

Granit, R.: Systems for control of movements. In: 1st Internat. Congress Neurol. Sci., Bruxelles 1957. Pergamon, London (1959)

Gschwend, J.: Vergleich zwischen der menschlichen Reflex- und Instinkt-Motorik. Fortschritte der Neurologie-Psychiatrie 45 (1977)

Haase, I., et al.: Sensomotorik. Urban & Schwarzenberg, München (1976)

Hassler, R., et al.: Wirkungen der Reizungen und Koagulationen in den Stammganglien bei stereotaktischen Hirnoperationen. Der Nervenarzt 32 (1961)

Hellbrügge, Th., et al.: Münchner Funktionelle Entwicklungsdiagnostik. Hansisches Verlagskontor (1985)

Hellbrügge, Th., et al.: Die Entwicklung des Säuglings. Knaur (1973)

Holle, B.: Die motorische Entwicklung des Kindes. Psychol. Vlg. Weinheim (1986)

Kerschensteiner, M., et al.: Bewegungsanalyse bei buccofacialer Apraxie. Nervenarzt 45 (1974)

Kiphard, E. J.: Psychomotorik als Prävention und Rehabilitation. Flöttmann (1979)

Kiphard, E. J.: Psychomotorik in Theorie und Praxis. Flöttmann (1989)

Küchler, G.: Motorik. Fischer (1983)

Liepmann, H.: Der weitere Krankheitsverlauf bei dem einseitig Apraktischen und der Gehirnbefund auf Grund von Serienschnitten. Mschr. Psychiat. Neurol. 16 (1905)

Mertens, K.: Die psychomotorische Erziehung im Kindes- und Jugendalter. HVA Schindele, Heidelberg (1981)

Meyer, I. S., et al.,: Apraxia of gait: A clinico-physiological study. Brain 83 (1960)

Pawlow, J. P.: Die höchsten Nerventätigkeiten (das Verhalten) von Tieren. Bermann, München (1926)

Pick, A.: Studien über motorische Apraxie und ihr nahestehende Erscheinungen; ihre Bedeutung in der Symptomatologie psychopathologischer Symptomenkomplexe. Deuticke, Leipzig (1905)

Poeck, K.: Apraxie. In *Poeck*, K.: Klinische Neurophysiologie. Thieme, Stuttgart (1989)

Radi, G., et al.: Psychomotorik. Psychol. Vlg., Weinheim (1984)

Roberts, T. D. M.: Neurophysiology of postural mechanisms. Butterworths, London (1967)

Vojta, V.: Die zerebralen Bewegungsstörungen im Säuglingsalter. Enke, Stuttgart (1988)

Vojta, V., et al.: Das Vojta-Prinzip. Springer, Berlin (1992)

Das Gleichgewicht

Das sich Aufrichten vom Vierbeiner zum Zweibeiner war für die Gleichgewichts-Regulierung eine derart große Herausforderung, daß über 15 Gewichtsprozent Hirngewebe für die Gleichgewichts-Steuerung herangezogen werden mußten. Dabei erreichten gleich 3 afferente Systeme an Bedeutung:
- **ein System für das statische und linear-dynamische Gleichgewicht** im Innenohr,
- **ein System für das rotations-dynamische Gleichgewicht** ebenfalls im Innenohr (mit dem ersteren zusammen das vestibuläre System) und
- **ein System aus Propriorezeptoren der Halswirbelsäule,** das die Kopfstellung gegenüber dem Rumpf steuert.
- Hinzu kommt **das visuelle System**, das ein entscheidendes Vorplanen erlaubt (beim Blinden und in der Dunkelheit weggefallen).

Aus den ersten 3 vorwiegend unbewußt laufenden afferenten Systemen, deren Ansprechbarkeit sich an die *Stevens*-Formel (S 14) hält, haben sich eigentliche Gleichgewichts-Regulationssysteme entwickelt, die über zT polysensorische Detektor-Neurone (ansprechend auf Gleichgewichts-, Gelenkstellungs- und Seh-Informationen) schon auf Niveau des Vestibularis-Kernbereiches ineinander übergreifen und der Extrapyramidalmotorik inklusive dem Kleinhirn, aber auch der Reflex- und der Integrator-Motorik die entscheidenden Gleichgewichts-Informationen liefern.

Das statische und linear-dynamische Gleichgewicht

Die Rezeptoren. Das statische Gleichgewicht setzt sich mit der Erdanziehung auseinander. Entsprechend gibt es Rezeptoren (Gravizeptoren), die ihre Stellung gegenüber der Erdanziehung registrieren. Es sind dies analog den Gehörs-Rezeptoren umgewandelte Epithel-Zellen, die zu Häufchen beisammen im Innenohr (Abb 13 S 59) von Kalkplatten überlagert werden (Kalkplatten-Rezeptoren, Abb 40). Die eine Platte liegt horizontal (Macula utriculi), die andere steht senkrecht (Macula sacculi).

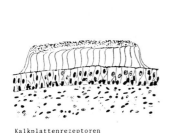
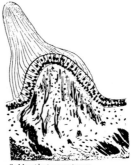

Kalkplattenrezeptoren   Gallerthutrezeptoren

Abb 40: Die Gleichgewichtsrezeptoren im Innenohr (Vestibularis-Rezeptoren)

Das Ansprechen auf statischen Druck. Beide Kalkplatten drücken gegen den längsten Fortsatz der Rezeptor-Zellen, die Kinozilie, wodurch es je nach Lage des Kopfes im Erdanziehungsfeld zu einer entsprechenden Abscher-Größe dieser Kinozilie kommt, was von den Rezeptor-Zellen in ein adäquates bioelektrisches Signal-Muster umgeschrieben wird.

Die Rezeptor-Ansprechbarkeit ist nicht immer gleich, sondern wird ähnlich wie bei den Gehörs-Rezeptoren von efferenten Fasern aus dem afferenten System und der Formatio reticularis gesteuert.

Das Ansprechen auf lineare Beschleunigung. Die Bauweise des Kalkplatten-Systems hat es in sich, auch auf lineare Beschleunigungen hin zu reagieren (in der Horizontalen abscherend, in der Vertikalen die Druckeinwirkung ändernd). Das Rezeptor-System ist daher überdies ein linear-dynamisches System.

Die ableitende **erste Nervenfaser** hat ihren Zellkörper im Ganglion vestibulare (Abb 41) und gibt spontanaktiv ständig Signale an die Vestibulariskerne im Stammhirn ab. Diese Signale werden von den Rezeptorzellen moduliert, was für das Hirn die Information über die Stellung der Kalkplatten darstellt.

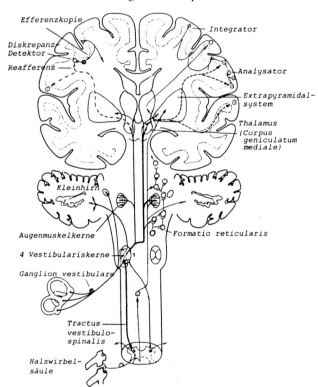

Abb 41: Das Gleichgewichts-System

Das **zweite Neuron** liegt im Stammhirn und bildet vier Vestibularis-Kerngruppen, von denen aus die Informationen an verschiedene Instanzen weitergegeben werden:

- **zu den Motoneuronen des Rückenmarks** (Tractus vestibulo-spinalis), vorab zu den Antigravitationsmuskeln, so daß wir zB beim Sturz die Arme reflektorisch ausstrecken und der Säugling sich hochzustemmen beginnt.
- **zu verschiedenartigen Detektor-Neuronen** im Bereich der Vestibularis-Kerngruppe, die ganz bestimmte Afferenzenmuster zB für Kopfstellungen (Kopfstellungs-Detektoren) aus der Fülle der einlaufenden Informationen herausgreifen. Zwischen ihnen gibt es auch Diskrepanz-Detektoren, eine Art Inter-Detektoren, die die Muster der beiden Seiten oder aus verschiedenen Systemen (aus den Gleichgewichts-Rezeptoren, den Propriozeptoren und dem visuellen System) gegeneinander ausspielen. Sind diese Muster diskrepant, werden die Antworten dieser Inter-Detektoren integrativ als Schwindel erlebt (Schwindel-Detektoren).
- **zur Extrapyramidal-Motorik**, die den Tonus der Muskulatur reguliert und damit dem Körper die Haltung ermöglicht. Durch den Zustrom von Gleichgewichts-Informationen aus den Vestibularis-Kernen korrigiert das extrapyramidale System die Gleichgewichtsverluste, allerdings außerordentlich grob, nämlich etwa so wie beim Betrunkenen. Es ist Aufgabe des Kleinhirnes, diese Muster zu verfeinern.
- **zum Kleinhirn**, dem speziell die Gleichgewichtsabsicherung (vorab das Archicerebellum) zufällt. Es ist für die Präzision des Gleichgewichtes, aber auch aller anderen Bewegungen zuständig, was zudem Stabilisierung bedeutet. Dank ihm kommen überhaupt erst die Gleichgewichtskünste der Akrobatik mit der Eleganz und der Geschmeidigkeit der Bewegungen zustande. Auch ermöglicht es die exakte Ziel-Ausrichtung und die Koordination der Bewegungen, ferner die exakte Ziel-Ausrichtung der Augen und die präzise Stimmgebung beim Reden und Singen. All dies erreicht es durch Abgabe von Hemmimpulsen auf die grobschlägige Extrapyramidal-Motorik. Es ist demnach ein Korrektor überall dort, wo es um Präzision der Motorik geht. Und da das Gleichgewicht keine statische Größe, sondern ein ständiges Pendeln der Körperachse im Erdanziehungsfeld darstellt, muß das Kleinhirn dafür besorgt sein, daß das Pendeln um diese Achse, dh die Sturz-Neigung nach allen Seiten im Sitzen, Stehen oder Gehen weitest möglich eingeengt gehalten werden kann.
- **zu den Augenmuskelkernen** des Mittelhirnes, damit die Augen den Kopfbewegungen entgegendrehen und so das Gesichtsfeld ruhighalten (vestibulo-okulärer Stellreflex).
- **zur Formatio reticularis**, die ihrerseits Verbindungen überall hin hat, vorab auch zum vegetativen Nervensystem, um mehr Energie bereitstellen zu lassen, wenn das Aufrechterhalten des Gleichgewichtes mehr Anstrengungen erfordert (Abb 20 S 73), oder aber um beim Schwindel-Detektoransprechen den Parasympathikus zu aktivieren (Blutdruck-Abfall, Erbrechen, Durchfall), wodurch die gestörte Motorik weniger Energie bekommt.
- **zum postzentralen Gleichgewichts-Analysator** (gehört zum kinästhetischen Analysator, Abb 5 S 16) beidseits (gekreuzt ausgeprägter) über den Thalamus, sofern die Afferenzen genügend intensiv sind oder die Diskrepanz-

Detektoren (Diskrepanz zu den Seh-Mustern zB) reagieren. Von hier aus geht es weiter

– **zum kinästhetischen Subsystem** des Integrators und damit zum kinästhetischen Körperschema (Abb 26 S 87), das die Informationen der Diskrepanz-Detektoren zu Schwindel-Mustern ausbaut. Beim Übereinstimmen der Reafferenzen aus den aktiv entstandenen Reiz-Mustern wie zB beim Gehen, Rennen, Klettern etc mit den Efferenz-Kopien hingegen kommen diese Reafferenzen gar nicht erst bis zum kinästhetischen Subsystem, es sei denn, sie wären besonders intensiv. Diskrepanzen hingegen kommen bis hierher, um zusätzlich von der Integrator-Motorik beantwortet zu werden.

Zum kinästhetischen Subsystem gelangen aber auch passiv entstandene Reiz-Muster wie zB durch rasantes Anfahren oder Abbremsen eines Fahrzeuges, durch einen freien Fall etc, die als Beschleunigung erlebt werden. Hierher gehört auch das Angezogenwerden durch die Erdanziehung als Gewicht, was die Welt als eine Platte und nicht, wie die Mathematik ausrechnet, als Kugel erleben läßt, auf der wir ins All hinaus ragen.

Und schließlich sprechen vorab Detektor-Neurone des emotionalen und instinktiven Subsystems leicht auf die Schwindelmuster in der GI drin an, es kommt zum begleitenden Angsterleben bis hinauf zur Panik (bei Erdbeben zB).

Das rotations-dynamische Gleichgewicht

Ein spezielles **Rezeptor-System** hat das rotationsdynamische Gleichgewicht entwickelt bekommen, wozu recht komplizierte Einrichtungen nötig wurden, um die Rotationen in allen 3 Ebenen registrieren zu können. Die Rezeptor-Zellen, wiederum spezialisierte Epithel-Zellen mit je einer langen Kinozilie liegen unter 3 Gallerthüten (Gallerthut-Rezeptoren, Abb 40), jeder davon am Ende eines horizontalen (nach vorne um 30° angehoben), eines rechtwinklig dazu stehenden frontalen und eines analogen sagittalen Bogenganges (Abb 13 S 59).

Durch die Dreh-Bewegung schwappt der Gallert-Hut in die entgegengesetzte Richtung, durch das plötzliche Abstoppen aber in die andere, was bewirkt, daß die Kinozilien in die eine, dann in die andere Richtung abgelenkt werden. Beide Male schreiben die Rezeptorzellen (auch sie in ihrer Empfindlichkeit vom Stammhirn her gesteuert) die Kinozilien-Ablenkung in ein bioelektrisches Signal um, das dem ableitenden 1. Neuron, wiederum einem Neuron mit Spontanaktivität, übergeben wird.

Drehbeschleunigungs-Registrierung. Bei dieser Bauart registriert das Rezeptorsystem nur positive und negative Beschleunigungen, aber keine konstanten Drehungen (der Gallerthut kehrt bei konstantem Drehen in die Ruhelage zurück).

Auch hat es die Bauart dieses Systems in sich, die Illusion des Drehens auf die andere Seite zu vermitteln, wenn es plötzlich abgestoppt wird (was ob der Diskrepanz zu den anderen Informationen aus der Propriozeption und den

Augen entsprechende Diskrepanz-Detektoren erregt, deren Aktivität zu Schwindel führt); insgesamt also ein nicht sehr gelungenes, aber vorab im Baumleben doch lebenswichtig gewesenes System, das bei den heutigen Sportarten wieder an Bedeutung gewonnen hat.

Die Umschaltung auf die Vestibularis-Kerne und dann weiter auf die Neurone des Rückenmarkes, auf das extrapyramidale System, ins Kleinhirn hinein, zu den Augenmuskel-Kernen, zur Formatio reticularis, über den Thalamus zum kinästhetischen Analysator (Abb 41) und weiter zum Integrator verläuft analog dem statischen System.

Im Integrator (kinästhetisches Merk-Subsystem) wiederum werden nur die starken, passiven Kopfdreh-Beschleunigungen und die Diskrepanzen registriert, während die aktiven Kopfwende-Bewegungen, so abrupt sie auch sein mögen, wegen dem Ausspielen der Reafferenz gegen die Efferenz-Kopie in den Diskrepanz-Detektoren abgefangen werden. Die Ballett-Tänzerinnen nützen dieses Abfangen aus, indem sie bei der Pirouette den Kopf aktiv vorausschnellen und damit dem passiven, schwindelinduzierenden Gedrehtwerden des Kopfes vorbeugen. Im Kindesalter hingegen kommt es beim Getragenwerden zu ständigen passiven Drehbeschleunigungen, die angepaßterweise angenehm empfunden werden. Entsprechend ist denn auch das Karussell bei Kindern populär.

Das Gelenksstellungs- und Gelenksbewegungs-Gleichgewicht aus der Halswirbelsäule (Proprioceptoren)

Weil der Kopf nicht starr, sondern beweglich mit dem Rumpf verbunden ist, kann der Rumpf aus dem Gleichgewicht geraten, wenn der Kopf noch geradesteht, ohne daß die Gleichgewichts-Rezeptoren was davon merken. Daher mußte die Information aus den Halswirbel-Gelenken zur Rumpfstellungs-Angabe herangezogen werden.

Die Rezeptoren dazu sind freie Nervenendigungen (Propriozeptoren), die über ein Ansprechen auf das Gedehntwerden die Halswirbelgelenks-Bewegungen und -Stellungen registrieren und ihre Informationen im Rezeptorneuron, das zugleich das erste afferente Neuron darstellt, über die Hinterwurzel des Halsmarkes bis zum Eintritt ins Stammhirn weiterleiten (Abb 41).

Die Afferenzen ziehen nach Umschaltung auf das 2., kreuzende Neuron zu Neuronen der Vestibulariskerne (wo bereits Diskrepanz-Detektoren ein Ausspielen dieser Muster gegen die Muster aus den Vestibularis-Rezeptoren und dem Seh-System vornehmen), zur Extrapyramidalmotorik, zum Kleinhirn und zum Thalamus.

Ein Seitenast des 1. Neurons geht auch zu den rückenmarkseigenen Zwischenneuronen (tonische und phasische Stellreflexe).

Der Analysator. Die Afferenzen zum Thalamus laufen weiter zum kinästhetischen Analysator im Postzentralbereich mit Gelenksstellungs- und Bewegungs-Detektoren (Gelenkssinn im Rahmen der Kinästhesie).

Der Integrator schließlich übernimmt in seinem kinästhetischen Merk-Subsystem mit seinen Kombinator-Neuronen die Analysate aus der Propriozeption und der vestibulären Gleichgewichtsregistrierung (statisches, rotationsdynamisches und propriozeptives Gleichgewichts-System), um sie zum kinästhetischen Integrat (Körperschema) zusammenzubauen. Über den Gedächtnisvergleich und die Kreativatoren im Zusammenspiel mit der GI wird sich der Integrator nicht so sehr des Gleichgewichtes, als vielmehr der Gleichgewichtsstörungen (Schwindel) und des Gleichgewichtsverlustes bewußt.

Ob der vielen Rezeptoren ist die Halswirbelsäule geradezu ein unbewußtes Sinnes-Organ an strategisch wichtiger Position zur Koordinationssteuerung von Kopf und Rumpf.

Schultergelenk. Eine schwache Propriozeptoren-Afferenz kommt aus den Schultergelenken in die Vestibulariskerngruppe, die im Baumleben einiges an Bedeutung gehabt haben dürfte.

Die Propriozeptoren der Beine wiederum spielen eine wichtige Rolle im Aufrechterhalten des Körpergleichgewichtes auf den Beinen (bei Ausfall sensible Ataxie).

Das visuelle System

Der Informationszustrom aus dem visuellen Analysator und Merk-Subsystem (mit dem visuellen Körperschema) dient vorab der Gleichgewichts-Vorplanung. Fällt diese in der Dunkelheit weg, sind wir sofort wesentlich vorsichtiger und langsamer, weil die Vorsicht für den Aufbau motorischer Muster buchstäblich wegfällt und die Gleichgewichtssteuerung ständig beginnende Gleichgewichtsverluste korrigieren muß.

Tiefenschwindel. Stehen die visuellen Muster des Tiefensehens in Diskrepanz zu den popriozeptiven Mustern aus den Beinen (zB auf einer Dachzinne mit der Information des Bodens unter den Füßen aus den Beinen, aber einer visuellen Tiefe von 15 m), reagieren die zuständigen Diskrepanz-Detektoren (Schwindel-Detektoren) sofort mit Schwindelmustern.

Das Zusammenspiel

Die obigen Steuerungssysteme spielen schon auf Stammhirn-Niveau (sogar schon in den Vestibularis-Kernen) sehr zuverlässig zusammen, um es der Extrapyramidal-Motorik zu ermöglichen, aufrecht durchs Leben zu gehen.

Daß für die Zuverlässigkeit dieses Aufrecht-Gehens das Kleinhirn eine entscheidende Rolle spielt, und dementsprechend vom vestibulären und propriozeptiven Steuerungssystem ständig informiert wird, haben wir bereits bei der Motorik erwähnt.

Hinzu kommen erst noch die ebenfalls belieferten Gleichgewichts-Reflexe und die visuell gesteuerte Integrator-Motorik, um einen drohenden Sturz mit Sichfesthalten aufzufangen.

Die Gleichgewichtsstörungen

Die Gleichgewichtsstörungen kommen bei der Komplexität des Steuerungssystems häufig und auf außerordentlich vielfältige Art und Weise zustande, angefangen bei den Rezeptoren bis hinauf zur Agnosie des Integrators. Weil die zentrale Gleichgewichts-Organisation ihren Schwerpunkt im Stamm- und Kleinhirn hat, sind die zentralen Gleichgewichtsstörungen fast immer Ausdruck eines Stamm- oder Kleinhirn-Syndromes. Die Störungen manifestieren sich einerseits motorisch als Ataxie und Nystagmus, andererseits subjektiv als Schwindel.

Auf **Rezeptor-Ebene** haben die Störungen der Gallerthut-Rezeptoren (sei es ein einseitiger Ausfall durch Druckanstieg in den Bogengängen beim Morbus Menière, sei es eine Übererregung durch Kalkkristalle, die von den Kalkplatten auf die Gallerthüte fallen) eine Aktivierung der Diskrepanz-Detektoren mit entsprechendem Dreh-Schwindel, Erbrechen (über die Formatio reticularis), Fallneigung (auf die Seite des vestibulären Ausfalls resp. auf die andere Seite bei einseitiger Überreizung) und Nystagmus (richtungskonstant mit langsamem Wegdrehen der Augen zur Seite des Ausfalls, so daß der Augenstellreflex die Augen immer wieder in die Ruhestellung zurückholen muß) zur Folge.

Bei Kalkplattenrezeptor-Störungen hingegen kommt es zum Schwank- und Lift-Schwindel. Machen die Gallerthut-Rezeptoren mit, erlebt der Patient alle Komponenten zusammen als Sturmsein bei gegenüber dem zentralen Sturmsein aber richtungskonstantem Nystagmus und ebenfalls einseitiger Fallneigung.

Bei Unterbrechung des **1. Neurons** zB nach Schädelbasis-Fraktur oder durch das gefürchtete Akustikus-Neurinom kommt es nebst einem Dreh- oder Schwank-Schwindel zu einer Fallneigung auf die Seite der Läsion mit zumeist auch Gehörsverminderung, da der Gleichgewichtsnerv mit dem Gehörsnerv zusammen zum Stammhirn zieht. Der Nystagmus geht auch hier erwartungsgemäß seitenkonstant mit der langsamen Auslenkung zur Läsionsseite.

Die Läsionen des **2. Neurons** und weiter hinauf bis zum Analysator verursachen zusammen mit direkt gestörten Diskrepanz-Detektoren den zentralen Schwindel, der als Schwanken wie auf einem Schiff, oder dann, wenn auch die andere Seite gestört wird (zB entzündlich bei multipler Sklerose, oder viel häufiger wegen Durchblutungsstörungen, zumal die Vestibularis-Neurone die empfindlichsten Neurone auf Sauerstoff-Mangel im Stammhirn sind), als Sturmsein angegeben wird. Hier fehlt der Nystagmus oder er geht in die Richtung der Augenendstellung (Blickrichtungs-Nystagmus). Ob den Verbindungen über die Formatio reticularis zum vegetativen Nervensystem kann es auch hier zu Übelkeit bis zum Erbrechen und zu Fast-Ohnmachten kommen, ob den

Verbindungen zum extrapyramidalen System und zum Kleinhirn zu Geh-Unsicherheiten und ob den aktivierten Diskrepanz-Detektoren über den Analysator-Integrator zu den bewußten Schwindel-Wahrnehmungen.

Liegt die Läsion im **Kleinhirn**, wird das Gehen wegen Ausfall des Archicerebellums torkelnd wie beim Betrunkenen (Ataxie). Ferner werden die Zielbewegungen ungenau (Dysmetrie) und zittrig (Ziel-Tremor), die Bewegungen untereinander schlecht koordiniert und die Sprache schwerfällig. Diese Ataxien haben vorwiegend mit einer Hemisphären-Störung des Kleinhirns (Neocerebellum) zu tun, während die Ataxie des Rumpfes und die Steh-Ataxie eher mit einer Störung in den Kleinhirn-Mittellinien-Strukturen (Palaeocerebellum) einhergehen. Der Muskeltonus ist herabgesetzt (Hypotonie) und die gestörte Augenmuskelsteuerung muß ständig vom Augenstellreflex korrigiert werden (grobschlägiger Nystagmus). Im akuten Stadium reagieren auch Schwindel-Detektoren.

Die **extrapyramidalen Störungen** können mit speziell grotesken Bewegungen (Verrenkungen der Arme und Beine) zusammengehen, die erst noch gerne spontan auftreten (Spontan-Dyskinesien), so daß das Gehen oft äußerst mühsam oder gänzlich unmöglich wird. Bei Kindern treten diese Störungen nicht selten nach einem Kernikterus in Form einer Choreo-Athetose in Erscheinung; beim Parkinson-Patienten kommt es zum trippelnden Gang mit plötzlichen Geh-Blockierungen und verspäteter Korrektur des Gleichgewichtsverlustes. All dies zusammengefaßt macht das dyston-dyskinetische Syndrom aus.

Störungen der **Halswirbelsäule** fallen bezüglich der Geh-Unsicherheit nicht ins Gewicht, solange nicht vegetative Reflexe auftreten, die von den Halswirbelgelenken aus als vertebro-basiläre Reflexe die Stammhirn-Durchblutung drosseln. Haben sich solche jedoch eingespielt, führen extremere oder brüske Kopfbewegungen, besonders das Kippen nach hinten, sofort zu Gefäßverengungen im Stammhirn mit hypoxischem Schwindel, eventuell auch Schwarzwerden vor den Augen bis zur Ohnmacht.

Die Analyse-Störungen spielen ob der untergeordneten Bedeutung des Analysators als Sinnes-System eine untergeordnete Rolle.

Hingegen kann bei **Integrator-Störungen** der Schwindel nicht mehr wahrgenommen und/oder mit den früheren Erfahrungen im Sinne einer Schwindel-Agnosie verglichen werden, was zur Folge hat, daß der Patient seine Gleichgewichtsstörung gar nicht erst realisiert und ständig stürzt.

Anders beim **psychosomatischen Schwindel**. Dieser kommt bei psychischer Verunsicherung durch ein Ansprechen der Schwindel-Detektoren auf Angstmuster des Integrators zustande (zB der kurze Sekunden-Schwindel), wie umgekehrt die Schwindelmuster Angst induzieren (angstinduzierter und wieder angstinduzierender Schwindel). Typisch dabei, daß dieser Schwindel im Freien ausgeprägter in Erscheinung tritt und im trauten Heim wieder schwächer wird. Viele Schwindel-Patienten können daher nur noch am Arm des Partners ausgehen, was eine Musterehe vortäuscht.

Rehabilitation

Die Rehabilitation der Gleichgewichtsstörungen ist schwierig. Zum Glück besitzt das Hirn gute Kompensationsmöglichkeiten, so daß der Verlust einer ganzen Rezeptor-Bestückung des vestibulären Innenohres vom Stammhirn hinsichtlich der Alltagsanforderungen kompensiert werden kann. Sogar der Verlust des Kleinhirnes erlaubt mit der Zeit wieder ein gewisses Geh-Vermögen, obwohl die Patienten anfänglich mit fürchterlichem Sturmsein und Miessein hilflos im Bett liegen, unfähig, nach einem Gegenstand zu greifen und ihn festzuhalten. Den Nystagmus bemerkt der Patient nicht, weil die Efferenz-Kopie für die Augenbewegungen die Bildverschiebungs-Wahrnehmung (Reafferenz) kompensiert und damit ausschaltet.

Herausforderung des Gleichgewichts. So wie man Gleichgewichtskünste einübt, kann man auch bei Gleichgewichtsstörungen dadurch etwas mehr Gleichgewicht herausholen, daß man täglich das Gleichgewicht herausfordert. Am einfachsten der Liniengang in einem schmalen Korridor, um notfalls an den Wänden abstützen zu können. Mit der Zeit gelingt dies sogar mit geschlossenen Augen.

Gleichgewichtsverbessernd wirkt auch das Radfahren, das Reiten, das Tanzen, das Spielen mit dem Ball, mit der Zeit in der Gruppe (was viel mehr Spaß macht als das Üben alleine), für Fortgeschrittene evtl. sogar das Stehen und sich Bewegen auf einem Therapie-Kreisel.

Wichtig wie bei allem Üben der tägliche Einsatz, weil sonst die Gleichgewichts-Kondition wieder verlorengeht.

Beim zervikalen artho-vaskulären Reflex-Schwindel muß der Gelenks-Reizzustand mit Antirheumatika und milder Physiotherapie (ja nicht rigoros, weil sonst den arthro-vaskuläreren Reflex-Schwindel verstärkend) abgedämpft werden. Gefäßerweiternde Substanzen helfen überdies mit, die Auswirkung des arthro-vaskulären Reflexes herabzusetzen.

Ganz anders muß der **psychosomatische Schwindel** angegangen werden, der leider zu den hartnäckigsten psychosomatischen Störungen gehört. Nebst dem Aufarbeiten bewußter oder ins Unbewußte verdrängter Störfaktoren durch die Gesprächs-Therapie hilft autogenes Training mit positivem Tagträumen (Pflegen der lockeren, schwindelfreien Ferien-Stimmung), das Verteilen der Ferien über das Jahr (Milieuwechsel mit Sporttreiben), das eiserne, bewußte Herausfordern des Schwindels, Eurythmie und mentales Training vom schwindelfreien Gehen mit, diesen zu überwinden.

Zusammenfassung

Für das schwierige Problem, den Körper im Erdanziehungsfeld auf bloß 2 Beinen im Gleichgewicht zu halten, muß das Nervensystem über 15 Gewichtsprozent an Neuronen einsetzen.

Es hat **3 Rezeptor-Systeme** dafür zur Verfügung: das Kalkplatten-System für das statische und linear-dynamische Gleichgewicht, das Gallerthut-System in den Bogengängen für das rotations-dynamische Gleichgewicht, und die Propriozeptoren in den Gelenkskapseln der Halswirbel-Gelenke für die Koordination von Kopf und Rumpf sowie in den Beinen. Hinzu kommt die Seh-Information und die Integrator-Motorik.

Bezüglich des Kalkplatten- und Gallerthut-Systems (Vestibularis-System) wird das 1. Neuron in seiner Spontanaktivität von der Aktivität der Rezeptor-Zellen moduliert, was als Information zu den Vestibularis-Kernen im Stammhirn und von dort zu Vorderhorn-Motoneuronen (Stellreflexe), zur Extrapyramidalmotorik, zum Kleinhirn, zur Augenbewegungs-Steuerung, zur Formatio reticularis und bei stärkerer Intensität zum Thalamus, zum kinästhetischen Analysator und weiter zum kinästhetischen Merk-Subsystem des Integrators mit dem dynamischen Körperschema (Erleben passiver Beschleunigungen, vorab beim Kind beliebt) weitergeleitet wird.

Aus der **Halswirbelsäule** laufen die Afferenzen über die Hinterwurzel zum Hinterhorn des Rückenmarks mit einerseits Umschaltung auf das Zwischenneuronen-System für die tonischen und phasischen Stellreflexe, mit andererseits Einstrahlung ins Extrapyramidal-System, ins Kleinhirn, in die Vestibularis-Kerne, in den kinästhetischen Analysator und weiter in das kinästhetische Merk-Subsystem des Integrators mit seinem dreidimensionalen, mechanisch-dynamischen Körperschema.

Schwindel-Detektoren. Zwischen den Gleichgewichts-Detektoren vorab im Vestibulariskernbereich liegen Diskrepanz-Detektoren, die als Inter-Detektoren Diskrepanzen zwischen rechts und links oder zwischen verschiedenen afferenten Systemen festhalten. Ihr Aktivwerden führt globalintegrativ zu Schwindel (Schwindel-Detektoren) und über die Formatio reticularis zu vegetativen Begleiterscheinungen.

Gesteuert wird das Gleichgewicht durch das extrapyramidale System, modifiziert durch das Kleinhirn, ergänzt durch die Gleichgewichts-Reflexe, visuell vorgeplant durch die Integrator-Motorik.

Störungen der Vestibularis-Rezeptoren verursachen eine Fallneigung, einen richtungskonstanten Nystagmus und über die Schwindel-Detektoren Schwindel. Störungen im Stammhirn führen zu Schwankschwindel oder Sturmsein mit Blickrichtungs-Nystagmus; im Kleinhirn zur zerebellären Ataxie; in der Extrapyramidal-Motorik zum dyston-dyskinetischen Syndrom; im Analysator zu Sturmsein; und im Integrator nebst der Schwindel-Wahrnehmungsstörung und der Schwindel-Agnosie zum häufigen psychosomatischen Schwindel wegen Angstmustern, die die gleichen Schwindeldetektoren aktivieren, wie es die diskrepanten Vestibularismuster tun.

Rehabilitatorisch sind tägliche Gleichgewichtsübungen für eine gute Gleichgewichts-Kondition wichtig, da vorab nach akuten Rezeptorsystem- oder Kleinhirn-Ausfällen eine gute Kompensation herausgeholt werden kann. Beim psychosomatischen Schwindel kommen Gesprächs-Therapie, autogenes Training, positives Tagträumen, mentales Training und Sportferien (Milieu-Wechsel mit Steigerung der somatischen wie vegetativen Kondition) hinzu.

Literatur

Brodal, A., et al.: Basic Aspects of Central Vestibular Mechanisms. Elsevier, Amsterdam (1972)
Gschwend, G.: Der psychosomatische Schwindel. Psychosomatische Medizin 1/13 (1985)
Hamann, K. F.: Training gegen Schwindel. Springer, Berlin (1987)
Karbowski, K.: Der Schwindel aus interdisziplinärer Sicht. Springer, Berlin (1981)
Klinke, R.: Physiologie des Gleichgewichtssinnes. In *Schmidt*, R. F.: Grundriß der Sinnesphysiologie. Springer, Berlin (1985)
Penfield, W.: Vestibular sensation and the cerebral cortex. Ann. Otol. Rhinol. Laryngol. 66 (1957)
Pfaltz, C. R.: Neurophysiological and Clinical Aspects of Vestibular Disorders. Karger, New York (1983)
Rasmussen, G. L., et al.: Neural mechanisms of the auditory and vestibular systems. Springfield, Ill. (1960)
Scherer, H.: Das Gleichgewicht. Springer, Berlin (1984)
Stoll, W., et al.: Schwindel und Gleichgewichtsstörungen. Thieme, Stuttgart (1986)

Das menschliche Instinkt-Verhalten

Der Mensch bildet sich derart viel auf seinen Integrator ein, daß er nicht gerne daran erinnert wird, tief unten im Hypothalamus Neuronenverbände zu besitzen, die ähnlich wie im Tierreich, vorab ähnlich wie bei den nächsten Verwandten, den Schimpansen, den Alltag wesentlich mitbestimmen. Selbst die Medizin hat die Entdeckung dieser Neuronengruppen durch *Walter Rudolf Hess* kaum zur Kenntnis genommen. Und doch gibt es sie.

Als Abkömmlinge alter Reflexe wurden sie nicht einfach weggehemmt, sondern dahin umgebaut, daß sie nur über den Integrator laufen können, daß sie vom Integrator übernommen werden müssen, um als motorisches Verhalten in Erscheinung treten zu können. Dabei können sie sogar verstärkt, oder aber abgeschwächt bis überhaupt nicht aufgenommen werden, dh, am Integrator scheitern.

Aufgegliedert werden die für das Instinkt-Verhalten wichtigen neuronalen Systeme in

- ein Detektor-System als Instinkt-Auslöser
- die Instinkt-Motivatoren (Ausscheidungs-, Körperwärme-, Körperpflege-, Schmerzmeid-, Sicherungs-, Ernährungs-, Sex- und Kumpan-Motivator)
- die Instinkt-Integration (mit der Kombinations-Dynamik und der integrativen Ergänzung).

Die Instinkt-Auslöser

Die von den Rezeptoren der Sinnesorgane aufgegriffenen Sinnesreize gelangen als bioelektrische Signalmuster in den Analysator. Aus ihm greift das entsprechende Merk-Subsystem (zumeist visuelles, aber auch akustisches, somästhetisches, olfaktorisches, gustatorisches, kinästhetisches und vegetatives, Abb 26 S 87) die interessierenden Muster heraus, um sie mit den anderen Merk-Subsystem-Mustern zur Außenwelt in der Innenwelt zusammenzubauen.

Die spezifischen Auslöser. Aus dieser Außenweltabbildung in der Global-Integration greifen Instinktauslöser-Detektoren im instinktiven Subsystem erworbenerweise (lernen schon von einer einzigen Erfahrung, was Eigendressur bedeutet) bestimmte Muster, eben die Auslöser-Muster heraus, um ihre Aktivität zum entsprechenden Instinktmotivator weiterzuleiten (spezifische Auslöser für spezifische Instinkt-Antworten).

Die unspezifischen Auslöser. Aber auch die Formatio reticularis hat Detektoren, die angeborener- und erworbenerweise vage, wenig spezifische Reize aus dem somatischen und vegetativen Nervensystem (unspezifische Auslöser für unspezifische Instinkt-Bereitschaften wie die unbestimmte Angst oder die unbestimmte Schmerzabwehr-Bereitschaft resp Wehleidigkeit) über das retikuläre System (zu dem die Formatio reticularis gehört) zum instinktiven Subsystem im limbischen Hirnanteil leiten, von wo sie direkt zu den Instinktmotivatoren (vorab zum Sicherungs- und Schmerzmeid-Instinkt) gelangen. Dadurch können wir zB erschrecken und in höchste Alarmbereitschaft versetzt werden, bevor wir überhaupt realisieren warum.

Auslöser-Bereitschaft. Wie alles in wechselseitiger Beziehung zueinander steht, sensibilisiert der aktive Instinkt-Motivator auch die Bereitschaft der Detektor-Neurone auf entsprechende Auslöser.

Die 8 Instinkt-Motivatoren im limbisch-hypothalamischen Hirnabschnitt

Walter Rudolf Hess hat 1925 in Zürich systematisch damit angefangen, Reizungen im limbisch-hypothalamischen Hirnabschnitt der Katze vorzunehmen. Er stieß dabei auf 5 Motivations-Systeme für Meid- und auf 3 Motivations-Systeme für Gewinn-Verhalten, ganz analog bestimmten Fremdreflexen, die sich ebenfalls in auslöser-gewinnende und auslöser-meidende Reflexe unterscheiden lassen. Daher lag die Vermutung nahe, daß sich die

— **5 Meid-Instinkte** aus den Meid-Reflexen (Ausscheidungs-, Wärmeregulations-, Wisch-, Schmerzmeid- und Schutz-Reflexe) und die

— **3 Gewinn-Instinkte** aus den Gewinn-Reflexen (Schluck-, Sexual- und Umarmungs-Reflexe) entwickelt haben könnten.

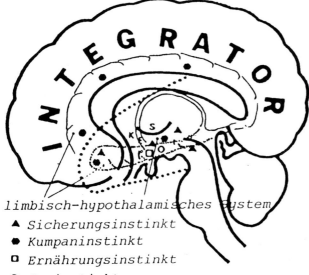

Abb 42: Die Instinktmotivatoren im limbisch-hypothalamischen System

Inzwischen konnten diese Instinkt-Motivatoren auch bei Patienten mit isolierten Ausfällen im Hypothalamus und im limbischen Hirnabschnitt nachgewiesen werden (Abb 42).

Der Motivations-Ablauf erfolgt erlernterweise (muß anerzogen werden), enthält aber viele angeborene Verhaltens-Elemente (artspezifische Instinktverhaltens-Konstanten), wie zB die Nahrung mit der Hand zum Mund führen, kauen, die Faust anheben etc.

Von Instinktauslöser-Detektoren oder zT spontan aktiviert geben die Instinkt-Motivatoren im Hypothalamus ihre Motivations-Muster ins instinktive Subsystem des limbischen Integrator-Anteiles weiter, wo das Erkannt- und affektive Erlebt-Werden schwerpunktsartig vorbereitet wird und von wo das Motivationsmuster in die GI gelangt. Läßt sich die GI motivieren, dh baut sie entsprechende voluptive Muster auf, werden diese von der Sensomotorik übernommen und motorikgerecht aufs motorische System übertragen, um in die Wirkwelt eingreifen zu können.

Die Instinkt-Motivatoren sind schwellenhierarchisch organisiert. Dies bedeutet, daß es in jedem Motivator leichter und schwerer aktivierbare Neuronen-Gruppen gibt. Entsprechend geht der Instinkt-Ablauf vom leicht aktivierbaren initialen Erfolgselement zum schwerer aktivierbaren terminalen hinauf, bei der Sicherung zB vom Aufmerken über das Drohen, die Flucht oder den Verteidigungsangriff bis zum Aufgebe-Verhalten; oder beim Ernährungs-Instinkt vom Suchverhalten über das Zubereiten bis zum Verspeisen.

Das instinktive Subsystem im limbischen Integrator-Anteil (Abb 27 S 88) übernimmt mit seinen Instinktmotivations-Detektoren die Aktivitätsmuster (die nicht mehr wie bei den Fremdreflexen direkt auf die Motorik übergeleitet werden können) aus den Instinkt-Motivatoren, um sie im Zusammenspiel mit der GI kognitiv und affektiv aufzuarbeiten.

Diese Instinktmotivations-Detektoren sind nicht zu verwechseln mit den Instinktauslöser-Detektoren, die aus der GI Instinktauslöser fischen (über die Sinne in die GI eingelaufen), um sie im Wechselspiel des instinktiven Subsystems mit den Motivationssystemen auf die Motivationssysteme einwirken zu lassen.

Integration. Es liegt an der GI, darüber zu entscheiden, ob die erkannten und erlebten Instinkt-Muster (Hunger zB) in Verhalten umgesetzt werden sollen oder nicht. Werden sie es, drückt das lernfähige Wirk-Subsystem die instinktinduzierten Voluptiv-Muster als Verhalten aus.

Die Subsystem-Anteile. Entsprechend den verschiedenen Instinkt-Motivatoren läßt sich auch das ausgedehnte instinktive Subsystem in sich durchflechtende Subsystem-Anteile aufgliedern, die einem bestimmten Instinkt-Motivator zugeordnet sind. Sie stehen zT über hemmende intrasystemische Detektoren untereinander in Beziehung, was es ausmacht, daß nicht alle Instinkt-Motivationen nebeneinander bestehen können. So sprechen zB die Hemm-Detektoren aller Subsystem-Anteile (außer für die Sicherung) auf die Sicherungs-Muster des Sicherungs-Instinktes an, wodurch all diese Subsystem-Anteile abgeblockt werden. Das Sicherungs-Muster ist demnach das dominierende Muster. Umgekehrt gibt es kaum Hemm-Detektoren, die auf ein Körperpflege-Muster ansprechen.

Die Instinkt-Hierarchie. Daraus ergibt sich die Instinkt-Hierarchie mit der Sicherung an der Spitze, gefolgt von der Ernährung, der Wärmeregulation, der Schmerzmeidung, Ausscheidung, dem Sozialverhalten, Sexverhalten und zuletzt der Körperpflege.

Vegetative Muster. Einige Instinkte, wie vorab die Ausscheidungsinstinkte, der Körperwärme- oder der Sex-Instinkt, bauen auch vegetative Muster oder vegetative Hemm-Muster auf, haben also eine vegetative Steuerungseinheit als vegetativen Anteil mit direkten Efferenzen zu den Zielorganen, wodurch die vegetative Reaktion den somatischen Instinkt-Vorhaben vorauseilt (Abb 54 S 219).

Die Meid-Instinkte

Meidinstinkte gibt es fünf:
- den Ausscheidungs-Instinkt
- den Körperwärme-Instinkt
- den Körperpflege-Instinkt
- den Schmerzmeid-Instinkt
- den Sicherungs-Instinkt.

Sie stehen (abgesehen vom Sicherungs-Instinkt) den Meid-Reflexen mit ihrem Warten auf Auslöser, Ansprechen darauf und wieder weiter Warten, sobald die Auslöser verschwunden sind, noch sehr nahe. Entsprechend ähnlich sieht die mathematische Ansprechbarkeits-Formel aus:

$$IM = \frac{\triangle A}{\triangle 1}$$

Hierin bedeutet $\triangle A$ = Auslöser in bestimmtem Intensitätsbereich, $\triangle 1$ = Schwelle um 1, die wie bei den Fremd-Reflexen schwankt, aber nur sehr gering und nur gegen die Angewöhnung hin (leichter Schwellen-Anstieg bei bleibender Hitze, Kälte, Verschmutzung, Schmerz etc). Viel wichtiger bei ihnen die ständige und zuverlässige Ansprechbarkeit im Dienste der Homöostase.

Beim Sicherungs-Institut kommt überdies eine neue Schwelleneigenschaft hinzu. Hier sinkt die Schwelle unter Auslösereinwirkung (zB gegenüber einem knurrenden Hund) von normal bis auf null ab und bleibt auch über das Verschwinden des Auslösers hinweg kurz abgesunken, wodurch die Flucht noch einige Minuten lang weiter im Leerlauf läuft. Der Sicherungs-Instinkt hat sich damit über das Allernotwendigste hinaus abgesichert, was sich als großer Vorteil erwies. Die Chance, sich zu verrechnen, und damit evtl das Leben zu verlieren, ist dank diesem Schwellenabsinken minimalisiert worden. Mathematisch lautet die Formel dazu:

$$IM = \frac{\triangle A + 1}{S_0^n}$$

Der Ausscheidungs-Instinkt

Der Ausscheidungs-Instinkt umfaßt eine Dreiergruppe für Stuhlgang, Wasserlösen und Erbrechen. Er ist der bescheidenste aller Instinkte, da er lediglich das Aufsuchen des Ausscheidungs-Ortes und das Einnehmen der entsprechenden Ausscheidungs-Stellung als Schutz-Stellung vor Verschmutzung motiviert. Alles andere besorgen die vegetativen Steuerungs-Muster und die vegetativen Reflexe.

Nebst diesem Verhaltensmuster-Aufbau kennt der Ausscheidungs-Instinkt aber auch vegetative Hemm-Muster auf die vegetativen Reflexe (vegetativer Anteil des somatischen Ausscheidungs-Motivators), dank denen die Reflexe erst zum Spielen kommen, wenn die Instinkt-Motivation vom Integrator übernommen und realisiert wird. Sonst aber bleiben die Reflexe blockiert, die Kleider und das Bett bleiben sauber. Der Mensch konnte so zum Nesthocker und damit seßhaft werden.

Der Körperwärme-Instinkt

Der Körperwärme-Instinkt ist ein Doppel-Instinkt für einerseits Kälte-Meidung, andererseits für Hitze-Meidung.

Die Neurone für die Kältemeid-Motivation liegen im hinteren Hypothalamus-Abschnitt und werden vorwiegend durch Afferenzen aus der Haut aktiviert. Das entsprechende Verhalten besteht in einem sich Zusammenkuscheln, um möglichst wenig Wärme zu verlieren (kleinstmögliche Oberfläche). Im Schlaf richtet sich die Schlaf-Haltung wesentlich nach diesem Motivator.

Sinkt die Temperatur dennoch weiter ab, induziert der Kältemeid-Motivator Schlottern, was Wärme produziert und damit den Körper wieder aufwärmt.

Für die Hitzemeid-Motivation sind die motivierenden Neurone im vorderen Hypothalamus-Anteil anzutreffen und werden vorwiegend durch systemeigene Detektor-Neurone aktiviert, die die Bluttemperatur messen. Das aus dieser Motivation heraus realisierte Verhalten besteht im Aufsuchen eines Schattenplatzes und im sich Ausstrecken (Oberflächen-Vergrößerung), um über die Schweiß-Verdunstung Wärme abzugeben (was belegt, daß das Nichtstun eine bedeutende biologische Funktion haben kann).

Der vegetative Instinktmotivations-Anteil stellt eine eigenständige vegetative Steuerungs-Einheit mit direkten Efferenzen dar, die mit ihren Mustern die vegetativen Reflex-Muster ergänzt (zB mit Schweißabgabe, Änderung der Hautdurchblutung oder Gänsehaut als dem Sträuben des verlorenengegangenen Felles).

Mathematisch kann dieser Doppelinstinkt, der sowohl von der Hitze wie von der Kälte her gegen die neutral-empfundene Rezeptor-Temperatur von $+30°$ hinstrebt, mit einer logistischen Formel der fraktalen Geometrie erfaßt werden: $IM = (1-t°)t°^{nb}$. Hierbei bedeutet IM = Instinktmotivations-Zunahme, $t°$ = Hauttemperatur, nb = schwankender biologischer Koeffizient zwischen 0,9 und

1,1. t° wird so definiert, daß für 30° = 1 eingesetzt wird. Alle 10° mehr oder weniger bringen 1 Einheit dazu, bis die Rezeptoren ausfallen. Entsprechend ist bei 30° die Instinkt-Motivation 0 (keine Motivation nötig). Bei 40° oder 20° beträgt der Motivations-Druck 2 (bei Wärme von oben her, bei Kälte von unten her), bei 50° resp 10° 6 etc, dh, daß der Motivations-Druck mit zunehmender Wärme oder Kälte stärker wird, um die Rezeptor-Temperatur auf 30° konstant zu halten, bis die Haut verbrennt oder einfriert und damit das ganze System ausfällt.

Fell-Verlust. Daß der Körperwärme-Instinkt dereinst auf das Fell verzichten konnte, spricht dafür, daß unsere Vorstufen lange in einem paradiesischen Klima gelebt haben mußten, wie wir es in unseren geheizten Wohnungen wiederhergestellt haben. Vieles spricht dafür, daß eine Vorstufe während einer Wärmeperiode mit schrumpfendem Urwald an die Ufer von Flüssen, Seen und des Meeres auswandern mußte, um sich bei Gefahr ins Wasser zu flüchten. Hier erwies sich der Fell-Verlust als Vorteil (ohne Fell rascher wieder trocken, weniger verschmutzt). Nur das Kopfhaar mußte auch im Wasser vor Sonnenbrand schützen.

Diese Phase würde auch erklären, warum der Mensch schwimmen gelernt hat und Fleisch von Wassertieren zu verspeisen anfing. Es wäre dies die Folge seiner biologischen Wassertaufe.

Der Körperpflege-Instinkt

Der Körperpflege-Instinkt ergänzt den Wegwisch-Reflex durch gezielteres Reinigungsverhalten unter Zuhilfenahme von Speichel oder Wasser. Hierher gehört auch die Haarpflege (Abb 43).

Arbeiten, die diesem Instinkt zuwiderlaufen, werden als „Dreckarbeiten" bezeichnet.

Weil sich dieser Instinkt phylogenetisch gesehen erst nach dem Fell-Verlust voll entwickelt hat, kommt er auch in der Entwicklung des Kindes erst spät zum Zug. Die Mutter muß daher mehrere Jahre lang für die Reinlichkeit des Kindes aufkommen, und viele Kinder werden immer wieder dafür bestraft, daß sie nicht reinlich sind, obwohl sie das noch gar nicht sein können.

Im Erwachsenenalter sind die Frauen reinlicher, weil sich ihre Körperpflege-Motivation auch auf die Kinder erstreckt und daher um so ausgeprägter entwickelt ist.

Der Schmerzmeid-Instinkt

Aktiviert wird der Schmerzmeid-Instinkt durch die Schmerzauslöser-Detektoren im instinktiven Subsystem, die auf entsprechende unspezifische Auslöser aus dem RS oder auf spezifische in der GI reagieren, nachdem die spezifischen über das schmerzhafte Körperschema Eingang in die GI gefunden haben.

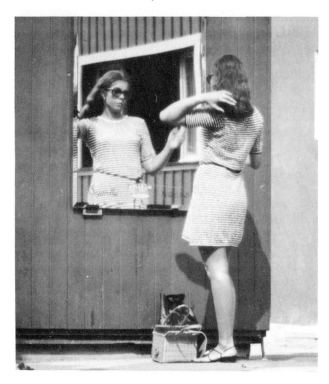

Abb 43: Das Haarpflegeverhalten mit etwas Kumpan- und Sex-Appetenz dabei

Dieser Instinkt ergänzt das reflektorische Verspannen eines schmerzenden Gliedes (reflektorische Muskelverspannung, die bei langer Dauer selber wieder Schmerzen erzeugen kann) durch ein Ruhighalten dieses Gliedes. Daraus kann der Schmerz-Ort abgelesen werden (Ruhighalten eines Armes, Schon-Hinken, gebückte Haltung beim Bauchweh etc). Ferner motiviert dieser Instinkt das Entfernen von Schmerzauslösern wie eines Dornes oder von Parasiten (lausen).

Der Sicherungsinstinkt

Der Sicherungsinstinkt ist sowohl den Schutz-Reflexen (Zurückschnellen der Hand von einer heißen Herdplatte, Abstoppen des Kauens beim Beißen auf ein Steinchen oder der Atmung im dichten Rauch) wie dem Schmerzmeid-Instinkt vorgeschaltet und muß dafür sorgen, daß es gar nicht erst zu Schmerzen kommt.

Besitz. Da sich dieser Instinkt über das Individuum und seinen Bewegungsraum hinaus auf die Gruppenmitglieder, die Haustiere, das Angesammelte und das ganze Familien-Territorium erstreckt, wird alles, was die Gewinn-Instinkte gewinnen, verteidigt. Es wird zum Besitz (die Gruppenmitglieder sind sich sogar gegenseitig Besitz).

Auslöser. Entsprechend dieser weitgesteckten Aufgabe verlegte der Sicherungsinstinkt seine Auslöser in die 3. Dimension, wo nicht nur die Auslöser-Distanz, sondern auch die Auslöser-Struktur eine entscheidende Bedeutung bekam (eine Maus in der Nähe hat einen anderen Auslöserwert als ein gleichgroß erscheinender Elefant in der Ferne). Auf diese Auslöser in der GI sprechen die Auslöser-Detektoren im instinktiven Subsystem dank ihrer präzisen, zuverlässigen Lernbarkeit an, und geben ihre Aktivität an den Instinkt-Motivator weiter (spezifische Auslöser zB für die zielausgerichtete Furcht).

Aber auch in der Formatio reticularis sprechen unspezifische Instinktauslöser-Detektoren auf einen Knall, ein Beben des Bodens, huschende Schatten in der Nacht etc an, um über das RS und weiter das instinktive Sybsystem mit seiner direkten Beziehung zu den Motivatoren eine unbestimmte Sicherungsbereitschaft (subjektiv als Angst erlebt) zu induzieren.

Die Motivation. Je nach Struktur und Distanz des Auslösers kommt es zur
- Aufmerk-Motivation,
- Droh-Motivation,
- Flucht-Motviation,
- Verteidigungs-Motivation (bei Männern vorwiegend Dreinschlagen und Ringen, bei Frauen eher Beißen und Kratzen) oder
- Aufgebe-Motivation (Einrollen zum Schutz der Sinnesorgane und der Eingeweide).

Auslöser-Bereiche. Die Bereiche, von denen aus ein Auslöser Aufmerk-, Droh-, Flucht-, Verteidigungs- oder Aufgebe-Motivation induziert, heißen Auslöser-Bereiche (Abb 44). Sie variieren in der Reihenfolge je nach Auslöser, Dunkelheit, Lebensalter, Gruppenbeisammensein etc.

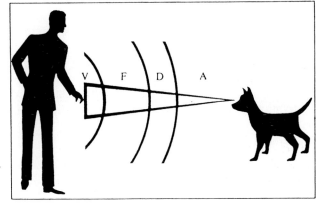

Abb 44: Die Sicherungsbereiche einem Sicherungsauslöser gegenüber
(A = Aufmerk-, D = Droh-, F = Flucht-, V = Verteidigungsbereich)

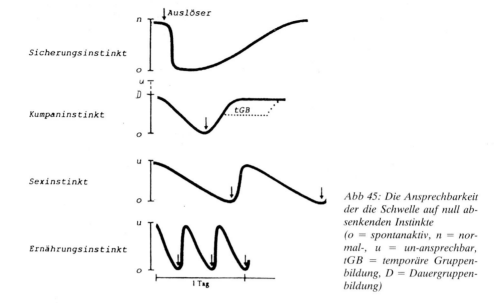

Abb 45: Die Ansprechbarkeit der die Schwelle auf null absenkenden Instinkte (o = spontanaktiv, n = normal-, u = un-ansprechbar, tGB = temporäre Gruppenbildung, D = Dauergruppenbildung)

Schwelle. Entgegen den einfacheren Meidinstinkten senkt der Sicherungsinstinkt die Schwelle unter Auslöser-Einwirkung bis auf null ab und steigt nur langsam wieder an (Abb 45), nachdem die Gefahr vorüber ist. In unheimlicher, vorab in dunkler, unbekannter Umgebung bleibt sie niedrig (Angst im Leerlauf). Entsprechend die Formel

$$IM = \frac{\triangle A + 1}{S_o^n}$$

Daß der Sicherungs-Instinkt derart variationsreich ausdifferenziert worden ist, spricht dafür, daß sich der Mensch (abgesehen vom einstmals guten Klima als einzige Ausnahme) in einer wenig paradiesischen Umwelt entwickelt haben mußte, aus der es immer wieder zu fliehen galt.

Die Gewinn-Instinkte

Wie der Name sagt, gehen die Gewinn-Instinkte darauf aus, ihre Auslöser aufzusuchen und zu gewinnen. Damit dies automatisch geschieht, lassen die Instinkt-Neurone des Motivators ihre Ansprechbarkeitsschwelle bei Auslösermangel system-intern verschieden rasch absinken, wodurch die Ansprechbarkeit steigt. Erreicht die Schwelle die Null-Linie, wird die Ansprechbarkeit der Motivations-Neurone unendlich groß, dh die Neurone werden spontanaktiv (Abb 45).

Eingeteilt wird diese Instinkt-Gruppe in den
- Ernährungs-Instinkt
- Sex-Instinkt
- Kumpan-Instinkt.

Appetenz. Diejenigen Neurone, die die Schwelle am schnellsten senken, sind für den Aufbau von Such-Mustern (Appetenz-Verhalten) zuständig. So wird beim Ernährungs-Instinkt Nahrung, beim Sex-Instinkt der Partner oder werden beim Kumpan-Instinkt Freunde gesucht. Subjektiv werden diese Spontan-Motivationen als Hunger/Durst, Sexverlangen oder Verlangen nach Gesellschaftlichkeit erlebt.

Ablauf. Dieses Schwellenverhalten läuft genau umgekehrt zum Sicherungs-Instinkt, bei dem die Schwelle unter Auslöser-Einfluß absinkt. Hier sinkt sie unter Auslöser-Mangel ab mit dem Ziel, Auslöser finden zu gehen. Gefunden, setzen das initiale Erfolgsverhalten (zB Nahrung zubereiten), dann das terminale Erfolgsverhalten (zB die Nahrung verzehren) und zuletzt die Erfolgs-Hemmung ein.

Die Erfolgs-Hemmung wird von Hemm-Neuronen bestritten, die räumlich abgrenzbare Neuronen-Gruppen neben den bahnenden Neuronen für den Instinktmuster-Aufbau bilden. Durch sie werden beim Ernährungs- und Sex-Instinkt die Neurone von oben herab, also vorerst für das terminale Erfolgsverhalten, beim Kumpan-Instinkt von unten herauf, also vorerst für das Such-Verhalten abgeblockt.

Leerlauf-Verhalten. Werden keine Auslöser gefunden, steigert sich die Spontan-Aktivierung der Instinkt-Neuronenpopulation bis zum spontanen, terminalen Erfolgs-Verhalten hinauf, Leerlauf-Verhalten geheißen (Leerlauf-Kauen von zB Kaugummi, Selbstgespräche, Autoerotik).

Die mathematische Formel für dieses Hin- und Herpendeln zwischen Spontan-Verhalten und Erfolgs-Hemmung lautet

$$IM = \frac{\Delta A + 1}{S},$$

wobei jetzt S von unendlich hoher Schwelle (fehlende Ansprechbarkeit) bis null hinunter reicht. Null bedeutet spontanaktiv werden.

Der Ernährungs-Instinkt

Ohne Nahrung und Flüssigkeit kann kein aus Zellen aufgebautes Lebewesen existieren. Auch der Mensch überlebt nur etwa 30 Tage ohne Essen und 3 Tage ohne Trinken, was die Wichtigkeit dieses Instinktes belegt.

Schwelle. Da die gebratenen Hühner nicht in den Mund fliegen, ist verständlich, daß ein zuverlässiges Instinkt-System entwickelt werden mußte, das gleich 3mal pro Tag die Schwelle auf null absenkt und uns nötigt, auf Nahrungssuche auszugehen. Im Wohlstand ist dies allerdings kein Problem, der Tisch ist gleich gedeckt. In Hungersnöten aber hält das Suchen den ganzen Tag über an, wobei uns der Ernährungsinstinkt so lange Hunger und Durst erleben läßt, bis wir was finden, das den Hunger und Durst stillt. Ohne Erfolg und damit Erfolgs-Hemmung bleibt der Ernährungs-Instinkt in Dauerappetenz.

Erfolgsverhalten. Sobald Nahrung entdeckt wird, setzt das initiale Erfolgsverhalten ein, um der Nahrung habhaft zu werden und sie zuzubereiten (pflücken, jagen, ausgraben, schälen, waschen, zerlegen, braten etc). Im terminalen Erfolg schließlich wird die Nahrung verspeist (Abb 46), wobei das letzte Instinktelement, das Kauen, gleitend zur Schluck- und Verdauungs-Reflexkette (Instinkt-Reflexverschränkung) überleitet.

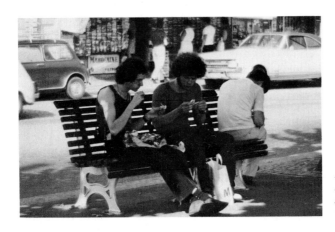

Abb 46: Das Ernährungsverhalten auf einer Bank und das sich abwendende Nichttauchverhalten eines Dritten

Erfolgshemmung. Mit zunehmender Füllung des Magens setzt die Erfolgshemmung ein, die sich aber nur über das terminale Erfolgsverhalten erstreckt. Das Suchen und initiale Sammeln werden weiter motiviert, was bedeutet, daß wir Dauer-Sammler sind, heute nicht mehr von Naturalien, sondern von Geld (die Banken verdanken ihre Popularität dem Ernährungs-Instinkt).

Und da der Sicherungs-Instinkt nicht nur auf Auslöser in Beziehung zum eigenen Körper und zu den Gruppenmitgliedern, sondern auch zum Gesammelten anspricht, ist das Gesammelte Besitz.

Das Eingeschränktbleiben der Erfolgshemmung auf die terminalen Verhaltens-Motivationen war im Norden äußerst wichtig, weil nur dank dieser Einschränkung unfruchtbare Jahreszeiten überlebt werden konnten. Der Hunger hat diese Einschränkung, wie übrigens auch zB beim Eichhörnchen, selektioniert.

Unsere Eßkultur geht allerdings darauf aus, die wichtige Erfolgs-Hemmung weiter einzuschränken, indem sie diese durch ein feines Dessert, das das Motivations-System maximal provoziert, überfordert. In der römischen Wohlstandskultur ging man sogar so weit, durch ein sich Übergeben diese Hemmung wieder loszuwerden, um hernach weiter prassen zu können, ohne noch dicker werden zu müssen.

Die Neurone dieser beiden Systeme für das Essen und Trinken liegen unten im Boden des Hypothalamus, wobei sich bei beiden Motivatoren die weiter lateral liegenden Hemmneurone gegenüber den medialeren, musteraufbauenden Neuronen abgrenzen. Auch ist das Neuronensystem für das Trinkverhalten weiter ausgedehnt als dasjenige für das Essen.

Auslöser. Das Eß- und Trink-System werden sowohl vom Blut (Zuckermangel, Hyperosmolarität) wie von Auslösern her (über die Auslöser-Detektoren im instinktiven Teilleistungssystem, die ihre adäquaten Auslöser aus der GI übernehmen) aktiviert. Diese Detektorneurone sind lernfähig und, einmal eingespielt, den Vorlieben, aber auch dem Ungenießbaren gegenüber äußerst zuverlässig wählerisch. Geht diese Lernfähigkeit zurück, bekommt das Sprichwort immer mehr an Gewicht: Was der Bauer nicht kennt, das ißt er nicht.

Der Sex-Instinkt

Zu allen Zeiten abenteuerlich geblieben und von allen Dichtern besungen ist der Sexinstinkt. Seine Neurone liegen ebenfalls tief unten im Boden des 3. Ventrikels sehr eng umschrieben, gleich wie der Ernährungsinstinkt in geschützter Lage (Abb 42 S 185) und daher wenig verletzungsanfällig. Auch hier findet sich der Dualismus zwischen Spontanaktivierung (wenn auch etwas weniger rasch als beim Ernährungs-Instinkt) und Erfolgshemmung.

Appetenz. Das spontane Aktivwerden (gefördert, aber nicht verursacht durch die Hormone der Sexual-Drüsen, deren Releasing-Faktoren ganz in der Nähe der Motivations-Neurone von hormonaktiven Hypothalamus-Neuronen gebildet werden) führt zum Appetenz-Verhalten, das bei der Frau attraktiv aussieht, indem sie strukturelle Auslöser aufbaut. Sie hebt die Lippen, den Busen und die schlanken langen Beine hervor. Die Haare sind gepflegt bis gefärbt, und der Gang wird schlendernd mit leichtem Hüftewiegen, was ein spontanes Intentionselement des terminalen Sex-Verhaltens darstellt. Auch sammelt sie bewundernde Blicke ein.

Die Männer wiederum halten auf diese Auslöser Ausschau, geben sich kräftig und winkeln die Arme leicht ab (spontane Umarmungs-Intention).

Das initiale **Auslöser-Antwortspiel** setzt ein, sobald sich zwei auslöserfreudige Partner finden. Die hin- und wegblickenden Augenkontakte sind verschmitzt (Weglock-Intention), eventuell erfolgt sogar Liebe auf den ersten Blick. Neurophysiologisch besagt dieser Blick allerdings nur, daß eine starke Sex-Appetenz vorliegt. Es folgen die Plauderkontakte und mit der Zeit der taktile Gewinn mit Händchenhalten, Umarmen (Abb 47), Küssen und Liebkosen der erogenen Haut- und Schleimhaut-Zonen.

Terminaler Erfolg. All diese initialen Erfolgselemente zielen auf das terminale Sex-Verhalten ab mit Höhepunkt wiederum in den Reflexen (Samenausstoßung, Uteruspumpbewegungen im Orgasmus). Vorbereitend dazu werden auch vegetative Instinktmuster zB für die Erektion aufgebaut.

Die Erfolgs-Hemmung erstreckt sich zumeist nur über die terminalen Elemente, was zur Folge hat, daß wir Dauerliebhaber bleiben können. Erstreckt sie sich über die ganze Instinkt-Motivation bis zur Appetenz-Motivation hinunter, bleibt manchmal nicht mal mehr ein Kumpan-Verlangen übrig, die Beziehung war eine Beziehung für eine Nacht.

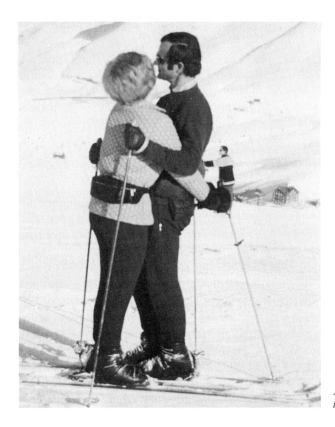

Abb 47: Initiales Sexverhalten im Vorfrühling

Der Rivale. Wie sich der Sicherungs-Instinkt über alles Gewonnene erstreckt, erstreckt er sich auch über den Sexpartner. Daher wird dieser Rivalen gegenüber verteidigt. Wird der Rivale dabei dominanz-aggressiv, kommt es zur Auseinandersetzung, die früher im Duell ausgetragen wurde.

Vergewaltigung. Andererseits kann sich die Dominanz-Aggression mit dem Sexverlangen zum Mischverhalten zusammentun und sich bis zur Vergewaltigung steigern. Voraussetzung dafür ist allerdings, daß die Frau unterliegt, was durchschnittlich gesehen der Fall ist. Der Mann ist kräftiger gebaut, was vermuten läßt, daß das Vergewaltigungsritual eventuell im Verlaufe der Evolution eine auslesende Rolle mitgespielt haben könnte.

Die Geschlechts-Identifikation vollzieht sich schon mit 5 Jahren. Nachher kann ein Junge nicht mehr in die Mädchenrolle umgeprägt werden und umgekehrt.

Die Instinkt-Potenz. Der Sex-Instinkt ist derart potent, daß er eine Lebenserwartung von 20 Jahren ausgleichen kann. Dies läßt darauf zurückschließen, daß entsprechend kurze Lebenserwartungen überbrückt werden mußten, und daß es mit einer Steigerung der Lebenserwartung unweigerlich zur Übervölkerung kommen muß, wenn die Potenz dieses Instinktes ungehemmt ausgeschöpft wird.

Der Kumpan-Instinkt (Instinkt-Komponente des Sozialverhaltens)

Obwohl viele zwischenmenschliche Schwierigkeiten bis hin zur Kriminalität auf Störungen des Sozialverhaltens zurückgehen und damit eine eingehende Analyse des gestörten Sozialverhaltens abverlangen, wird kaum je Notiz vom Kumpan-Instinkt genommen. Und doch wäre gerade die Kenntnis dieses Instinktes von größter therapeutischer Wichtigkeit.

Selbstverständlich entscheidet letztlich der Integrator, welche Verhaltensmuster unseren Mitmenschen gegenüber spielen sollen und welche nicht. Aber die Motivation zu diesen Mustern kommt zu einem unerwartet großen Anteil aus dem höchstentwickelten Gewinn-Instinkt, aus dem Kumpan-Instinkt.

Entwickelt hat sich der Kumpan-Instinkt wie alle Instinkte aus den Fremd-Reflexen, im besonderen aus den Festhalte- und Umklammerungs-Reflexen. Auf Instinkt-Niveau sind die Auslöser allerdings in die 3. Dimension entrückt, so daß das Instinkt-Verhalten ein sich Umklammern auf Distanz darstellt.

Die Neurone dazu liegen schwer lokalisierbar im limbisch-hypothalamischen Hirn-Anteil (für die Dominanz-Aggression in der Amygdala), auch wieder aufgliederbar in musteraufbauende und in hemmende Neurone (Abb 42 S. 185).

Meid-Aggression. Auf der Seite der Hemm-Neurone wird nicht nur gehemmt, sondern werden auch meidaggressive Muster aufgebaut, dazu da, das Kumpanverhalten (im Unterschied zum Massendasein) zum Gruppenverhalten einzugrenzen.

Ansprechbarkeit. Kaum zur Gruppe beisammen, steigt die Schwelle für Such-Verhalten, nicht aber für Erfolgs-Verhalten vorübergehend an, so daß vorübergehend nur die weitere soziale Umwelt, nicht aber die Gruppe ihren Auslöserwert verliert. Die Gruppe bleibt zusammen. Allerdings verhält sich die Schwelle schwankend.

Die Kollektiv-Bildung. Dank dieser schwankenden Schwelleneigenschaften können wir neue und damit viele Gruppen bilden. Wir sind Vielgruppen-Bildner und dadurch Knotenpunkte eines Gruppennetzes, das sich zum Kollektiv vernetzt.

Durch das Hinzukommen der Sicherungs-Motivation festigt sich das Gruppen-Verhalten, und zwar um so mehr, je häufiger sich eine Gruppe trifft. Es bilden sich so die instinktiven Bande der Freundesgruppen und, am ausgeprägtesten, der Familie.

Die Familie ist unsere Dauer-Gruppe, in der wir uns gegenseitig Besitz sind und die wir verteidigen.

Das Motivations-System wird über lernfähige Auslöser-Detektoren im instinktiven Subsystem des limbischen Integrator-Anteiles (greifen ihre Auslöser aus der GI ab) aktiviert und gibt seine Aktivität dem instinktiven Subsystem zurück, damit diese Aktivität globalintegrativ erkannt und affektiv (Gruppengefühl, Heimweh, Zorn, Geborgenheit etc) erlebt wird und als voluptives Global-Muster über die Sensomotorik motorische Valenz bekommt, dh als Verhalten in Erscheinung tritt.

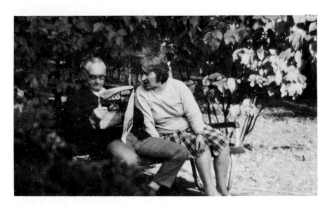

Abb 48: Größeres Kumpanverlangen bei der Frau als beim Mann

Die Motivations-Ausprägung ist von Mensch zu Mensch verschieden, durchschnittlich gemessen bei der Frau etwas stärker als beim Mann (Abb 48) und beim Südländer etwas stärker als beim Nordländer.

Die Motivations-Formel zeigt im Unterschied zu den anderen Gewinn-Instinkten eine mehr oder weniger ausgeprägte obere Schwellen-Begrenzung (D), dh der Kumpaninstinkt bleibt für die Familien-, die Arbeits- und die Freundesgruppe dauer-ansprechbar, auch wenn auf diesem Schwellen-Niveau die vorhandene Hemmung ein weiteres Kumpan-Suchen erschwert. Wir sind Dauer-Gruppenbildner (Abb 45 S 192).

Nach unten sinkt die Schwelle allerdings immer wieder spontan bis auf null ab, was Suchen weiterer Kumpane bedeutet. Entsprechend lautet die Kumpan-Motivations-Formel

$$KM = \frac{\Delta A + 1}{S_o^D}$$

Dank dieser spontanen Schwellen-Dynamik sind wir nebst der Dauergruppenbildung zur Bildung stets neuer Gruppen fähig, dh wir sind offene Gruppen-Bildner. Steigt die Schwelle aber wieder an, ziehen wir uns in die Dauergruppe zurück.

Nur selten steigt die Schwelle bis zur Unansprechbarkeit an (zB bei Beleidigung), was das Kumpan-Verhalten auch der Dauergruppe gegenüber abblockt, so daß wir uns in den Schmollwinkel oder gar in die Einsamkeit zurückziehen.

Die Appetenz

Bei Auslöser-Mangel sinkt die Ansprechbarkeitsschwelle der schwellenlabilen Neurone schon nach wenigen Stunden bis auf null ab, was subjektiv Verlangen nach Gesellschaftlichkeit, Heimweh etc, objektiv Suchen nach Kumpanen (Appetenz-Verhalten) zur Folge hat. Die Kinder werden aufdringlich, die

Erwachsenen pflegen ihr Äußeres (Auslöser-Aufbau), blicken verlängert und gehäuft fremde Kumpane an und suchen zB die Theke einer Bar als Knotenpunkt für soziale Fremdkontakte auf. Dort werden die relevanten Gesichtsmerkmale der anderen durch kurze Beobachtbewegungen der Augen intensiv abgetastet (Abb 12 S 54).

Das Anlächeln ist ein angeborener Kumpananschluß-Auslöser und wird durch ein eigenständiges, uraltes Neuronengrüppchen im Stammhirn mitbestimmt (S 120). Es wird mit einem Zurücklächeln beantwortet, sofern eine Anschlußbereitschaft besteht. Der Boden für den verbalen Kontakt ist vorbereitet.

Der Gruß (verbal grüßen, zunicken, sich verbeugen, den Hut lüften etc) stellt ein Beschwichtigungszeremoniell (Demutsgeste resp Ergebungsverhalten) dar, das eine allfällige Kumpanmeid-Aggression des anderen beschwichtigen muß. Diese Aggressionsform ist vorab dann zu erwarten, wenn man ins Territorium des anderen eindringen will. Man nimmt daher gerne ein Geschenklein mit, um beim anderen ein dankendes sich Ergeben zu erzwingen.

Nonverbale Kommunikation. Weitere Appetenz-Informationen kommen aus der nonverbalen Kommunikation: Gesichtsausdruck (Abb 49), Gestik, Körperhaltung, Abstand, Sprachmelodie etc.

Die instinktive (limbische) Lautäußerung schließlich kommt nicht nur bei der Kumpan-Appetenz, sondern bei allen Kumpan-Motivationen und auch bei anderen Instinkten vor. Sie stellt stimmungsübertragende affektive Signale dar wie „oh", „mm", Schreck- und Angstschreie, Stöhnen, Jauchzen und Schmatzlaute. Auch fließt diese affektive Lautäußerung zu einem guten Teil in die Sprache als der entscheidenden Kumpan-Kommunikation ein (S 119).

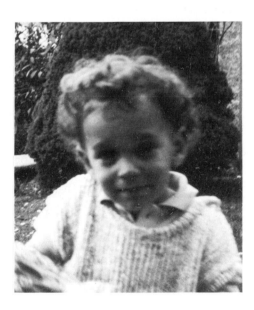

Abb 49: Das fragende Anlächeln bei kumpanappetenter Kontakt-Bereitschaft

Das Auch-Verhalten

Kaum beisammen (die Verteidigungsbereitschaft des Individual-Raumes überwunden), setzt das Auch-Verhalten als erstes gruppendynamisches Verhaltenselement ein. Auchplaudern (zumeist ein nichtssagendes Kraulplaudern), Auchessen (Abb 46 S 194), Mitspielen usw sind Folgen dieser Verhaltens-Motivation.

Nichtauch-Verhalten. Auch oder nicht auch, das ist jetzt die Frage, vorausgesetzt, daß ein Auch-Können möglich ist. Nichtauchkönnen oder Nichtauchdürfen bedeutet Frustration und damit Kumpanmeid-Aggression. Diese labilisiert die Gruppe. Nur im vollen Auch-Verhalten ist die Gruppe stark, zusätzlich abgesichert durch den Sicherungs-Instinkt, der alles Gewonnene verteidigt.

Gruppen-Koordination. Das Auch-Verhalten stellte schon beim Urmenschen eine äußerst wichtige Koordination in der Gruppe dar. Wie hätte sonst die Gruppe auf Nahrungssuche ausgehen können, wenn einer gleichzeitig hätte baden, der andere schlafen wollen?

Nichtauch-Verhalten aktiviert Kumpanmeid-Aggression und führt sehr schnell zum Gruppen-Ausschluß.

Gesetze. Im Staat ist das Auch-Verhalten in den Gesetzen garantiert. Diese sind gleich wie das Auch-Verhalten nicht tolerant. Toleranz ist ausschließlich Angelegenheit des Integrators.

Das Dominanz-Verhalten

Nach eingespieltem Auch-Verhalten zeigt sich schon beim Plaudern, daß der eine mehr spricht als die anderen, ein anderer vielleicht überhaupt nur zuhört. Wir haben es bereits mit einer Plauder-Rangordnung resp mit einer Dominanz-Pyramide zu tun. Wer am meisten plaudert, ist in Alpha-Position. Darunter folgt die Beta- (um 50%) und zu unterst mit unter 10% Beteiligung die Gamma-Position. Je nach Thema ändert aber die Position, dh die Hierarchie ist dynamisch.

Dominanz-Hierarchie. Mit der Zeit stabilisiert sich allerdings eine gewisse Hierarchie, dh die dominierenden Alphas und die zuhörenden Gammas profilieren sich. So gibt es unterhaltende oder rechthaberische oder wortgewaltige Alphas, im Sport das Kraft- oder Gewandtheits-Alpha, in der Wirtschaft das Finanz-Alpha, in der Wissenschaft das Kompetenz-Alpha, im öffentlichen Leben das Politiker-Alpha, und in vielen Gruppen wurde die Alpha-Stellung institutionalisiert mit dem Präsidenten-Minister-Unterminister oder Chefarzt-Oberarzt-Assistenten, oder Offizier-Unteroffiziere-Soldaten usw. Oft ist die Alpha-Position zeitlich begrenzt mit nachher wieder legalisierten Machtkämpfen für die nächste Amtsperiode.

Ergebungs-Verhalten. Der Dominanz-Aggression gegenüber steht die Ergebungs-Bereitschaft. Sie ist beim Gamma-Typ am ausgeprägtesten (Dasein für die anderen, von den Religionen als Ideal-Typ aufgewertet) und drückt sich selbst im Tierreich weitverbreitet im Verneigen (Nacken freigeben) aus. Diese Geste stellt einen Hemm-Auslöser dar und beschwichtigt die Dominanz-Aggression, was sogar beim nickenden Einverstandensein spielt. Dank dieses Hemm-Auslösers kann die Dominanz-Aggression abgefangen werden, bevor es lebensgefährlich wird.

Beta-Position. Zwischen der Alpha- und Gamma-Position drin findet sich die Beta-Position mit ausgewogenem Gleichgewicht zwischen Initiative und Einverständnis.

Typen-Kombination. Bei den Betas gesellt sich Gleiches mit Gleichem gern, während sich bei den Alphas und Gammas die Gegensätze gut vertragen. Die Alphas kämpfen sogar um ihre Gammas, da die Gammas für sie arbeiten oder aber streiken. Hingegen vertragen sich die Alphas in derselben Gruppe schlecht. Es kommt zum Dominanz-Ringen bis zur Schlägerei (Abb 50) mit schließlich Dominanz-Frustration des unterliegenden Alphas, was wiederum Frustrations-Aggression und damit Gruppenausschluß zur Folge hat (Scheidung zB).

Drohen. Sowohl bei den Herrentieren wie beim Menschen geht der Dominanz-Auseinandersetzung ein Drohen (Imponier-Verhalten) voraus, das eine Synthese zwischen Angriff und Flucht darstellt und je nach Über- oder Unterlegenheit des anderen in Fluchtverhalten oder aber in Dominanz-Angriff umschlägt.

Die Kinderpflege

Die edelste Kumpaninstinkt-Motivation liegt der Kinderpflege zugrunde. Sie kommt bei allen höher entwickelten Tieren vor und besteht darin, dem Jungen sein Instinkt-Verhalten vorzuschießen, bis es seine eigene Instinkt-Bestückung so weit entwickelt hat, daß es diesbezüglich selbständig geworden ist (Abb 51).

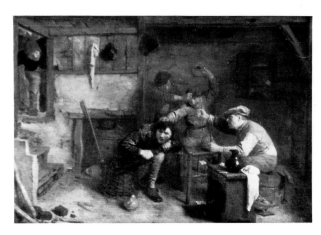

Abb 50: Die Dominanz-Aggression des Kumpaninstinktes

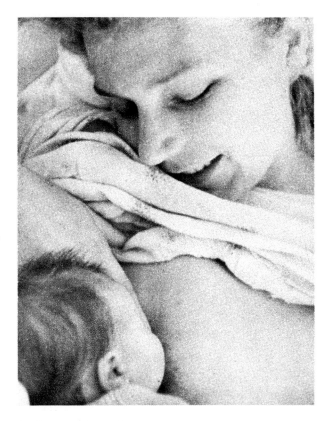

Abb 51: Die intimste Mutter-Kindbeziehung

Auslöser. Die Auslöser-Detektoren reagieren vorab stark auf visuelle Auslöser in der GI, die Kleinkind-Merkmale aufweisen: großer, runder Kopf (Abb 51a), große Augen, gedrungener Rumpf, tolpatschige Händchen. Diese Merkmale finden sich auch übersteigert in den Puppen als Kinderpflege-Auslöserattrappen. Im Tierreich hat auch der Rollmops Kindchen-Merkmale und wird daher von seiner Herrin verwöhnend bemuttert, was einiges an Verfettungsgefahr mit sich bringt.

Hinzu kommen die kindliche Lautgebung und die Drolligkeit. Das Zusammengehen mit der Sicherungsbereitschaft ist hier am ausgeprägtesten und der Verlust-Schmerz am intensivsten.

Das Hilfe-Verhalten

Bei der menschlichen Kinderpflege ist gegenüber dem Tierreich eine Ansprechbarkeits-Ausweitung (Entdifferenzierung) der Auslöser-Detektoren passiert, die sich als äußerst vorteilhaft erwiesen hat. Die Spezifität der Ansprechbarkeit auf das Kindchen-Schema ist aufgegeben worden (degeneriert). Dies bedeutet, daß das Pflegeverhalten nicht mehr nur durch das Kind, sondern auch durch Erwachsene (vorab Kranke, Alte), sogar durch Tiere und Pflanzen ausgelöst

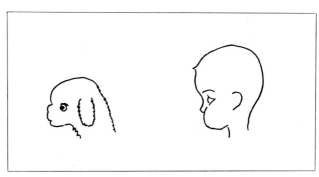

Abb 51a: Das Kindchenschema als Kinderpflege-Auslöser

wird. In der Krankenpflege gestalten die Krankenschwestern geradezu ein Dauer-Hilfeverhalten.

Mit dieser Ausweitung der Detektor-Ansprechbarkeit war der Grundstein für die Nächstenliebe gelegt.

Die Instinkt-Integration

Das integratoreigene instinktive Subsystem stellt ein gewaltiges Teilleistungs-System des Integrators dar, das weit verteilt im limbischen Urhirn liegt. Es enthält zum einen Instinktauslöser-Detektoren, die die Instinkt-Auslöser aus der GI aufgreifen, nachdem diese über die Sinne in die GI gelangt sind. Ihre Aktivierung geben diese Detektoren an die Instinkt-Motivatoren im limbisch-hypothalamischen Hirnanteil weiter.

Zum anderen sind Instinktmotivations-Detektoren da, die die Instinktmotivationen aus den Instinkt-Motivatoren aufgreifen und in die entsprechenden, sich gegenseitig durchflechtenden instinktiven Subsystem-Anteile hereinholen. In diesen den Motivatoren zugeordneten Subsystem-Anteilen werden die Instinkt-Muster im Zusammenspiel mit der GI kognitiv und affektiv ausgebaut.

Die Vernetzung mit dem emotionalen Subsystem. Da das emotionale Teilleistungs-System viele Detektoren eingespielt hat, die auf Instinkt-Muster in der GI ansprechen, besteht eine enge Vernetzung zwischen emotionalem und instinktaffektivem Erleben mit zB Freude am hungerstillenden Essen.

Das Instinkt-Realisieren. Ob die Instinktmotivationen realisiert werden sollen oder nicht, darüber entscheidet die GI. Läßt sich diese von den instinktiven Subsystem-Mustern motivieren, heißt dies, daß sie entsprechende voluptive Muster aufbaut, die vom sensomotorischen TL-System kinematisch ausgebaut und über die Extrapyramidal- und Pyramidal-Motorik in der Wirkwelt als Instinktverhalten realisiert werden.

Freiheit. Dank der labilisierten Spontaneität des Integrators kann der Mensch die Instinkt-Motivationen verweigern, so daß es nicht zum Instinkt-Verhalten, sondern lediglich zum Instinkt-Erleben kommt. Der Mensch ist den Instinkten gegenüber frei, wenn er es auch oft nicht schafft, dem Ansturm der verneinten Motivationen standzuhalten.

Sublimieren. Der Integrator kann aber auch andererseits die Instinkt-Muster für eigene Ziele einsetzen (sublimieren). So wird geradezu kulturtypisch der Nahrungserwerb in den Gelderwerb, oder die Kinderpflege in eine Haustierpflege sublimiert.

Mimen. Auch kann die GI Instinktmuster aufbauen, die nicht über das instinktive Subsystem eingelaufen sind. Entsprechend fehlt dann aber das Erleben. Die Instinktmuster sind in diesem Falle Instinkt-Attrappen. Darum kann der Schauspieler Schmerzen mimen, ohne solche durchmachen zu müssen.

Die Kombinations-Dynamik

Den Entscheid darüber, welche kompatiblen Instinktmotivationen zur Ausführung kommen sollen, fällt der Integrator, nachdem er über die Instinktmotivations-Detektoren des instinktiven Subsystems alle angebotenen Motivationen übernommen hat, wobei sich die inkompatiblen aber schon auf diesem untersten Niveau gegenseitig ausschalten.

Die inkompatiblen Motivationen. Ob der Gegensätzlichkeit der verschiedenen Instinkt-Motivationen (die einen führen zum Sitzen, die anderen zum Rennen etc) müssen die inkompatiblen zu Gunsten einer einzigen zurücktreten. Dies geschieht schon auf Niveau der einzelnen Subsystem-Anteile, die mit Ausnahme des Sicherungsanteiles intrasystemische Hemm-Detektoren haben, deren Ansprechen ein Abblocken des dazugehörigen Subsystem-Anteiles bedeutet.

Die Motivations-Hierarchie. Entsprechend der Hemmdetektoren-Bestückung werden die einzelnen, den Instinkten entsprechenden Subsystem-Anteile unterschiedlich stark abgeblockt. Der Sicherungs-Anteil zB hat keine Hemm-Detektoren. Entsprechend wird er bei anderen gleichzeitig laufenden Instinkt-Motivationen nicht abgeblockt. Nur wenige Hemm-Detektoren weist der Schmerzmeid-Anteil auf, viele hingegen die Ausscheidungs-Anteile, der Sex-Anteil und erst recht der Körperpflege-Anteil; etwas weniger der Ernährungs-Anteil etc. Damit wird bei unheimlichem Geräusch das Körperpflegeverhalten zuerst abgeblockt, aber auch das Ernährungs- und Sexverhalten etc, je nachdem, wie ausgeprägt unheimlich das Geräusch ist. Allerdings redet die GI gesamtsituativ auch ein gewichtiges Wort mit, zumal jede Teilleistungs-Aktivität in Wechselbeziehung mit der GI steht.

Die kompatiblen Motivationen hingegen können gleichzeitig in Verhalten umgesetzt werden, und zwar als

- Misch-Verhalten,
- Bilanz-Verhalten oder als
- Synthese-Verhalten.

Teilkompatible Motivationen schließlich sind Motivationen, die nur zT zum Misch-, Bilanz- oder Synthese-Verhalten zusammengebracht werden können (Abb 52).

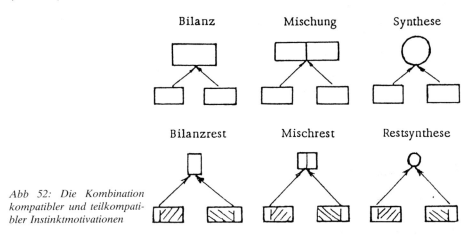

Abb 52: Die Kombination kompatibler und teilkompatibler Instinktmotivationen

Das Misch-Verhalten

Viele Motivationen vertragen sich gut nebeneinander. So die Kumpan- und Sex-Motivation beim Verliebtsein, die Sammel- und Sicherungs-Motivation als Instinkt-Grundlage des Besitzes, die Kumpan- und Sicherungsmotivation für die Gruppen-Zusammengehörigkeit etc. Gerne vergesellschaften sich auch die Ernährungs- und Kumpan-Motivation zum gemeinsamen Essen. Ob letzterer Kombinations-Vorliebe werden Besucher förmlich genötigt, wenigstens was zu trinken, ob sie Durst haben oder nicht. Auch ist die Dreier-Kombination Trink-, Sex- und Kumpan-Motivation im Wein, Weib und Gesang geradezu sprichwörtlich geworden (Abb 53).

Im Mischverhalten laufen 2 oder mehrere Lebensvarianten parallel, läuft das Leben gleichsam mehrspurig. Dadurch ist es die intensivste Lebensform.

Das Bilanz-Verhalten

Gleiche Motivationen aus verschiedenen Instinkten summieren sich über entsprechende intrasystemische Kombinatoren für gleiche Muster zum Bilanz-Verhalten. So das Aufmerken der verschiedenen Instinkte zur Neugierde; oder die Geh-Motivation, motiviert durch den Ernährungs-, Kumpan-, Sicherungs-Instinkt etc zum sehr dauerhaften Geh-Vermögen.

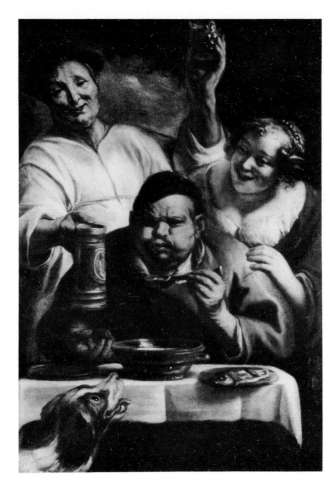

Abb 53: Überfunktion der Gewinninstinktmotivatoren

Die Bilanz-Elemente sind stets einfache Elemente wie das Gehen, Rennen (bei Kindern häufiges Rennen, ursprünglich dahin ausgerichtet, den wandernden Erwachsenen folgen zu können), das Sitzen, Zupacken, Aufmerken etc. Interessant in diesem Zusammenhang, daß für das Stehen als Übergang zwischen Gehen und Sitzen nur wenig Motivation aufgebracht wird und daher das Stehen weniger beliebt ist als das Sitzen. Je komplizierter jedoch ein Verhaltensmuster wird, um so spezifischer gehört es einem Einzelinstinkt an, um so geringer wird seine Bilanz-Fähigkeit.

Die Motivations-Synthese

Die dritte Kombinations-Möglichkeit schließlich ist die Motivations-Synthese, dh die beiden Ausgangs-Motivationen fließen in ein neues, andersartiges Verhalten ein. Zuständig hierfür sind intrasystemische Kombinatoren (sogar zT innerhalb eines Subsystem-Anteils), die nicht wie beim Bilanz-Verhalten auf gleichartige, sondern auf verschiedenartige Muster ansprechen und ein neuartiges Verhalten aufbauen. So bauen die Kombinatoren für Flucht- und Verteidigungs-Motivation Droh-Verhalten auf (typisch dabei die Vergrößerung der Körperkonturen, früher angestrebt durch entsprechend breitschultrige Uniformen). Sex- und Kumpananschluß-Motivationen verschmelzen zum Liebesspiel, Sex- und Kumpanmeid-Motivationen zum Rivalen-Verhalten, Ernährungs-, Ergebungs- und Auchverhaltens-Motivation zum Betteln etc.

Das Rest-Verhalten

Sind nur Teile der Motivationen zueinander kompatibel, resultiert ein Bilanz-Rest, Misch-Rest oder Synthese-Rest wie zB die Faust im Hosensack oder das Nippen am Glas. Hier sprechen die Kombinatoren nur auf die ihnen adäquaten Teil-Motivationen an.

Auffallend häufig sehen Rest-Elemente nach Körperpflege aus, wie zB das Verlegenheits-Kratzen oder das Verlegenheits-Abwischen. *Konrad Lorenz* hat diese Scheingesten Übersprungs-Reaktionen bezeichnet. Dies heißt, daß die Motivations-Detektoren für Körperpflege die am wenigsten spezifische Ansprechbarkeit aufweisen, so daß sie nebst auf einfache Körperpflege-Motivationen auch auf einfache Reste irgend welcher Motivationen im instinktiven Subsystem ansprechen.

Solche Restmotivationen kommen aber auch etwas spezifischer bei anderen Teilleistungen vor. Das Verlegenheits-Räuspern zB ist eine Sprech-Intention (noch stärker das Verlegenheits-Hüsteln) mit Signalwert für die anderen, daß man was sagen möchte.

Die Instinkt-Ergänzung

Mit der Labilisierung der Integrator-Spontaneität vor ca 2 Mio Jahren setzte wohl als allererstes ein bewußtes Instinkt-Ergänzen mit Einsicht und Absicht ein. So wurde im Rahmen der Sicherung das Dreinschlagen durch die Ergänzung der Hand mit einem Faustkeil wesentlich wirkungsvoller. Noch besser gelang die Verteidigung mit dem Steinbeil, später mit dem Schwert und schließlich mit der Feuerwaffe, sie alle auch im Dienste des Nahrungserwerbes.

Beim Besiedeln der nördlichen Hemisphäre mußte das Fell der Tiere den eigenen Haarverlust wettmachen, und schon vor ca 1 Mio Jahren überwand der Integrator die Sicherungs-Angst vor dem Feuer. Seither kann man sich am Feuer wärmen und erst noch das Fleisch schmackhaft braten.

Im Dienste der Schmerzmeidung richtete sich das Interesse auf Heilkräuter; das Verlangen nach Gesellschaftlichkeit förderte die Entwicklung der Sprache; die Körperpflege stellte ganz auf den Wassereinsatz um, während das Ausscheidungs- und Sexverhalten urtümlich blieben.

Die Ergänzung durch das Kollektiv

Dank unserer Kumpaninstinkt-Struktur sind wir offene Vielgruppenbildner und damit Knotenpunkte im Netz des Kollektivs, das sich ständig weiterentwickelt. Diese Entwicklung geht über die Spezialisierung des Einzelnen, wodurch dieser immer mehr von den anderen abhängig wird (ganz im Gegensatz zum Tierreich, wo Spezialisierung Isolierung bedeutet).

In dieser **Spezialisierung** liegt die Chance, sich zum Weltkollektiv zusammenzuschließen, was denn auch in verschiedenen Wirkschaften wie für den Handel, die Medizin etc geschehen ist.

Wirkschaften. Während sich die gleichen Wirkschaften zu Verbänden mit internationalem Erfahrungsaustausch zusammenschließen, bilden die verschiedenartigen Wirkschaften zusammen das Wirkschafts-Gefüge im Kollektiv mit den entsprechenden Kollektiv-Leistungen wie dem Städtebau, Flugwesen etc.

Die Wirkschafts-Leistungen. Die Leistungen früherer Wirkschaften überleben zT Jahrtausende, was es uns möglich macht, die Evolution der Kollektive aufzurollen. Auffallend dabei, daß die Wirkschaften vorerst im Dienste der Instinkt-Ergänzungen arbeiteten. So die Jäger- und Viehzüchter-Gilden im Dienste der Ernährung; heute die Landwirtschaft, die Getreide-, Fleisch-, Obst-Verarbeitungsindustrie etc bis hin zum Verkaufsladen und Restaurant. Für die Sicherheit sind die Armee und die Polizei zuständig, ferner Wirkschaftsleistungen wie die Zäune, Türschlösser, Versicherungen etc. Andere Wirkschaften stehen im Dienste des Sozialverhaltens. Sie sind für die Verbindungswege, das Telefon, die Post, das Verkehrswesen etc zuständig. Für die Schmerzmeidung haben sich die Medizinal-Berufe entwickelt, und im Dienste der Wärme-Konstanz beschäftigen sich speziell viele Wirkschaften mit dem Häuserbau, mit der Kleiderherstellung etc. Für die Körperpflege und die Ausscheidung bauen besondere Wirkschaften die Badezimmer, andere Waschmaschinen, oder stellen Putzmittel und Seifen her, so daß vor lauter Sauberkeit das Wasser verschmutzt ist. Sogar um den Sexinstinkt haben sich Wirkschaften angenommen wie das Animierwesen, die Hersteller von Schminke, Parfum oder von Ovulationshemmern etc.

Instinkt-Schlaraffenland. All diese Ergänzungen zielen darauf hin, den Instinkten ebenso ein Schlaraffenland zu bescheren, wie die Instinkte den Reflexen ein Reflex-Schlaraffenland beschert haben. Darum hat denn die Kulturlandschaft mit Wiesen, Feldern und gepflegten Wäldern die Urnatur verdrängt. Aber die Kulturlandschaft war nicht von der Natur vorgesehen. Sie ist ein Schlaraffenland für menschliche Instinkte, in dem vieles ohne Nutzen für den Menschen keinen Platz mehr hat. Darum das heutige Massen-Aussterben zugunsten der Nutztiere und Nutzpflanzen.

Wohnung. Erst recht ist die Wohnung zum Schlaraffenland geworden. Sie brachte jenes Klima zurück, das einst herrschte, als sich die Vorfahren den Fellverlust leisten konnten. Konstante, warme Temperatur, Warm- und Kaltwasserquelle, die Vorräte in der Küche, die Liegestatt trocken und warm, die

Tür mit einem Schloß abgesichert, das sind für die Instinkte paradiesische Verhältnisse. Und da die Kontaktfreudigkeit diese Schlaraffenterritorien zusammenrücken ließ, entstanden gewaltige Städte, zwischen denen der Verkehr rollt, schwimmt oder fliegt. Der Mensch drückt der Natur sein Instinkt-Siegel auf, wie das noch nie ein Lebewesen vor ihm getan hat.

Instinkt-Störungen

Störungen gibt es bei allen Instinkten, vorwiegend aber bei den höher entwikkelten: Sicherung, Ernährung, Kumpan- und Sexinstinkt. Am häufigsten wird die Motivation

- zu stark (Überfunktion) oder
- zu schwach (Unterfunktion), oder
- die Instinktauslöser-Detektoren sprechen auf falsche Auslöser an (Dysfunktion), oder es kommt zu
- Fehl-Kombinationen.

Gestört erscheint nebst dem motorischen Instinktmuster zumeist auch das Instinkt-Erleben.

Die Überfunktion

Beim Sicherungs-Instinkt steigert sich ein Zuviel an Aggressions-Bereitschaft in blinde Wut und ein Zuviel an Angst in Panik (zB Spinnen gegenüber, in engen Räumen, in der Menschenmenge oder bei Selbsteinengung durch Eigenfrustration etc). Eine chronifizierte Flucht- oder Verteidigungsaggressions-Stimmung belastet das vegetative Nervensystem über die Formatio reticularis ständig, die Streßhormon-Ausschüttung (Adrenalin) ist erhöht, es kommt zu den Streß-Folgen wie Magengeschwür, hoher Blutdruck, Herzinfarkt etc.

Beim Ernährungs-Instinkt ist die gesteigerte Eßlust mit entsprechender Körperrundung weit verbreitet, manchmal anerzogen durch sich Trösten mit Süßigkeiten (Kummerspeck).

Die Trunksucht hingegen geht nicht auf den Ernährungs-Instinkt zurück. Wenn die hormonaktiven Neurone im Hypothalamus das Adiuretin, das die Nieren zur Wasserrückresorption anregt, nicht mehr bilden oder nicht mehr in die Neurohypophyse weitergeben können, trinken die Patienten bis zu 25 l Wasser pro Tag, um den Wasserverlust durch die Nieren wieder wettzumachen. Niemals aber trinken sie Alkohol. Wo und wie weit genetisch oder neurotisch entstanden der Alkoholismus programmiert wird, ist noch nicht aufgeklärt.

Beim **Sex-Instinkt** kann ein Hemm-Ausfall zu unersättlichem Sex-Verlangen führen (bei der Frau Nymphomanie, beim Mann Satyriasis bezeichnet);

und beim **Kumpan-Instinkt** wirkt sich vorab zu starke Dominanz-Motivation unerfreulich aus, es kommt zur intoleranten Herrschsucht, zum Jähzorn etc, und oft wird Inkompetenz mit Arroganz wettgemacht. Umgekehrt führt übersteigerte Ergebungs- und Auch-Motivation zur Manipulierbarkeit. Ein Zuviel an Appetenz wird von den anderen als lästige Aufdringlichkeit erlebt, übersteigerte Kinderpflege mündet in die Überbemutterung mit Hinderung der Selbständigkeitsentwicklung des Kindes, und übersteigerte Hilfsbereitschaft kann sogar einen Hilferuf vor den Helfern mit sich bringen.

Bei den reflexnahen **Meid-Instinkten** mündet die Übersteigerung in erhöhte Temperatur (Fieber), in Putzwut, in chronischen Durchfall oder in Wehleidigkeit.

Die Unterfunktion

Wenn die Instinkt-Übersteigerung moralisch negativ gewertet wird, so genießt die Unterfunktion, sei es durch Instinktauslöser-Ausfälle, durch zu wenige Instinktmotivations-Neurone, oder durch einen Defekt oder eine Hemmung im instinktiven Subsystem den Ruf der Tugendhaftigkeit.

Motivator-Schwäche. Keine Fluchtbereitschaft zB bedeutet mutig sein; nur wenig essen oder kein Sex-Verlangen gilt als asketisch; kein Dominanz-Anspruch ist Bescheidenheit etc. Aber die Unterfunktion hat auch ihre Kehrseite. So geht die Kumpan-Appetenz ausgerechnet im Alter zurück, wenn wir wieder stärker auf die anderen angewiesen sind. Rückgang der Auch-Motivation oder der Ergebungs-Bereitschaft muß mit vermehrtem Anecken bezahlt werden, und der verminderte Dominanzanspruch birgt die Gefahr in sich, von Inkompetenteren verdrängt zu werden. Geradezu katastrophal kann sich die verminderte Kinderpflegebereitschaft mit schwerer Vernachlässigung des Kleinkindes auswirken, und die verminderte Hilfsbereitschaft kann einem Verunglückten das Leben kosten.

Bei den reflexnahen Meid-Instinkten hat die Motivationsverminderung Untertemperatur und verminderte Körperpflege bis zur Verwahrlosung zur Folge; bei der Schmerzmeidung resultiert eine gefährliche Indolenz bis Gleichgültigkeit; bezüglich der Ausscheidung kommt es zur Verstopfung und bei Hemmschwäche der Blase zur Schwemme in der Nacht.

Unterfunktion **der Instinktauslöser-Detektoren** läßt die Merkwelt an Auslösern verarmen. So gibt es Leute, die jeden Tag nur noch dasselbe Menu zusammenstellen. Die Sex-Reize verblassen; und der Mitmensch ist kein Anreiz mehr für Sozialkontakte.

Die Unterfunktion **der Motivationsdetektoren im instinktiven Subsystem** ist am häufigsten anzutreffen, sei es durch Detektorneuronen-Degeneration, sei es durch psychosomatische Blockierungen. Hierher gehört die häufige Impotenz und Frigidität, die Anorexie, das Vereinsamen vorab bei Depressionen und die Vernachlässigung der Körperpflege.

Das Ansprechen auf falsche Auslöser

Falsch programmierte Instinktauslöser-Detektoren im instinktiven Subsystem führen zu einem Fehlverhalten, das vorab Sicherungsauslösern gegenüber lebensgefährlich werden kann (zB das Stehenbleiben vor einem heranbrausenden Auto).

Beim Ernährungs-Instinkt kommt es zum Genuß von Ungenießbarem wie zB von Papier. Vernichtend das Ansprechen des Ernährungs-Instinktes auf Kumpanauslöser, es führt zur Menschenfresserei.

Beim Kumpan-Instinkt gibt es das Ansprechen auf gefährliche Tiere wie Schlangen, oder auf das Auto, oder auf Haustiere, die wie Kinder verwöhnt und sogar auf Tierfriedhöfen begraben werden.

Die Sexauslöser-Detektoren zeigen die weitaus größte Vielfalt von Fehlansprechbarkeiten. So ein Ansprechen auf Tiere (Sodomie), auf Kleidungsstücke (Fetischismus); auf gleichgeschlechtliche Partner (Homosexualität) oder auf das Ausgepeitschtwerden (Para-Sex). Oft sind diesbezüglich die Grenzen zum Pathologischen schwankend und von Kultur zu Kultur verschieden. Stets brutal jedoch das Ansprechen dieser Detektoren auf Kinder, weil dies den Mißbrauch der Kinder zur Folge haben kann, wonach die zu Tode geängstigten Kinder ein Leben lang darunter leiden oder gar umgebracht werden.

Fehl-Kombinationen

Ob der Kombinationsmöglichkeiten besteht die Gefahr, daß Fehl-Kombinationen eingespielt werden (Aufbau entsprechender intra- oder intersystemischer Kombinatoren). So können die Dominanz- und Sex-Motivation zur Vergewaltigung ausarten, eine Lust-Emotion und Kumpanmeid-Aggression zum Sadismus, die Ergebungs-Motivation und eine Lust-Emotion zum Masochismus, oder die Dominanz-Motivation und Ernährungs-Motivation zur verheerenden Menschenfresserei (abgesehen vom falsch programmierten Ernährungsauslöser-Detektor) etc.

Rehabilitation

Es besteht heute die Möglichkeit, übersteuerte Instinkte medikamentös abzudämpfen. Umgekehrt gibt es Mittel, die den Ernährungs- und Sex-Instinkt anregen. Aber die Medikamente sind nur eine Hilfe auf Zeit.

Hinzu müssen ursachenanalysierende Gesprächstherapien kommen, um unbewußte Konflikte oder Frustrationen aufzudecken, aufzuarbeiten und wenn möglich auszuschalten.

Ferner sind verhaltenstherapeutische Maßnahmen wichtig, um das gestörte Instinkt-Verhalten dauerhaft zu korrigieren:

Auf der Auslöserseite

Auslöser-Meiden. Auslöser, die auf falsch programmierte Detektoren wirken, müssen vermieden werden (zB der Umgang mit Kindern bei Ansprechen des Sex-Instinktes). Auch darf man keine berufliche Beschäftigung wählen, die einer übersteigerten Detektor-Ansprechbarkeit entgegenkommt. So sollte man bei übersteigertem Ernährungs-Instinkt nicht in der Ernährungs-Branche arbeiten.

Auslöser-Suchen. Bei Instinkt-Schwäche kann ein verstärkter Auslöser-Druck noch etwas herausholen wie mehrmalige kleine Mahlzeiten über den Tag verteilt, ein Sexfilm als Auslöser-Überangebot, oder Mitmachen im einen oder anderen Verein zur Förderung des Kumpaninstinktes. Wichtig auch das Tagträumen von feinen Speisen, von aufgestelltem Beisammensein oder von erwachender Liebe zum Partner, am wirkungsvollsten am Abend vor dem Einschlafen, weil vor dem Eindösen der Zugang zum Unbewußten am leichtesten gelingt.

Konditionierung auf Auslöser. Bei Ausfall der Instinktauslöser-Detektoren oder bei falscher Auslöser-Ansprechbarkeit müssen neue Auslöser-Ansprechbarkeiten aufgebaut werden, indem zB zu einem guten Gläschen Wein stets nahrhafte Speisen gegessen werden, die dadurch einen erhöhten Auslöserwert bekommen. Oder es soll zum geliebten Fernsehen stets der eine oder andere eingeladen werden, um hernach über den Film diskutieren zu können. Damit bekommen die Mitmenschen wieder vermehrten Auslöserwert. Bei Kindern sind hier Sozialspiele indiziert.

Konditionierung auf Hemmauslöser. Ferner kann dank dem Dualismus der Instinkt-Systeme mit musteraufbauendem und musterhemmendem Anteil auf Hemm-Auslöser konditioniert werden. So kann man sich bei übersteigertem Ernährungs-Verlangen zB eine gewaltige, geliebte Portion Spaghetti vorstellen, aus der plötzlich ein dicker Wurm gekrochen kommt (negatives Tagträumen). Damit ist es mit dem Appetit auf große Portionen recht abrupt zu Ende.

Auf der Antwortseite

Positive Konditionierung. Der Instinkt-Motivator ist mit seiner Anzahl motivationsaufbauenden und hemmenden Neurone gegeben. Da ihre Aktivitäten aber in den Integrator aufgenommen werden müssen, kann der Integrator schon unbewußt dahin programmiert (konditioniert) werden, nur gewünschte Motivationen zu realisieren, zB das Lustig- und Aufgestelltsein den Angehörigen, Mitarbeitern etc gegenüber, oder das sich Freuen am Schlanksein, am Attraktivsein usw, was sich durch tägliches positives Tagträumen vor dem Einschlafen üben läßt. Dieses positive Tagträumen konditioniert das Unbewußte auf Wünsche hin, die das Unbewußte mit der Zeit übernimmt und realisiert (der Wunsch ist der Vater des instinktiven Geschehens).

Dies gilt auch für das Bettnässen. Hier darf nur das Trockenbleiben belohnt, also andressiert, aber niemals die Schwemme bestraft werden, weil durch die Bestrafungs-Angst die Blasen-Muskulatur noch stärker tonisiert, die Reflex- und Instinktaktivierung noch ausgeprägter und damit das Bettnässen noch schlimmer wird.

Negative Konditionierung. Mit dem positiven Konditionieren auf richtiges Verhalten sind die unerwünschten Motivationen aber noch nicht überwunden. Es braucht hierzu die negative Konditionierung, indem das Fehlverhalten in der Fantasie immer wieder mit den schlimmsten Folgen, die daraus resultieren können, zusammengebracht wird. So das sich verfettet sehen, wenn man viel ißt, das sich aidskrank sehen, wenn man die Anfälligkeit auf Seitensprünge loswerden will, oder das sich vereinsamt sehen, wenn man zu Muffelstimmungen neigt.

Willens-Training. Starken Instinkten gegenüber kann sich nur ein ebenso starker Integrator behaupten. Darum ist es wichtig, den Integrator zu fördern, und zwar durch Willens-Herausforderungen (Sport, konsequentes mentales Training auf ein bestimmtes Ziel im Beruf oder im Sport hin wie zB gedanklich intensives Tennisspiel), durch denkerische Herausforderung (zB Schachspiel, Denkaufgaben) und durch künstlerisches Gestalten.

Selbsteinschätzung. Nicht zuletzt hilft den Patienten, die Zusammenhänge zwischen den Instinkten und dem Integrator durchzudiskutieren, um sich so besser kennen und einschätzen zu lernen.

Die Gruppen-Therapie

Autoregulative Gruppendynamik. Beim Kumpan-Instinkt steht die Gruppentherapie mit ihrer autoregulativen Gruppendynamik an erster Stelle. Dank der Tatsache, daß jedes Sozialverhalten eine Auslöserfunktion auf den Kumpaninstinkt der anderen Gruppenmitglieder hat, reagiert die Gruppe auf das Sozialverhalten mit Auch-Verhalten, Ergebungs-Verhalten, Dominanz-Verhalten, Hilfe-Verhalten oder evtl mit Ablehnung bis zur Ausschluß-Aggression.

Gruppen-Zusammensetzung. Weil dem Gruppenverhalten die Kumpaninstinkt-Motivationen des Einzelindividuums zugrunde liegen, kommt es wesentlich darauf an, wie die Gruppe zusammengesetzt ist. Hierin liegt die Kunst des Therapeuten, je nach Patienten die richtige Gruppe zusammenzustellen.

Sehr vorteilhaft haben sich Gruppen aus verschieden starken Individuen erwiesen, die miteinander den Alltag bestreiten, und in denen die Starken den Schwachen helfen. Bei Kindern instruiren die älteren die jüngeren (*Montessori*-Idee), und die Gruppenstarken der verschiedenen Gruppen messen sich untereinander (zB im Sport). Muß ein Gruppenmitglied weggewiesen werden, erleidet es Frustration und Gruppenverlustangst, was eine starke Hemmung auf Fehlverhalten ausübt.

Gruppen-Spiele. Sehr wichtig innerhalb der Gruppen die Gruppenspiele, bei denen der Zufall mithilft, daß auch mal der Schwächste obenauf schwingen kann. So trainieren alle das Dominieren, das unangenehme Verlieren (und damit die Frustoleranz) sowie das Auch-Verhalten. Beim Vorankommen der ganzen Gruppe spielt das Hilfe-Verhalten innerhalb der Gruppe eine große Rolle. Und wenn jedes Gruppenmitglied an einer Gruppenleistung teilhat, erlebt nachher auch jedes die Freude am Erfolg.

Zusammenfassung

Viele Motivationen des Tuns und Lassens im menschlichen Alltag stammen aus den Instinkt-Systemen des limbisch-hypothalamischen Hirnanteiles. Da aus Fremdreflexen heraus entstanden, gliedern sie sich in Meid- (Ausscheidung, Hitze- und Kälte-Meidung, Körperpflege, Schmerzmeidung, Sicherung) und in Gewinn-Instinkte (Ernährung, Kumpan- und Sex-Verhalten). Einige davon besitzen überdies eine vegetative Steuerungseinheit als vegetativen Instinkt-Anteil.

Der Instinktablauf geht bei den Gewinninstinkten vom Suchverhalten (Appetenz) über das Gewinnen (initialer Erfolg) bis zum Besitz (terminaler Erfolg). Die Meidinstinkte hingegen warten lediglich auf Auslöser, um alles daranzusetzen, sie wieder loszuwerden.

Im Gegensatz zu den Reflexen geben die Instinkt-Motivatoren ihre Aktivitätsmuster (abgesehen vom vegetativen Anteil) nicht mehr dem motorischen System direkt weiter, sondern dem instinktiven Subsystem im limbischen Integrator-Anteil. Dieses Teilleistungs-System des Integrators gliedert sich in Anteile, die den Instinkten entsprechen, und die sich über Hemm-Detektoren konkurrieren. Die übernommenen Motivations-Muster arbeiten sie im Zusammenspiel mit der GI kognitiv und affektiv auf, wobei die GI entscheidet, ob sie sich von ihnen motivieren lassen will, dh, ob sie zielausgerichtete voluptiv-expressive Muster aufbauen will, die als Instinktverhalten zum Zug kommen sollen oder nicht.

Die Auslöser sind Außenwelt-Reize, die, von den Sinnessystemen aufgenommen, in die GI gelangen. Auf sie sprechen die Instinktauslöser-Detektoren des instinktiven Subsystems an, um über das Wechselspiel zwischen dem instinktiven Subsystem und den Instinktmotivatoren im limbisch-hypothalamischen System diese Motivatoren zu aktivieren. Hinzu kommt bei den Gewinn-Instinkten das spontane Schwellensenken.

Schwelle. Unter den Meid-Instinkten senkt einzig der Sicherungs-Instinkt seine Schwelle unter Auslöser-Einwirkung auf null ab, was Spontanerfolgs-Verhalten und -Erleben (zB Angst im Leerlauf) mit sich bringt. Die anderen Meid-Instinkte hingegen sind praktisch schwellenstabil (müssen ständig und zuverlässig ansprechbar bleiben). Die Gewinn-Instinkte wiederum senken ihre Ansprechbarkeits-Schwelle umgekehrt zum Sicherungsinstinkt bei Auslösermangel auf null ab und gestalten so spontanes Such-Verhalten nach Auslösern.

Erfolgs-Hemmung. Hat das Suchverhalten über das initiale Erfolgs-Verhalten bis zum terminalen hinauf Erfolg, stellt die Erfolgs-Hemmung den Instinktablauf beim Ernährungs- und Sex-Instinkt von terminal her wieder ab. Beim Kumpan-Instinkt wird umgekehrt das Suchverhalten abgeblockt und bei weiterem Schwellenanstieg eine Meid-Komponente aufgebaut, was das Kumpan-Verhalten (Auch-, Dominanz-, Kinderpflege-, Hilfe-, aber auch Meid-Verhalten) auf ein Gruppen-Verhalten einschränkt.

Dank der speziellen Schwellendynamik ist der Mensch ein dynamischer Vielgruppenbildner, der mehreren Gruppen angehört und damit einen Knotenpunkt des kollektiven Gruppennetzes darstellt.

Inkompatible Motivationen. Sind mehrere Motivationen gleichzeitig aktiv, zeigt sich ob der intrasystemischen Hemm-Detektoren eine Realisierungs-Hierarchie mit der Sicherungs-Motivation an der Spitze.

Kompatible Motivationen vertragen sich gegenseitig gut, so daß es zu mehreren Motivationen nebeneinander kommen kann, die als Misch-, Bilanz- oder Synthese-Verhalten realisiert werden, oder sich bei Teil-Inkompatibilität zur Rest-Motivation dezimieren.

Instinkt-Ergänzungen. Durch die Spontaneitäts-Labilisierung des Integrators ist es zur gewaltigen integrativen Ergänzung der Instinkte gekommen, aus der schließlich die Anpassung der Natur an die menschlichen Instinkt-Bedürfnisse im Sinne eines Instinkt-Schlaraffenlandes erfolgte. Die Mini-Territorien (Wohnungen) wurden zu Riesenstädten zusammengebaut. Und dank dieser Instinkt-Ergänzung mit spezialisierten Wirkschaften im Dienste der Ernährung, Sicherung, Schmerzmeidung etc konnte sehr viel Zeit für die integratoreigenen Vorhaben herausgeholt werden.

Die Störungen lassen sich in Über-, Unter-, Dysfunktionen und Fehlkombinationen einteilen, die je nach Instinkt harmlos oder aber lebensgefährlich werden können.

Rehabilitatorisch kann auf der Auslöserseite durch bewußtes Meiden oder Suchen von Auslösern mit entsprechender Umgestaltung der Lebensverhältnisse oder dann mit dem Konditionieren auf Auslöser oder auf Hemm-Auslöser das Instinktgeschehen verändert werden.

Auf der Antwortseite helfen die positive (positives Tagträumen) und negative (negatives Tagträumen) Konditionierung des Unbewußten und die Stärkung des Integrators mit, die Instinkt-Integrationen im Sinne der goldenen Mitte elektiv zu erleichtern oder aber zu erschweren.

Wichtig auch das psychoanalytische Suchen nach unbewußten Störfaktoren, um sie, wenn möglich, auszuschalten; ferner das Aufklären über die Instinkt-Integrator-Zusammenhänge.

Die Gruppen-Therapie schließlich steht im Zentrum der Störungsbehandlung von Kumpaninstinkt-Störungen.

Literatur

Anderson, E.: The hypothalamus. Springfield, Ill. (1969)
Argyle, M.: Soziale Interaktionen. Kiepenheuer & Witsch, Köln (1972)

Bowlby, J.: The nature of the child's tie to his mother. Int. J. Psychoanalysis 39 (1958)
Bräutigam, W.: Sexualmedizin im Grundriß. Thieme, Stuttgart (1979)
Breuer, G.: Der sogenannte Mensch – Was wir mit Tieren gemeinsam haben und was nicht. Kösel, München (1981)
Brown, R.: Social psychology. Free Press, New York (1965)
Colley, C. H.: Human nature and the social order. Scribner's, New York (1902)
Craig, W.: Appetites and aversions as constituents of instincts. Biol. Bull., Woods Hole 34 (1918)
Eibl-Eibesfeldt, I.: Der vorprogrammierte Mensch. Orion, Kiel (1985)
Eibl-Eibesfeldt, I.: Die Biologie des menschlichen Verhaltens – Grundriß der Humanethologie. Piper, München (1984)
Eibl-Eibesfeldt, I.: Grundriß der vergleichenden Verhaltensforschung. Piper, München (1967)
Filser, F.: Einführung in die Familiensoziologie mit Quellentexten. Uni-TB, Stuttgart (1985)
Fischer, A. E.: Maternal and sexual behavior induced by intracranial self-stimulation. Science 124 (1956)
Fletscher, R.: Instinct in man. Aberdeen Univ. Press (1948)
Foss, B.M.: Determinants of infant behaviour. Methuen, London (1961)
Goetze, D., et al.: Ethnosoziologie. Teubner, Stuttgart (1984)
Goldfried, M.: Klinische Verhaltenstherapie. Springer, Berlin (1979)
Grossmann, S. P.: Eating or drinking elicited by direct adrenergic or cholinergic stimulation of hypothalamus. Science 132 (1960)
Gschwend, J.: Instinktstörungen bei Patienten mit Hydrocephalus verschiedener Genese. Nervenarzt 47 (1976)
Gschwend, J.: Vergleich zwischen der menschlichen Reflex- und Instinkt-Motorik. Fortschritte der Neurologie-Psychiatrie 45 (1977)
Gschwend, J.: Störungen des menschlichen Instinktverhaltens bei Hypothalamus-Läsionen. Fortschritte der Neurologie-Psychiatrie 45 (1977)
Gschwend, J.: Motivation and Behaviour. Hexagon Roche 6 (1978)
Gschwend, J.: So kam der Affe auf den Menschen. Arnaud, Gümmlingen (1979)
Gschwend, G.: Die neuronale Grundlage des menschlichen Instinktverhaltens. Archives suisses d'anthropologie générale, Genève 46 (1982)
Gschwend, G.: Das positive Tagesträumen. Profil, München (1984)
Heberer, G.: Moderne Anthropologie. Eine naturwissenschaftliche Menschheitsgeschichte. Rowohlt, Reinbek (1973)
Hess, W. R.: Hypothalamus und Thalamus. Thieme, Stuttgart (1968)
Hilke, R., et al.: Aggression. Huber, Stuttgart (1982)
Holst, E., von: Zur Verhaltensphysiologie bei Tieren und Menschen. Piper, München (1969)
Holst, E., von, et al.: Vom Wirkungsprinzip der Triebe. In: Die Naturwissenschaften 18 (1960)
Homans, G. C.: The human group. Routledge and Kegan, London (1951)
Hückstedt, R.: Experimentelle Untersuchungen zum „Kindchenschema". Z. exp. u. angew. Physiol. 12 (1965)
Kortlandt, A.: Aspects and prospects of the concept of instinct. Arch. nederl. Zool. 11 (1955)
Krohn, H. W.: Theorien zur Angst. Kohlhammer, Stuttgart (1986)
Levitt, E.: Die Psychologie der Angst. Kohlhammer, Stuttgart (1986)
Lorenz, K.: Über tierisches und menschliches Verhalten. Piper, München (1968)
Lorenz, K.: Vergleichende Verhaltensforschung. Springer, Berlin (1978)
Martikke, H.: Die Rehabilitation der Verhaltensgestörten. Reinhardt, München (1978)
Molina, A. F., et al.: Organization of the subcortical system governing defence and flight reactions in the cat. J. Physiol. 160 (1962)
Petrullo, L., et al.: Leadership and interpersonal behaviour. Halt, Rinehart and Winston, New York (1961)
Pfeiffer, D.: Kriminalsoziologie. Kohlhammer, Stuttgart (1979)
Pröve, E., et al.: Verhaltensphysiologie. Uni-TB, Stuttgart (1987)
Schäfers, B.: Einführung in die Gruppensoziologie. Uni-TB, Stuttgart (1980)
Schäfers, B.: Soziologie des Jugendalters. Uni-TB, Stuttgart (1985)
Schorr, A.: Die Verhaltenstherapie. Ihre Geschichte von den Anfängen bis zur Gegenwart. Psychol., Weinheim (1984)
Siegrist, J.: Lehrbuch der medizinischen Soziologie. Urban & Schwarz, München (1977)
Tinbergen, N.: Instinktlehre. Parey, Hamburg (1978)

Das Spielverhalten

Schon vor der Geburt, erst recht danach, setzt ein gewaltiges Einprogrammieren aller vorhandenen, zT schon reifen, zT noch ausreifenden Neuronenverbände ein. Es handelt sich um das Spielverhalten.

Den Impuls dazu geben die spontanaktiven Neurone, vorerst im extrapyramidalen System (Stammganglien) und in den Kleinhirnkernen, dann im Motivator für das Ernährungsverhalten (Daumenlutschen schon vor der Geburt) und schließlich im Integrator.

Für die Rehabilitation ist das Spiel besonders wichtig, ermöglicht es doch das spielerische und damit besser motivierte Erlernen ausgefallener Vermögen und damit eine Verbesserung des Lernvermögens schlechthin.

Unterteilen läßt sich dieses spielerische Einprogrammieren aller Leistungsvermögen in drei große Gruppen:
– Probierspiele bis hinauf zur Fertigkeit
– Soziale Spiele
– Konstruktionsspiele

Die Probierspiele beginnen mit den Kindsbewegungen vor und nach der Geburt (Bewegungsspiele, die die Mutter im letzten Schwangerschaftsmonat durch das Läuten eines Glöckleins mit dem Kind spielen kann), was das dreidimensionale kinästhetische Körperschema aufzubauen beginnt.

Ab etwa dem 3. Monat spielen die Säuglinge mit Händchen und Füßen, ab dem 6. mit allen Gegenständen in Reichweite. Dabei werden diese Gegenstände stets zum Mund geführt, um die Umwelt auf ihre Eßbarkeit zu überprüfen. Im 9. Monat wird herumkrabbelnd alles Erreichbare ausprobiert, vorab das Herausziehen und Herumdrehen von Schlüsseln, das Herunterziehen von erreichbaren Tischdecken oder das Stiegenklettern. All diese Probierspiele führen zu einem Erkennen der Umwelt, aber auch zu einer besseren Geschicklichkeit im Umgang mit ihr.

Kaum auf den Beinen, wird spielend umhergerannt, geklettert, und schon kommen die Ergänzungsmöglichkeiten der Beine durch Skier und durch das Dreirad. Beliebt das Werfen von Steinen ins Wasser, das Aufscheuchen von Tauben etc. Die Geschicklichkeit wird immer besser, und die, die in diesem Spielverhalten verbleiben, erreichen schließlich Glanzleistungen im Kunstturnen, in der Akrobatik, im Eistanz oder im Ballett.

Die sozialen Spiele beginnen unmittelbar nach der Geburt durch das Spiel der Mutter mit dem Kind. Es sind kurze, aber herzhafte, liebkosende Spiele bei jeder nur erdenklichen Möglichkeit, während der die Mutter mit dem Kind zusammen ist. Ab etwa dem 2. Lebnensjahr weitet sich das kindliche Interesse auf die Umwelt aus, in der sich das Kind als Mutter von Puppen, als Betreuer von Tieren etc erlebt. Es handelt sich hier um das Rollenspiel. Dabei will das Kind alles auch machen, was die älteren Geschwister oder die Mutter machen. Es ist dadurch besonders gefährdet.

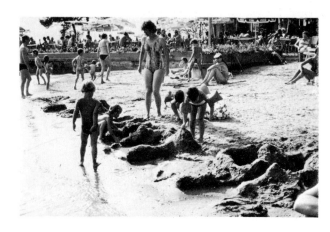

Abb 53a: Der Sandstrand nach Konstruktionsspielen

Ab dem 4. LJ entwickelt sich zunehmend das Interesse für Gleichaltrige, mit denen sich langsam ein Gruppenspiel aufbaut. Dies ist vorerst nur ganz kurz möglich, aber doch äußerst wichtig, da es das Kind vom egozentrischen Rollenspiel in das Wir der Gruppendynamik überführt.

Hinzu kommen jetzt auch Glücksspiele, die allen eine Gewinnchance bringen. Dadurch wird im Gewinnen das Selbstvertrauen gestärkt und im Verlieren die Frusttoleranz geübt.

Der Mensch behält auch dieses Spielen zeitlebens bei und soll es auch beibehalten, da es die Mitmenschlichkeit fördert und den zwischenmenschlichen Kontakt fair strukturiert.

Das Konstruktionsspiel beginnt schon im ersten LJ in einem Anhäufen von Sand oder Schnee, was immer eifriger und ausdauernder geübt wird, bis mit etwa vier Jahren schöne Sandburgen mit Teichen etc entstehen, so daß die Sandstrände am Abend vollgebaut sind (Abb 53a), dann aber manchmal von den eigenen Erbauern, oder aber von Fremden zerstört werden. Diese eigenartige Konstruktions- und Zerstörungsfreudigkeit spiegelt sich auch im Kollektiv der Erwachsenen mit Konstruktion und Destruktion. Auch bleibt die Konstruktionsfreudigkeit vorab im Baugewerbe und bei den Architekten erhalten, sie bauen ein Leben lang, was sie spielend im Sand zu bauen angefangen haben.

Erstaunlich, daß unsere nächsten Verwandten im Tierreich äußerst begeisterte Geschicklichkeits- und Sozialspiel-Kinder sind, aber lediglich ein Schlafnest bauen. Die Konstruktionsfreudigkeit ist eine menschspezifische integrative Leistung.

Das vegetative Nervensystem

Den alten Bauplänen von Insekten und sogar Würmern ähnlich geblieben ist dasjenige Nervensystem, das die Innenwelt, dh die inneren Organe und Hüllen, die Durchblutung, die Haut, die Pupillen, die Tränen- und Speicheldrüsen sowie die extrazelluläre Grundsubstanz steuert (Abb 54).

Es wird aufgegliedert in
- einen afferenten Anteil
- die zentralen Steuerungseinheiten
- die Steuerungs-Koordination (Formatio reticularis)
- den efferenten sympathischen und parasympathischen Anteil und
- den limbischen Anteil (Analysator und Merk-Subsystem).

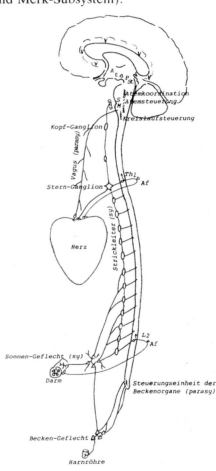

Abb 54: Das vegetative Nervensystem
(A = Ausscheidung, Af = Afferenz, M = Magensteuerung, P = Pupillensteuerung, S = Schlucken, St = Streßhormonausschüttung, t = Schwitzen, sy = sympathisch, parasy = parasympathisch, V = vegetativer Analysator und veg Merk-Subsystem im limbischen Hirnanteil, △ = Sexbereitschaft)

Der afferente Anteil besteht aus einem gewaltigen Neuronennetz im Rückenmark und Stammhirn, in das das 1. afferente Neuron (das Rezeptor-Neuron) die Informationen aus dem Körperinnern über das Spinalganglion und die

Hinterwurzel des Rückenmarkes hineinbringt und das diese Information zu den vegetativen Steuerungseinheiten weiterträgt. Die intensiveren Afferenzen gelangen überdies über den Thalamus zum limbischen Hirnanteil.

Die Steuerungs-Einheiten finden sich im untersten Rückenmarks-Abschnitt und im Stammhirn bis hinauf zum Hypothalamus. Sie bauen die Antwort-Muster auf, koordiniert und bedarfsangepaßt aktiviert durch die Formatio reticularis.

Der efferente Anteil ist dualistisch organisiert aus einem energiefreisetzenden sympathischen und einem energiereserveaufbauenden parasympathischen Anteil.

Der sympathische Anteil mutet mit seinem Strickleiter-Bau (Zellhäufchen zu beiden Seiten der Wirbelsäule, zB das Sternganglion, Abb 54) und mit seinen Geflechten vor der Wirbelsäule (zB das Sonnengeflecht) noch sehr urtümlich an. In diesen Ganglien und Geflechten liegt das letzte sympathische Neuron, das zu den Zielorganen zieht.

Der parasympathische Anteil gleicht mit seinen Nerven mehr dem somatischen System, obwohl die parasympathischen Nerven aus dem zweitletzten und nicht, wie die somatischen, aus dem letzten Neuron bestehen, und schaltet oft erst im Zielorgan auf das letzte Neuron um.

In den limbischen Hirnanteil gelangen nur intensivere Afferenzen, und zwar über den unspezifischen Thalamus-Anteil zum vegetativen Analysator und weiter zum vegetativen Merk-Subsystem des Integrators, um schließlich global-integrativ als Herzklopfen, Harndrang etc wahrgenommen resp erlebt zu werden.

Die afferente Seite

Die afferente Seite kennt als Rezeptoren freie Nervenendigungen in den Wänden der Hohlorgane, in Organ-Hüllen (zB Hirnhaut), in den Häuten der Hohlräume (Brust- und Bauchfell), in den Gefäßwänden und in den Hautgebilden (Drüsen, Haarmüskelchen).

Enterozeptoren. Entsprechend ihrem Vorkommen überall im Körperinneren heißen die vegetativen Rezeptoren Enterozeptoren und sprechen vorwiegend auf Dehnungen (zB der Blasenwand, der Darmwand, der Gefäßwände, der Hirnhaut, der Iris etc) oder auf chemische Schmerzreize an. Im Karotissinus des Halses (Aufgabelung der Halsschlagader) und in der Aortenwand haben sich Dehnungs-Rezeptoren für die Blutdruckmessung spezialisiert.

Chemorezeptoren. Im Karotissinus finden sich auch Spezialisten zur Registrierung der Sauerstoff- und Kohlensäure-Konzentration. Ferner sind die langsam leitenden, vegetativen Schmerzfasern (C-Fasern, ansprechend auf Histamin, Bradykinin und Prostaglandine) Chemorezeptoren.

Ganglion spinale. Die Zellkörper der Rezeptor-Neurone liegen gleich wie die somatischen Afferenzen im Spinalganglion, von dem aus das Axon über die

Hinterwurzel ins Rückenmark weiterzieht (Abb 55), wo es 3 Umschaltmöglichkeiten gibt.

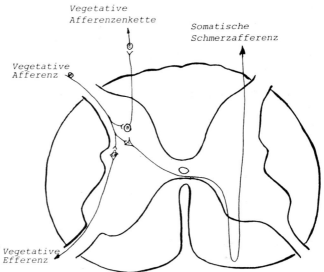

Abb 55: Die vegetative Umschaltung im Rückenmark

Die Umschaltungen

— **Die vegetativ-efferente Umschaltung.** Die Afferenz gelangt direkt zu einem vegetativ-efferenten Neuron, das im Seitenhornbereich des Brustmarkes (sympathisch-efferent), oder im Sakralmark oder Stammhirn (parasympathisch-efferent) liegt. Es handelt sich hierbei um das vegetative Reflex-Geschehen, das auch vom somatischen Nervensystem her im Sinne eines somato-vegetativen Reflexes (zB der Retino-Pupillar-Reflex) aktiviert werden kann. Genau umgekehrt läuft der vegeto-somatische Reflex (zB Bauchdecken-Verspannung bei Gallenkolik).

Wie im somatischen Nervensystem spielen auch im vegetativen die Reflexe zumeist unbemerkt und fallen erst auf, wenn sie nicht mehr spielen.

— **Die vegetativ-afferente Umschaltung.** Das 2. Neuron gehört zum afferenten System, das aus ganzen Neuronenketten aus verschieden langen Einzel-Neuronen besteht. Diese Ketten führen aufwärts zu den Steuerungs-Einheiten des Stammhirnes und des Hypothalamus, ferner zum retikulären System, insbesondere zur Formatio reticularis, aber auch abwärts zum untersten Rückenmarksabschnitt mit den untergeordneten Steuerungs-Einheiten für die Blase, den Enddarm und die Sexual-Organe.

— **Die somatisch-afferente Umschaltung.** Das 2. Neuron kann aber auch ein somatisches Neuron (zumeist ein somatisches Schmerz-Neuron der Haut) sein, so daß es schon hier (noch ausgeprägter oben in der Formatio reticularis) zur vegeto-somatischen Konvergenz kommt. Dies hat zur Folge, daß der somatische Detektor eine somatische Schmerzeinwirkung auf die

Haut angibt, die in Wirklichkeit aus dem vegetativen Nervensystem (zB aus dem Herzen) stammt.

Head-Zonen. Daraus resultiert ein Schein-Schmerz in Hautarealen, die entsprechenden inneren Organen wie dem Herzen, der Speiseröhre, dem Magen, der Gallenblase, dem Darm, der Harnblase oder der Niere zugeordnet sind und 1914 von *Head* beschrieben wurden (Abb 19 S 72). Der Schmerzsinn ist nicht konsequent in somatisch und vegetativ aufgegliedert.

Die intensiveren Afferenzen und Reafferenzen aus den inneren Organen (die letzteren hervorgerufen durch die Aktivität der Steuerungs-Einheiten) schließlich gelangen über den unspezifischen Thalamus-Anteil zu den Vegetativ-Detektoren des vegetativen Analysators im limbischen Hirnanteil und weiter zum vegetativen Subsystem des limbischen Integrator-Anteiles.

Die zentrale Steuerung

Die zentralen Steuerungs-Einheiten des Stammhirnes übernehmen
- einerseits die Afferenzen,
- andererseits die Aktivitäten von untergeordneten Steuerungseinheiten des Rückenmarks (vorab aus Steuerungs-Gruppen im untersten Rückenmarks-Abschnitt S_{2-4} für die Blase, den Enddarm und die Sexualorgane) und
- Aktivitätsmuster der Formatio reticularis (Abb 20 S 73), um umweltangepaßt zu reagieren.

Im unteren Stammhirn-Abschnitt liegen die Steuerungsneurone für die Atmung, für den Kreislauf, für das Schlucken und das Erbrechen (Abb 54 S 219).

Im Mittelhirn werden die Pupillen, die Ziliarkörper für die Linsen und die Streßhormon-Ausschüttung aus dem Nebennieren-Mark gesteuert.

Im Hypothalamus schließlich finden sich die übergeordneten Steuerungs-Einheiten für die Blase, den Enddarm und die Sexualorgane (zB für den Venenverschluß in den Schwellkörpern des Gliedes, wodurch dieses anschwillt), ferner die Steuerungseinheiten für die Speichel-, Schweiß- und Talgdrüsen, die Haarmuskelchen und die Hautdurchblutung hinsichtlich der Wärmeabgabe. Sie sind die vegetativen Anteile der entsprechenden somatischen Instinkt-Motivatoren (Abb 42 S 185).

Die Spontanaktivität. Für die vegetativen Steuerungseinheiten typisch ist der spontane Musteraufbau; und zwar in einigen Einheiten kontinuierlich, in anderen rhythmisch, wobei im letzteren Falle Hemmneuronengruppen durch die bahnenden (Schrittmacher-Neurone) aktiviert werden und hemmend auf die Schrittmacher zurückwirken. Zu den rhythmischen Einheiten gehören die Steuerungseinheiten der Atmung und des Magen-Darmtraktes, zu den vorwiegend kontinuierlichen die Steuerung des Herzens und des Kreislaufs (die rhythmische Herz-Steuerung kommt vom herzeigenen System), der Blase, Gallenblase, der Speichel-, Tränen-, Schweiß- und Talgdrüsen, der glatten Augenmuskeln (Steuerung der Pupillen, der Linsen, eines glatten Lid-Hebers und eines glatten Muskels hinter dem Auge), der Sexualorgane und schließlich der vielen Haarmüskelchen auch in der Haut ohne Haare (seit dem Fellverlust kein Haarsträuben mehr, sondern nur noch Gänsehaut).

Atmung

Das klassische Beispiel für eine rhythmische Signalabgabe ist die Steuerungseinheit für die Atmung. Eine Schrittmacher-Neuronengruppe baut spontan Signale auf, die die Inspirations-Muskulatur (Zwerchfell, Zwischenrippen-Muskulatur, Luftröhren-Muskulatur, Kehlkopf etc) aktiviert, gleichzeitig aber auch benachbarte Hemmneurone weckt, die dann das Einatmen abstoppen und dafür das Ausatmen organisieren. Kaum sind die Impulse aus der Einatmungs-Gruppe abgestoppt, bricht die Hemm-Aktivität zusammen, die Einatmungs-Schrittmacher setzen sich wieder durch, es kommt zum erneuten Einatmen.

Dieses Hin- und Herpendeln läuft vom ersten Schrei bis zum letzten Atemzug automatisch, zwischendurch beschleunigt, vertieft oder abgestoppt durch die Integrator-Motorik oder durch Impulse aus der Formatio reticularis, und zusätzlich modifiziert durch ein Koordinations-System im Pons-Bereich (pneumotaktisch-apneustisches System). Diese Steuerung ist um so komplizierter, als die Atem-Wege vom Speise-Weg durchkreuzt werden, so daß die Atmung auf den Schluckakt abgestimmt werden muß.

Weil die Atmung vorwiegend über Willkür-Muskulatur (Zwerchfell, Zwischenrippen-Muskulatur etc) läuft, gehorcht diese Muskulatur auch den Willkür-Mustern aus dem Wirk-Subsystem des Integrators. Diese Willkür-Muster treffen auf dieselben Vorderhorn-Motoneurone wie die Muster der vegetativen Atem-Steuerung. Dabei können die gewöhnlichen vegetativen Muster von der Willkür problemlos abgeändert oder abgestoppt werden. Dauert dieses Abstoppen aber nur schon 1 Minute lang an, werden die vegetativen Steuerungsmuster derart intensiv, daß die Willkür-Muster nicht mehr dagegen aufkommen. Darum kann sich niemand willkürlich den Atem anhaltend umbringen.

Schnappatmung. Eine phylogenetisch alte, rudimentäre Neuronengruppe im untersten Stammhirn-Abschnitt bis ins Zervikalmark hinein bringt nur noch Schnapp-Atmung zustande, die das Leben nicht mehr retten kann, wenn die höheren Einheiten ausgefallen sind (genügte dereinst im Fisch-Stadium).

Herz

Das Herz hat ein eigenes Steuerungssystem aus umgewandelten Muskelfasern entwickelt, das im Sinusknoten (Herzschrittmacher) spontanaktiv Impulse abgibt, um damit den Herzmuskel zum Zusammenziehen zu bringen (Abb 56). Dies erfolgt 60mal pro Minute, sofern nicht die Steuerungs-Einheit im Stammhirn den Herzschlag je nach Bedarf (zB beim Rennen, aber auch bei Angst als Ausdruck höchster Fluchtbereitschaft) erhöht oder aber senkt (Depressor-Neurone).

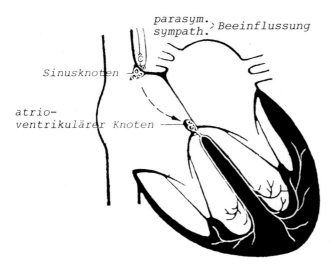

Abb 56: Das herzeigene Nervensystem

Blutgefäße

Im gleichen Areal, von dem aus die Herzaktivität dem Bedarf angepaßt werden kann, finden sich Steuerungsneurone für die Blutgefäße, die mit ihrer Spontanaktivität einen mittleren Gefäßdurchmesser einstellen (Gefäß-Tonus). Auch diese Leistung ist dualistisch durch einerseits spontanaktive Bahnung und andererseits reaktive Hemmung organisiert, hier jedoch im Gleichgewicht, ohne ständig hin und her zu pendeln. Wird die Hemmung zB durch Afferenzen aus den Kohlensäure-Rezeptoren oder seitens der Formatio reticularis aktiviert, sinkt der Gefäßmuskel-Tonus, die Gefäße werden weiter (im Extremfall versackt das Blut in die Beine, wodurch es zum Blutdruckabfall bis zum Kollaps kommt).

Umgekehrt werden bei der Bahnung die Gefäße eng, es kommt zum Blutdruck-Anstieg.

Über dieses Bahnungs- und Hemmungsprinzip werden auch die einzelnen Hirngefäß-Territorien gesteuert, um je nach Bedarf (beim Sprechen zB im Sprach-Subsystem) die Gefäße weiter zu stellen. Es entsteht ein Durchblutungs-Mosaik.

Ebenso dualistisch werden die Lymphgefäße gesteuert.

Speiseröhre, Magen, Darm, Blase und Sexual-Organe

Die Steuerung der Speiseröhre und des Magens erfolgt durch Neurone im unteren Stammhirn-Abschnitt, die von der Formatio reticularis, aber auch von Reflexeinwirkungen aktiviert oder aber abgedämpft werden. Auf Schwindel-Muster oder Druck-Anstieg im unteren Stammhirnbereich reagieren sie mit Muster-Umkehr: es kommt zum Erbrechen (zB bei Druck-Anstieg durch Gefäßerweiterung bei der Migräne oder bei Tumoren).

Die Darm-Steuerung im Hypothalamus stellt eine vegetative Komponente des Ausscheidungs-Instinktes dar und reagiert besonders leicht auf Angstmuster (Schiß haben).

Die Steuerung der Blase im Hypothalamus hat vorwiegend Hemm-Funktion. Fällt diese zB bei MS aus, reagieren die Blasen-Reflexe über die untergeordnete Steuerungs-Einheit im Sakralmark zu empfindlich, die Patienten bekommen bis stündlich imperativen Harndrang, ob dem sie sofort ein WC aufsuchen müssen.

Die Steuerung der Sexualorgane im Hypothalamus läßt die Schwellkörper in den Schamlippen und im Penis sowie die Klitoris anschwellen und unterstützt auch die Orgasmus-Reflexe. Diese Steuerung stellt wie bei der Exkretions-Steuerung den vegetativen Anteil der somatischen Sexinstinkt-Motivation dar.

Die Haut

Die Steuerungsmuster für die Haut liegen im Hypothalamus und steuern die Schweiß- und Talg-Abgabe, den Tonus der glatten Haarmüskelchen und die Hautdurchblutung sowohl im Dienste der Thermoregulation wie psychischer Signalwirkungen (aus Liebe oder Scham erröten, vor Schreck erblassen). Sie sind die vegetativen Muster-Anteile der somatischen Körperwärmeinstinkt-Motivationen, reagieren aber auch auf andere Instinkt- und integratoreigene Muster.

Eine spezielle Schleimhaut-Drüse stellt die Tränen-Drüse dar mit ebenfalls psychischer Signal-Wirkung, während die Speichel-Drüse nur der Mundbefeuchtung dient.

Die größte Haut-Drüse ist die Milch-Drüse, die jedoch in erster Linie hormonell gesteuert wird (Prolaktin).

Die Pupillen und Linsen

Die Pupillen-Steuerung baut einerseits im Mittel/Zwischenhirn-Bereich sympathische Muster für die Pupillen-Erweiterung auf, die über eine lange Schleife zum obersten Brustmark-Anteil hinunterlaufen, um von dort zum Sternganglion auf dem 1. Rippenköpfchen weiterzuziehen und wieder aufwärts entlang dem Gefäßgeflecht zur Pupille zu gelangen. Andererseits werden parasympathische Muster im Mittelhirn aufgebaut, die wesentlich direkter über den 3. Hirnnerv und das Ganglion ciliare die Pupille erreichen. Auch diese Zügel-Steuerung hat zusätzliche Signalwirkung für das zwischenmenschliche Verhalten bekommen (zB Erweiterung bei Sex-Motivation).

Der Ziliarmuskel wiederum, der als Gegenkraft zur elastischen Aufhängung der Linse ihre Abplattung und damit die Akkomodation erwirkt, wird von parasympathischen Neuronen des Mittelhirns gesteuert. Das Zusammenziehen dieses Muskels erlaubt es der Linse, sich abzukugeln. Dadurch bricht sie stärker, wir sind auf nah eingestellt. Ab etwa 45 geht die Elastizität der Linse jedoch zunehmend zurück, sie kugelt sich immer weniger ab, so daß die Brechkraft durch eine Lesebrille ergänzt werden muß.

Die Steuerung der extrazellulären Grundsubstanz

Einige sympathische und parasympathische End-Synapsen ragen blind in die extrazelluläre Grundsubstanz, die ein Maschenwerk aus großen zuckerhaltigen Molekülen darstellt (Molekular-Sieb) und ihre Struktur je nach Transmitter-Freisetzung ändert (trophische Synapsen).

Diese Grundsubstanz wird einerseits von den Fibrozyten aufgebaut, andererseits von den Makrophagen wieder aufgelöst und bildet mit den Gefäßen und den Neuronen zusammen eine trophische Lebenseinheit mit Ionen-Austausch, flüssiger Wasser-Kristallisierung, Austausch von Stoffwechsel-Produkten und sogar von Informationen (durch Schwankungen des elektrostatischen Grundtonus kann es bis zur Zellmembran-Depolarisierung und damit zur spontanen Aktivierung kommen). Um so bedeutender die vegetative Steuerung dieser Grundsubstanz.

Formatio reticularis (FR)

Untereinander sind die vegetativen Steuerungs-Einheiten nicht wie das somatische Nervensystem über einen Integrator verbunden, sondern nur in losem Zusammenhang über die Formatio reticularis koordiniert und bedarfsangepaßt aktiviert.

Diese Formatio reticularis (Abb 20 S 73) stellt den Stammhirnanteil des ausgedehnten retikulären Systems dar, das vom Rückenmark über das Stammhirn und den unspezifischen Thalamus-Anteil bis ins Großhirn hinein (vorab Stirnhirn-Basis und limbischer Hirn-Anteil) reicht und nicht nur Kopien von allen einlaufenden Afferenzen, sondern auch vom expressiven Muster-Aufbau im Wirk-Subsystem des Integrators bekommt, so daß die Formatio reticularis wie ein Spiegel weiß, was der Integrator vorhat. Entsprechend kann sie die vegetative Einstellung auf die Integrator-Vorhaben (zB rennen, ausruhen) vorbereiten.

Vegetative Seite der Emotionalität. Aber auch die emotionalen Muster wie Verliebtsein, Angsthaben etc werden von efferenten Detektoren des RS im limbischen Hirnanteil übernommen und der FR weitergegeben, es kommt zu den vegetativen Begleitsymptomen der Emotionalität wie Herzklopfen, Erblassen, Pupillen-Erweiterung, kaltem Schweißausbruch, Verschlagen des Atems etc (emotionales Schwitzen, Hyperventilieren etc), was seinerseits die Emotionalität wieder fördert und prägt.

Selektivität. Dabei können sehr selektiv nur die einen oder anderen vegetativen Steuerungs-Einheiten aktiviert werden; bei der Kreislaufsteuerung sogar nur Einzeleinheiten, zB für den Kopf (Erröten im Gesicht), oder Röte am Hals, oder ein einziges Spinal-Ganglion (Mißempfindungen im entsprechend sensibel versorgten Hautbezirk).

Streß-Hormone. Die globalste Aktivierung des vegetativen Nervensystems erfolgt durch die Ausschüttung der Streß-Hormone (vorab Adrenalin und Noradrenalin) des Nebennieren-Markes (das sich aus vegetativen Neuronen der Sympathikus-Endstrecke gebildet hat). Auf dieses Ereignis hin werden alle sympathischen Endstrecken aktiviert, es kommt zum Herzjagen, zum Schweißausbruch, zur weiten Pupille und zur Stillegung der Verdauung (Sympathikus-Krise).

Die efferente Seite

Die efferente Seite ist anders als beim somatischen System organisiert. Sie mündet nicht in eine einheitliche Endstrecke (Vorderhorn-Motoneuron) ein, sondern entsprechend der dualistischen Organisation der Steuerung in zwei gegensätzliche Endstrecken, die sympathisches und parasympathisches System heißen (Abb 54 S 219).

Sympathikus und Parasympathikus

Die Signale für den Sympathikus kommen aus den Steuerungs-Einheiten des Stammhirnes zum Seitenhorn Th_1-L_2 und von dort über das zweitletzte Neuron zum Strickleiter-Ganglion oder zum Plexus, wo die Umschaltung auf das letzte Neuron mit Innervation des betreffenden Organes erfolgt.

Der Überträgerstoff (Transmitter) ist beim Übergang zum Zielorgan das Adrenalin, in den vorgeschalteten Neuronen aber das Azetylcholin.

Die Bedeutung liegt in der Energie-Bereitstellung für die Integrator-Vorhaben (Erhöhung der Herzfrequenz; Engerstellung der Gefäße in den inneren Organen, dafür Weiterstellung in den Muskeln; Erhöhung der Atmungsfrequenz; vermehrte Schweißabgabe; verstärkter Verschluß der Blase und des Enddarmes; Ruhigstellung des Magen-Darm-Traktes; Pupillen-Erweiterung etc).

Der Parasympathikus kommt für den Brustraum über den Vagus-Nerv aus dem Stammhirn. Dieser stellt das zweitletzte Neuron dar mit Umschaltung in den verschiedenen Plexus oder in den Zielorganen auf das letzte Neuron. Für die Organe des kleinen Beckens (Blase, Enddarm, Sexualorgane) kommt das zweitletzte parasympathische Neuron aus dem Sakralmark $S2-4$ und schaltet in Plexusgeflechten oder in den Ziel-Organen selber um.

Der Überträgerstoff ist generell das Azetylcholin.

Die Bedeutung liegt im Reserveaufbau der Körperenergie in Ruhe und im Schlaf (Aktivierung der Verdauungs- und bei Bedarf der Ausscheidungs-Organe; Beruhigung des Kreislaufes und der Atmung; Weiterstellung der Gefäße der inneren Organe mit Abnahme des Blutdruckes; Pupillen-Verengung und Linsen-Naheinstellung; Aktivierung des Tränen- und Speichelflusses etc).

Zusammenspiel. Für die Steuerung der Atmung, des Kreislaufes, der Durchblutung der Haut und des Körperinnern, der Tränen- und Speichel-Sekretion, des Schluckens, des Magen-Darm-Traktes, des Enddarmes, der Blase, der Sexualorgane, der Pupillen-Einstellung und der Hautgebilde (Talg- und Schweißdrüsen, Haarmüskelchen) sind stets beide Systemanteile aktiv, wobei allerdings das eine im Wechsel mit dem anderen überwiegt.

Der vegetative Analysator

Dem somatischen Analysator durchaus vergleichbar gibt es einen vegetativen Analysator, obwohl aus dem unspezifischen vegetativ-afferenten System heraus entstanden und daher auch diffus im limbischen Hirnanteil verstreut (Abb 27 S 88). Seine Vegetativ-Detektoren sprechen nur auf intensivere Afferenzen an, die einen nur auf Afferenzen aus einem bestimmten Ursprungsorgan (Orts-Detektoren wie zB Herz-Detektoren etc) mit recht großem rezeptiven Feld (zB ganzer Brustraum), die anderen auf nur bestimmte Intensitäten (Intensitäts-Detektoren), um ihre Aktivität dem vegetativen Merk-Subsystem des Integrators weiterzugeben.

Das vegetative Merk-Subsystem

Die Kombinator-Neurone des vegetativen Merk-Subsystems (Abb 26 S 87), ebenfalls im limbischen Hirnanteil (der wie das emotionale und instinktive Subsystem zum limbischen Anteil des Integrators gehört), übernehmen die ihnen adäquaten Aktivitätsmuster aus dem Analysator, um sie zum globalintegrativ wahrgenommenen und über den Gedächtnisvergleich erkannten, gewaltigen, inneren Organ-Schema zusammenzubauen und über die GI als erlebtes Herzklopfen, erlebten Harn- und Stuhldrang, erlebte Atemnot etc bewußt werden zu lassen.

Instinktauslöser-Detektoren. Im instinktiven Subsystem sind viele Auslöser-Detektoren, die auf vegetative Muster in der GI ansprechen und damit die Ausscheidungs-, den Schmerzmeid-, den Sicherungs- oder den Sex-Instinkt mitaktivieren. Es kommt zum entsprechenden Instinktverhalten (zB bei Blasenreizung zum Wasserlösen).

Auch sprechen viele **Detektoren des emotionalen Subsystems** auf vegetative GI-Muster an, so daß es über die intersystemischen Kombinatoren und schließlich die Global-Kombinatoren zu einem organbezogenen, sehr intensiven Erleben kommt wie zB zum intensiv erlebten Herzklopfen beim Verliebtsein, oder zur Todesangst bei Atemnot, zum zwingenden Stuhl- und Harndrang, zu äußerst intensiven Schmerzen bei Bauchkoliken, oder zum höchst lustvollen Orgasmus-Erleben im terminalen Sex-Verhalten.

Dieses ortsbezogene Erleben ist derart gewaltig, daß der Sitz des Gemüts und damit eines wichtigen Teiles der Seele ins Herz hinein verlegt wurde.

Efferente Detektoren. Umgekehrt gibt es im Bereiche des vegetativen Merk-Subsystems viele efferente Detektoren des RS, die auf motorische wie auf emotionale Muster der GI ansprechen und damit zu den vegetativen Begleitreaktionen führen.

Störungen des vegetativen Nervensystems

Die vegetativen Störungen lassen sich unterteilen in eine
- Unter-,
- Überfunktion,
- vegetative Agnosie.

Unterfunktion

Den peripheren Funktionsausfall findet man bei Unterbrechung der peripheren vegetativen afferenten und efferenten Nerven. Dadurch kommt es zu einem Innervationsausfall mit Lähmung zB des Enddarmes oder der Blase. Die Reservoir-Funktion fällt dahin. Die Haut wird dünn, kalt und bläulich verfärbt, weil die Gefäß-Steuerung ausfällt und die extrazelluläre Grundsubstanz gestört wird. Manchmal kommt es auch zu schmerzhaften Umbau-Störungen des Knochens (Sudeck), bis wenigstens einige vegetative Fasern wieder nachgesproßt sind.

Bei Querschnitts-Lähmungen des Rückenmarkes zeigen die vegetativen Neurone unterhalb des Querschnittes eine starke Tendenz zur Spontanaktivität, dank der ein Rest von Blasen- und Darm-Funktion übrigbleibt (Reflex-Blase).

Die Steuerung der Durchblutung und der extrazellulären Grundsubstanz hingegen bleibt ungenügend, und im Kindesalter bleiben die Beine im Wachstum zurück.

Fallen die zentralen Steuerungseinheiten aus, wird es vorab bezüglich des Atem- und Kreislauf-Systems (zB bei Vergiftung) lebensgefährlich. Künstliche Atmung muß den Ausfall überbrücken, bis sich die an sich zähen Neurone wieder erholt haben. Hingegen sind die kurzen Blutdruck-Zusammenbrüche junger Leute mit Ohnmachts-Neigung, abgesehen von der Verletzungsgefahr, harmlos, weil sich die Regulation im Liegen sofort wieder erholt. Auch ist ein zu niedriger Blutdruck lediglich beschwerlich, weil immer wieder zu Schwindel führend.

Überfunktion

In den vegetativen Krisen stellen sich die Übersteuerungen am dramatischsten dar. Sie manifestieren sich im Herzjagen, in der Atemnot, in Schweißausbrüchen, im Erbleichen oder Erröten, in Pupillen-Erweiterungen, in Hirngefäß-Verengungen und -Erweiterungen bei der Migräne usw, oft begleitet von Todesängsten, ob denen der Patient glaubt, gleich sterben zu müssen. Dabei besteht gar keine Todesgefahr, sondern vielmehr ein Zuviel an Leben (im Gegensatz zum Zusammenbruch der vegetativen Leistungen mit Bewußtlosigkeit und Hinübergleiten ans jenseitige Ufer ohne jede Panik).

Da vom Integrator und nicht von den vegetativen Steuerungssystemen induziert, gehören diese Krisen bis hinauf zur Panik-Reaktion in den Formenkreis der Psychosomatose.

Psychosomatose. Dieser Begriff besagt, daß das Psychische (Integrator) eine Körperstörung (somatische Störung) verursacht und nicht umgekehrt (wie bei der somato-psychischen Störung). Dabei können die vielfältigsten Körperstörungen auftreten, wobei man die rein vegetativen Störungen oft mit dem Begriff Psychovegetose eingrenzt.

Zu diesen Psychovegetosen gehören das Würgen in der Kehle, Magenbrennen (Geschwür-Gefahr), Koliken, Blähungen, Durchfälle, Verstopfungen, Blasenreizungen, Menstruationsstörungen, Juckreize, erhöhter Blutdruck (Herz- und Hirninfarktgefahr), Herzjagen, Atemnot, Schweißausbrüche, bei extremer Panik sogar Urin- und Stuhlabgang (Schiß haben) etc. All diese Störungen basieren auf einer vegetativen Übersteuerung und sind Ausdruck der nonverbalen vegetativen Körpersprache.

Bei der Psychosomatose kommen nebst den vegetativen auch somatische Störungen vor wie Kopfweh, Schwindel, kurzes Unscharfsehen, Gefühlsstörungen, alles Gehörte wie weit weg, Schwächezustände, Zittern, Wirbelsäulenbeschwerden (über die trophischen Synapsen), Schlafstörungen, Konzentrations- und Gedächtnisstörungen, psychosomatische Agnosien und Dyspraxien etc. Hier sind im Gegensatz zur vegetativen Übersteuerung aktivierte Hemm-Neurone zuständig, die normalerweise als Sicherungs-Neurone vor Übersteuerung schützen, sich bei der Psychosomatose aber bis zur Bewegungsunfähigkeit steigern können.

Die Psychosomatosen stellen die Störungen der wechselfreudigen hundert Gesichter dar, wobei die Somatosen Ausdruck der nonverbalen somatischen Körpersprache sind, deren sich das Unbewußte gleichermaßen bedient wie der vegetativen Körpersprache. Nebst dem Selbststreß und der Frustration steckt stets eine bewußte oder unbewußte (verdrängte) Angst-Komponente dahinter, die sich oft auch in einer Klaustrophobie kundtut.

Vegetative Agnosie. Werden starke vegetative Afferenzen (zB Harn- und Stuhldrang), die somatisch beantwortet werden sollten (zum WC gehen), zwar gespürt, aber nicht erkannt, kommt es zur Katastrophe in die Wäsche wie beim Kleinkind, bei dem das Merk-Subsystem noch nicht ausgereift und programmiert ist; oder wie beim Alzheimer-Patienten, bei dem der Gedächtnisvergleich mit den vegetativen Wahrnehmungen ausgefallen ist (vegetative Agnosie).

Rehabilitation

Vegetative Zusammenbrüche müssen sofort internistisch aufgefangen werden (bei Atem- oder Kreislauf-Zusammenbruch Intensivstation). Ebenso gehören vegetative Schmerzen in den Bereich der Inneren Medizin.

Bei Unterfunktion kommen Atem-, Kreislauf- oder Blasentraining in Einsatz.

Bei den Übersteuerungen gilt es, den Patienten zu beruhigen, wodurch der Angstkreis (Angst vor der Störung, was die Störung wiederum angstfördernd verstärkt) unterbrochen werden kann. Auch ist ein Notfall-Tranquilizer nützlich (darf aber nicht über Wochen hinweg im Einsatz bleiben, weil sonst eine Abhängigkeit mit Steigerungsbedarf droht). Vielmehr muß der Lebensstil ruhiger gestaltet werden (Pflicht-Pausen, übers Jahr verteilte Ferien), damit der Integrator auch unbewußt nicht mehr so leicht Panik-Muster aufbaut.

Störfaktoren aufarbeiten. Ferner gilt es, bewußte und unbewußte (verdrängte) Störfaktoren aufzuarbeiten, um sie auszuschalten oder um sich bewußt an sie angewöhnen zu können.

Zu diesem bewußten Auslöser-Ausschalten gehören das Auslöser-Meiden und der Milieu-Wechsel (wiederholte Ferien zB).

Zur bewußten Auslöser-Angewöhnung und damit zur Steigerung der Streß-Toleranz gehören das autogene Training (Entspannung mit Wärmegefühlen im Körper vom Sonnengeflecht aus und mit luftig-durchsichtigem Kopf vom Sternganglion am Hals aus) zusammen mit positivem Tagträumen (pflegen der Ferienstimmung trotz vorhandener Störfaktoren), das Körpertraining (regelmäßig Sport zur Steigerung der somatischen wie vegetativen Kondition), der Mittagsschlaf und die Kunstpflege (lesen von aufstellenden Büchern, musikhören, Theater und Museen besuchen, selber malen, Briefe und Gedichte schreiben etc), evt sogar Kunsttherapie.

Rückfälle. Einmal übersteuert kommt es gerne zu Rückfällen, so daß man sich auf eine lange Auseinandersetzung mit sich selber gefaßt machen muß, die dann aber dafür die Befreiung von den lästigen Störungen und erst noch eine vertiefte Selbstverwirklichung mit sich bringt.

Zusammenfassung

Während sich das somatische Nervensystem mit der Außenwelt auseinandersetzt, steuert das vegetative die Innenwelt. Es ist urtümlich strukturiert mit fast nur Dehnungs- und Schmerz-Rezeptoren (Enterozeptoren) in den Hohlorganen, Organhüllen, Häuten der Körperhöhlen, in den Gefäßen, Hautgebilden, im Ziliarkörper und in der Iris als Sensorium für die Innenwelt.

Die Afferenzen (Rezeptor-Neurone) laufen mit den somatischen zusammen über das Spinalganglion zum Rückenmark. Dort erfolgt einerseits die direkte Umschaltung zum efferenten Neuron des Sympathikus (Seitenhorn) oder Parasympathikus (Sakralmark, Stammhirn), worauf das vegetative Reflexgeschehen basiert.

Andererseits schalten die Rezeptor-Neurone auf das 2. vegetativ-afferente Neuron, das über Neuronen-Ketten zu den vegetativen Steuerungseinheiten des Stammhirnes, zum retikulären System und bei stärkerer Intensität über den unspezifischen Thalamus-Anteil zum vegetativen Analysator im limbischen Hirnanteil weiterleitet.

Eine dritte Umschaltung schließlich geht auf somatisch-afferente Schmerz-Neurone, die hauptamtlich Schmerz-Afferenzen aus der Haut aufnehmen, so daß der somatische Analysator Schein-Schmerzen in der Haut errechnet (Head-Zonen).

Die vegetativen Steuerungs-Einheiten liegen im Stammhirn. So für die Atmung, den Kreislauf, die Verdauung, die Ausscheidung, die vegetativen Sexualfunktionen, die Wärmeregulation, die Pupillen- und Linsensteuerung und die Hormon-Ausschüttung im Nebennieren-Mark. All diese Einheiten sind dualistisch aufgebaut mit zT spontanaktiv bahnendem (Schrittmacher-Neurone) und reaktiv dazu hemmendem Anteil (zB für das Ein- und Ausatmen). Sie werden durch die Formatio reticularis untereinander koordiniert und an den Bedarf der motorischen und emotionalen Integratorvorhaben (über efferente, auf motorische und emotionale GI-Muster ansprechende Detektoren des RS) angepaßt gesteuert.

Einige davon gehören zum entsprechenden Instinkt-Motivator (vegetativer Instinkt-Motivationsanteil), oder steuern die Grundsubstanz.

Untergeordnete Steuerungseinheiten finden sich ferner im Sakralmark für die Blase, den Enddarm und die Sexual-Organe.

Die Efferenzen laufen entsprechend dem Steuerungs-Dualismus über 2 verschiedene Systeme, das energiefreisetzende sympathische und das energiereserveaufbauende parasympathische System.

Im vegetativen Analysator (ein Analysator der unspezifischen Systeme) finden sich die schwerer ansprechbaren Vegetativ-Detektoren, die auf intensivere Afferenzen und Reafferenzen aus den inneren Organen (Orts-Detektoren wie zB Herz-Detektoren, nachdem das Herz von der Steuerungs-Einheit aktiviert worden ist), oder auf Intensitäten (Intensitäts-Detektoren) ansprechen. Sie geben ihre einfache Analyse-Arbeit dem vegetativen Merk-Subsystem weiter.

Das vegetative Merk-Subsystem liegt im limbischen Integrator-Anteil ebenfalls weit ausgebreitet und stellt im Wechselspiel mit der GI das vegetative Erlebnis-Muster zusammen. Auf dieses vegetative Muster in der GI reagieren ua die Instinktauslöser-Detektoren des instinktiven Subsystems, worauf zB der erlebte Harndrang mit Wasserlösen beantwortet wird.

Aber auch Detektoren des emotionalen Subsystems greifen die vegetativen Muster aus der GI heraus, womit es zum besonders intensiven Erleben des Herzjagens, der Atemnot, einer Bauchkolik oder des Orgasmus kommt.

Lebensgefährlich ist der **Zusammenbruch** der vegetativen Steuerung (evtl sogar Reanimation nötig), nicht aber die Überfunktion, die dafür Panikstimmung auslösen kann.

An dieser **Übersteuerung** zeichnet der Integrator über entsprechende bewußte oder unbewußte Aktivierungsmuster (oft Angstmuster) via das RS verantwortlich.

Entsprechend verläuft die **Behandlung** auf eine Integrator-Beruhigung, ein Vermeiden der Auslöser oder ein Angewöhnen an diese hinaus (autogenes Training, positives Tagträumen, Kunsttherapie, Psychoanalyse).

Literatur

Bräutigam, W., et al.: Psychosomatische Medizin. Thieme, Stuttgart (1986)
Gschwend, G.: Das positive Tagträumen. Profil, München (1984)
Gschwend, G.: Die geheimnisvolle psychosomatische Erkrankung. Profil, München (1987)
Hess, W. R.: Die funktionelle Organisation des vegetativen Nervensystems. Schwabe, Basel (1947)
Hölzl, R., et al.: Psychophysiology of the Gastrointestinal Tract. Plenum Press, New York (1983)
Jores, A.: Der Kranke mit psychovegetativen Störungen. Med. Psych. Göttingen (1973)
Monnier, M.: Physiologie und Pathophysiologie des vegetativen Nervensystems. Hippokrates, Stuttgart (1963)
Samandari, F.: Funktionelle Anatomie der Hirnnerven und des vegetativen Nervensystems. de Gruyter (1984)
Schiffter, R.: Neurologie des vegetativen Nervensystems. Springer, Berlin (1985)
Steinhausen, M.: Lehrbuch der vegetativen Physiologie. Springer, Berlin (1984)

Die Bewußtseinssteuerung

Bei Bewußtsein sein heißt, das individuelle Leistungsvermögen des Hirnes zur Verfügung zu haben. Dazu gibt es vier Zustände:
- das Wach-Bewußtsein
- das Ruheschlaf-Bewußtsein
- das Traumschlaf-Bewußtsein
- das Dösen.

Bis 1925 wußte man nicht, daß dafür spezielle steuernde Neuronenverbände zuständig sind. Man glaubte, es gäbe nur das Wachbewußtsein, abgelöst durch das Ausruhen aller Zellverbände im Schlaf. Entsprechend bedeutet das alte Wort waecan wiedergeboren werden aus dem todesnahen Schlaf.

Daß das Gedächtnis Eindrücke aus der Schlafwelt ins Wachsein mit hinübernahm, betrachtete man eher als nicht ganz ernstzunehmendes Kuriosum, als daß man sich neurophysiologisch damit auseinandersetzte. So wurde denn erst vor wenigen Jahrzehnten entdeckt, daß es sogar 4 verschiedene, gleichwertige Bewußtseinszustände gibt, die nichts mit der Bewußtlosigkeit zu tun haben.

Das Wachbewußtsein

Das Neuronensystem in der Formatio reticularis, das das gesamte Nervensystem nach den Gesetzen des Wachseins arbeiten macht (Analyse der Um- und Innenwelt-Reize, Integration, Eingriff in die Umwelt), wurde 1949 von *Moruzzi* und *Mogoun* im Mittelhirnabschnitt des Stammhirnes entdeckt (Abb 57) und heißt Wachsystem.

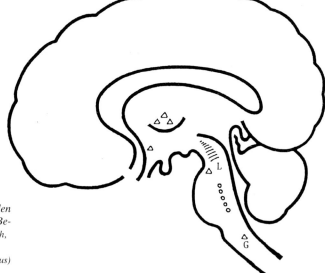

Abb 57: Die neuronalen Steuerungssysteme der Bewußtseinszustände (((((Wach, △ Ruheschlaf, G Gähnen, ° Traumschlaf, L Locus coeruleus)

Es bestreitet unter den bewußtseinssteuernden Systemen den Löwenanteil am Tagesablauf, nämlich durchschnittlich 17 Stunden pro Tag. Nur schon aus dieser Sicht heraus dürfte es das bedeutendste unter den Bewußtseinssystemen sein, abgesehen davon, daß nur im Wachsein die Umwelt voll wahrgenommen und beantwortet, resp verändert wird.

Wie, resp über was für Detektoren die 100 Mia Neurone des gewaltigen Hirnes ihr Leistungspotential auf eine Arbeitsweise umstellen, die durch das kleine Wachsystem diktiert wird, ist unbekannt.

Die Ausdauer des Wachsystems dürfte mit dem sich Einschalten von Hemmneuronen und mit dem Überträgerstoff-Vorrat (verschiedene Transmitter wie Azetylcholin, Noradrenalin, L-Glutamat etc) zu tun haben, der sich langsam erschöpft, bis das Ruheschlaf-System die Oberhand gewinnt. Umgekehrt werden wir um so wacher und leistungsfähiger, je aktiver das Wachsystem wird. Ohne das Wachsystem ist es um die Wach-Leistungen des Integrators geschehen.

Bei einer Störung des Wach-Steuerungssystems kommt es zum abgestumpften torpiden Halbwachsein, schließlich zur Schläfrigkeit oder zum Schlafen, wenn die Schlafsteuerung einspringt, oder aber zum vollständigen Leistungszusammenbruch in der Bewußtlosigkeit. Kommt dies plötzlich, muß man an eine Vergiftung der Wachsteuerungs-Neurone zum Beispiel durch dämpfende Psychopharmaka, aber auch durch giftige Beeren, Pilze etc denken.

Rehabilitatorisch müssen leicht erschöpfbare Patienten konsequent Erholungsphasen einschalten und möglichst abwechslungsreich arbeiten oder Schulaufgaben machen. So z.B. ½ Stunde lang rechnen, dann ½ Stunde lang Fremdsprache, dann ¼ Stunde lang Pause bei entspannender Musik, dann ½ Stunde lang Geschichte etc.

Günstig auch der Mittagsschlaf, der die Transmitter des Wachsystems regenerieren läßt. Vor Vorhaben bis weit in die Nacht hinein ist sogar ein Abendstündchen-Schlaf (bei den Damen beliebt das Schönheits-Nickerchen) empfehlenswert. Die aufpeitschenden Medikamente sind leider suchtgefährlich, und der beliebte Kaffee kann nervös machen (nicht über 4 Tassen pro Tag), weil damit das Wachsystem übersteuert werden kann.

Der Ruheschlaf

Das neuronale Steuerungssystem des Ruheschlafs (Abb 57) liegt weit verteilt vom unteren Stammhirn (Raphe-Kerne, entdeckt 1965 von *Jouvet*) bis hinauf zu Neuronen im Übergangsbereich zum Mittelhirn (Solitarius-Kern), zum präoptischen Areal von *Nauta* (1946) und zu den unspezifischen interlaminären Thalamus-Kernen, die als erste von Walter Rudolf *Hess* 1925 entdeckt wurden (beschrieben 1944, Nobel-Preis dafür 1949).

Dieses weit verteilte System arbeitet gleich wie das Wach- und Traumschlaf-System mit vielen Transmittern, darunter in den Raphe-Kernen vorab das Serotonin. Aber selbst bei Ausfall eines Transmitters arbeitet das System voll weiter, weil verschiedene Wege mit verschiedenen Transmittern zum gleichen Ziel führen (gut abgesichertes Leistungsvermögen).

Erst recht unübersichtlich geworden sind die vielen Modulatoren (zB die Neuropeptide, die Endorphine etc), die die Synapsen-Ansprechbarkeit steuern.

Übergangsstadium

Sobald das Wach-System mit seiner Aktivität nachläßt, beginnt das Ruheschlaf-System aktiv zu werden. In diesem Übergangsstadium werden Kinder gerne erregt und reizbar, während die Erwachsenen schwere Augendeckel bekommen und zu gähnen anfangen. Wichtig nun das Einschlafritual, das mit dem sich Ausziehen und dem Zähneputzen beginnt und bei den Kindern mit dem Nachtgeschichtchen endet. Die Kinder benötigen überdies Kuscheltiere, die mit ihrem Pelz eine taktile Mutterattrappe darstellen (Pelz als Ersatz des einstigen Fells der Mutter). Nur Dank dieser Ersatzmöglichkeit hat das ausgerechnet in der Nacht von der Mutter getrennte Kind keine Angst. Allerdings sollte die Mutter in akustischer Kontaktdistanz bleiben.

Das Gähnen, das im Fisch-Stadium noch die Kiemen-Atmung anregte, hat inzwischen einen Bedeutungswandel durchgemacht. Es ist zum Auslöser für Schlafverhalten geworden und dient damit der Koordination im Gruppenbeisammensein.

Das Einschlafen. Die Schlafstätte bietet Sicherung und Wärmeschutz. Im Bett schaltet das Ruheschlaf-System fast alle Kanäle zur Außenwelt ab. Die Augen werden geschlossen, die Hör-Schwelle wird weitgehend angehoben. Nur für ganz bestimmte Reizmuster bleiben die Ohren noch wach. So für das Wimmern des Kindes oder das Angerufenwerden mit dem Eigennamen. Übersteigen Außenweltreize die Weckschwelle, wachen wir auf.

Motorischerseits nimmt der Körper eine Wärmeschutz-Haltung ein (induziert durch den Körperwärme-Instinkt). Die bedingten Reflexe werden aufgehoben, und der *Babinski*-Reflex wird wieder positiv. All dies deshalb, weil die motorischen Bahnen im Hemmfeld von *Magoun* abgeblockt werden, so daß der Körper wehrlos daliegt, allerdings im geschützten Versteck des Schlafzimmers.

Hemmfeld von Magoun. Dieses Hemmfeld liegt im bulbären Anteil des Stammhirnes und wird vom Locus coeruleus während des Schlafes aktiv gehalten.

Die Neuronenaktivität wird während des Ruheschlafes stark gedrosselt, was sich im reduzierten O_2-Verbrauch und im EEG niederschlägt. Puls und Blutdruck sinken, Tränenflüssigkeit wird nur noch so viel abgegeben, als eintrocknet (morgendlicher Augensand des Sandmännchens), alles wird minimalisiert, aber keine Aktivität ganz aufgehoben. Dennoch wissen wir nicht, was in diesem reduzierten Zustand erlebt wird.

Das Gedächtnis ist weitgehend ausgeschaltet und kann fast nichts in den Wachzustand hinübernehmen.

Alles Tun scheint ein Tun fürs Nichtstun zu sein.

Erholungsvorgänge und Schlaf-Entzug

Schlafentzug. Um etwas mehr über das Ruheschlaf-Geschehen zu erfahren, wurden die Experimente des Schlaf-Entzuges eingesetzt. Diese haben gezeigt, daß man im Extremfall bis 5 Tage lang wach bleiben kann. Aber wie! Als qualvoller Kampf gegen das Schlaf-Verlangen.

Das Nachholen. Um ein Schlaf-Defizit wieder auszugleichen, sind maximal 13 Stunden Schlaf (vorerst nur Ruheschlaf, dann auch Traumschlaf) nötig, um sich wieder zu erholen. Dabei erholt sich zuerst die Merkfähigkeit (nach 5 Stunden), dann die Geschicklichkeit (nach 8 Stunden) und zuletzt die Ausdauer des Konzentrationsvermögens und der Präzision (minimale Fehlerrate nach 13 Stunden Erholung). Im gewöhnlichen Alltags-Schlafrhythmus erfolgt diese Erholung bei einer durchschnittlichen Schlafdauer von 6 bis 7 Stunden doppelt so schnell.

Der angeborene Schlaf-Wach-Rhythmus erweist sich, überprüft an Höhlen-Experimenten, als etwas länger als 24 Stunden, nämlich bis gegen 25 Stunden lang andauernd, als hätte sich die Welt früher mal etwas langsamer gedreht gehabt. Auch ist der Schlaf saison-unabhängig immer gleich lang, wie denn auch der Tag-Nacht-Rhythmus am Äquator stets gleich lang bleibt. Dies weist auf eine lange Anpassung unseres Schlaf-Wach-Zyklus an die Äquator-Gegebenheiten hin. Zum Glück ist die Anpassungsfähigkeit aber groß, was sich auch auf die Zeitverschiebung bei Flugreisen günstig auswirkt (nicht für alle Leistungen gleich schnell erfolgend. Für die Geschicklichkeit zB erst nach Tagen).

Das Schlaf-Ich. Im Rahmen dieser Wach-Schlafzyklen taucht das Wach-Ich im Dösen, Ruhe- und Traumschlaf wie ein Eisberg ins Meer des Unbewußten ab, um beim Erwachen mit der Spitze wieder in die Wachgestaltung aufzutauchen. Der größte Anteil des bunten Ich-Geschehens läuft allerdings auch im Wachsein im Unbewußten weiter, wenn auch etwas anders unbewußt als im Schlaf (erhaltene Zeitachse zB).

Der Nachtwandel erfolgt überraschenderweise zu 90% aus dem Ruheschlaf heraus (nur 10% aus dem Traumschlaf), was zeigt, daß das Ruheschlaf-Ich ebenfalls aktiv ist, wenn auch viel zu wenig auf die Umwelt Bezug nehmend, so daß erhebliche Sturzgefahr aus dem Fenster besteht.

Störungen des Ruheschlafs

Die Störungen des Ruheschlafs sind äußerst lästig, weil man sich durch die Nacht hindurch langweilt und am Morgen endlich schlafen könnte, wenn man müde und gerädert aufstehen sollte. Viele Menschen sind von Natur aus schlechte Schläfer, dh sie haben eine nur geringe Schlaf-Kapazität. Oft erwachen sie mehrmals pro Nacht, so daß sie glauben, die ganze Nacht über kein Auge geschlossen zu haben. Selbstverständlich haben sie geschlafen, aber in vielen Fraktionen, was eine längere Schlafenszeit abverlangt, die sie sich leisten sollten.

Einige brauchen nur sehr wenig Schlaf, im Minimum 4 Stunden (ein Beispiel dazu war *Edison*), andere klagen, sie könnten ständig schlafen. Und bei der Schlafkrankheit werden durch Viren oder Einzeller (Trypanosoma gambiense) die Neurone der Wach-Steuerung zerstört, so daß die Patienten aus einem Dauer-Schlaf heraus sterben.

Therapie von Schlaf-Störungen

Therapeutisch ist wichtig, die Schlafsystem-Aktivität durch äußere und innere Ruhe zu fördern. Wenn zB Lärm oder Angst die Weckschwelle niedrig halten, soll alles darangesetzt werden, diese Störfaktoren loszuwerden. Bei äußeren Störfaktoren muß ein ruhiges Schlafzimmer gefunden werden (ev Angewöhnung an einen Hörschutz), bei Angst sind einleitend Antidepressiva hilfreich, auf lange Sicht hinaus aber vorwiegend das autogene Training mit positivem Tagträumen vom guten Schlafen, jeden Abend und nachts beim Erwachen geübt, so daß man sich schon unbewußt bei jedem Erwachen in Entspannung versenkt (konditionierte Schlaf-Förderung). Auch helfen tägliches Sporttreiben zur Steigerung der Ermüdung, ein konstantes Schlafritual und das Hören leiser, beruhigender Musik (vorab auch beim Ohrrauschen empfehlenswert) mit programmiertem Selbstabstellen des Musikgerätes (die Abstellzeit kann mit der Zeit verkürzt werden).

Bei angeborener schlechter Schlaf-Kapazität muß der Schlaf in Fraktionen aufgeteilt werden mit zumindest einem Mittagsschlaf, evtl sogar einem Abend-Nickerchen, um das Maximum aus dem Wachsein herausholen zu können.

Von Schlafmitteln ist vorab in jungen Jahren ob der Gefahr der Abhängigkeit abzuraten. Wohl aber können diese in Ausnahmefällen (zB vor einem Examen) und bei nur sehr kurzer Wirkungs-Dauer (Halbwertszeit 3 Stunden) gute Dienste leisten, um das Leistungsvermögen des Hirnes am folgenden Tag nicht zu gefährden.

Der Traumschlaf

Das Neuronensystem zur Steuerung des eigenartigsten Bewußtseinszustandes, des Traumschlafes, ist zuletzt entdeckt worden, nämlich 1961 von *Jouvet* in Lyon. Es liegt im Pons-Bereich ausgebreitet (Abb 57) und schaltet sich durchschnittlich 7mal pro Nachtschlaf-Phase ein (Abb 58).

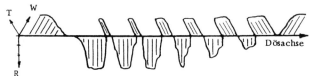

Abb 58: Der Wach-Ruheschlaf-Traumschlafzyklus (W = Wach, T = Traumschlaf, R = Ruheschlaf in 3 Tiefenstadien)

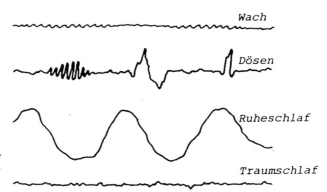

Abb 59: Die bioelektrische Aktivität des Hirnes in den einzelnen Bewußtseinszuständen

Rasche Augenbewegungen (REM). Abgegrenzt wurden diese Traumschlaf-Phasen vom Ruheschlaf erstmals 1953, als *Aserinski* und *Kleitman* Phasen mit raschen Augenbewegungen entdeckten, die mit einem charakteristischen EEG (Elektroencephalogramm), das einer Wachkurve ähnlich sieht, einhergehen (Abb 59).

Im EMG (Elektromyogramm) finden sich rudimentäre Bewegungen, die ein Rennen, Zupacken, Saugen etc andeuten. Die vegetative Steuerung ist ganz unregelmäßig mit bald Herzjagen, bald raschem, bald wieder langsamem Atmen und mit Blutdruck-Schwankungen. Auch kann es zu Schweißausbrüchen und zur gesteigerten Magensäurebildung kommen. Beim Mann stellen sich nicht selten Glied-Schwellungen ein.

Gesteigerter Stoffwechsel. Die Hirndurchblutung und der O_2-Verbrauch der Hirnzellen gehen sogar um 50% über die Wachverhältnisse hinaus, was dafür spricht, daß das Träumen eine recht anstrengende Angelegenheit ist.

Efferenzen-Blockade. Da auch viele motorische Impulse aufgebaut werden, muß eine starke Blockade im Stammhirn, aktiviert durch den Locus coeruleus und ausgeführt durch das Hemmfeld von *Magoun* her, wenn es nicht zum Nachtwandel kommen soll.

Die **Weckschwelle** ist sogar noch höher als im Ruheschlaf mit aber noch immer dem Korridor für das Wimmern des Kindes und für den Eigennamen. Plötzlich sinkt die Schwelle abrupt ab, es kommt zum kurzen Dösen oder sogar Erwachen, in das hinein für einige Minuten Erinnerungen aus dem Traumschlaf mitgenommen werden.

Diese **Erinnerungen** müssen allerdings vom Wachsein in längerdauernde Engramme umgeschrieben werden, weil sie sonst mit einer Halbwertszeit von 5 Minuten vergessen gingen. Viele Leute erwachen nur langsam aus dem Dösen, so daß sie keine Zeit zum Engramm-Umschreiben haben und sich daher im vollen Wachsein nie an einen Traum erinnern. Andere wiederum können es durch das Anlegen von Traum-Büchern (sofortiges Aufschreiben des Traumes beim kurzen Erwachen) auf bis 7 Träume pro Nacht bringen.

Schlaf-Zyklen. Diese Traum-Anzahl pro Nacht geht auf den Wechsel zwischen den Ruheschlaf- und Traumschlaf-Phasen (Schlaf-Zyklen) zurück, wobei anfänglich nach ca 1 Std Ruheschlaf nur wenige Minuten Traumschlaf folgen. Dieses Verhältnis verschiebt sich dann aber immer mehr zu Gunsten des Traumschlafes, bis der Traumschlaf am Morgen gegen 20 Minuten und länger andauert, während dafür der Ruheschlaf-Anteil zurückgeht (Abb 58). Insgesamt verbringen wir 2 Stunden pro Nacht im Traumschlaf, die Säuglinge sogar 8 Stunden nebst 8 Stunden Ruheschlaf und 8 Stunden Wachsein.

Der Traum

Der Traum ist ein Engramm-Geschehen, bei dem die Afferenz-Engramm-Schranke zusammengebrochen ist. Während im Wachzustand der Analysator sehr genau zwischen einlaufenden Afferenzen aus der Umwelt und seinen Engrammen (Gedächtnis-Inhalten) unterscheidet, bricht diese Schranke im Traumschlaf zusammen. Es treten jetzt Engramme an die Stelle der Afferenzen, um als Afferenzen erlebt zu werden.

Beim Studium des Traumes erweist sich die Aufteilung in die

– Traum-Umwelt und ins
– Traum-Ich

als sehr fruchtbar.

Die Traum-Umwelt

Weil diese Umwelt keine Afferenzen-, sondern eine Engramm-Umwelt darstellt, geht sie nicht mehr nach den Gesetzen der Afferenzen (Kausalität, Kontradiktion, Identität) resp der Umwelt, aus der sie stammen, sondern nach den Gesetzen der Engramme.

Diese Engramm-Gesetze sind im Wachsein studierbar, weil die Engramme beim Erwachen innert 5 Minuten in Langzeit-Engramme umgeschrieben werden können. Es sind dies:

– **Das Gesetz des Frisch-Engramms**, dh das Frisch-Engramm drängt sich seinem Analysator auf. Es kommt zum Tagesrest- und Erwartungs-Traum.
– **Das Gesetz der Simultaneität.** Miteinander eingelaufene Afferenzen, die entsprechend miteinander engrammiert wurden, wecken sich gegenseitig, so daß die Entwicklung der Traumwelt zB vom Essen im Restaurant zum Thema Hund weitergeht, weil beim Essen ein Hund unter dem Tisch gebellt hat.
– **Das Gesetz der Ähnlichkeit.** Ähnliche Engramme aktivieren sich gegenseitig, weil sie sich in ihren Gleichheitsanteilen überschneiden. Die Aktivierung läuft entlang diesen Überschneidungsachsen, die auch den Engrammuntergang am längsten überdauern. Die Folge sind ständige Abwandlungen der

Umwelt, Verwandlungen, Ursache-Wirkungs-Umkehr, Entstehung von Mischwesen etc. Das Velo verwandelt sich zB über die Ähnlichkeit des Sattels zum Pferdesattel in ein Pferd.

Die Zeitachse in der Formatio reticularis (spurenhaftes Festhalten der hintereinander eingelaufenen Engramme) hingegen ist ausgeschaltet.

Das Traum-Ich

Auf die abwechslungs- und möglichkeitenreiche, farbige und laute Engramm-Umwelt reagiert das Traum-Ich mit all seinen Reflexen, Instinkten und Integrator-Möglichkeiten. Entsprechend gibt es eine Verhaltensforschung des Traum-Ichs.

Vorab **die Instinktmuster in der GI** aktivieren rückläufig die Auslöser-Engramme über die aktiven Auslöser-Detektoren im instinktiven Subsystem (motivo-sensorische Aktivierung), um darauf wieder anzusprechen und sich dadurch aufzuschaukeln. Es kommt zur Auslöser-Ansammlung, zB über den Sicherungsinstinkt zum feuerspeienden Drachen, zur Hexe oder zur Höllenszene (von Hieronymus Bosch besonders gerne gemalt worden). Diese motivo-sensorische Aktivierung führt zur Überdimensionierung weit über die Angstauslöser der Wachwelt hinaus, was Desensibilisierung für die Wachauslöser (Desensibilisierung über die Überdimensionierung) und damit Angewöhnung resp Neutralisierung mit sich bringt. So können wir nach einem Verkehrsunfall träumen, wir seien zerquetscht worden, der Bauch aufgeschlitzt, der Schädel zertrümmert – wir lägen schon im Sarg. Dadurch wird das Wacherlebnis förmlich zur Kleinigkeit im Vergleich zum Traumgeschehen; der Stellenwert des Unfalls verringert sich. Entsprechend sollte man auch keinen Schandbrief schreiben, bevor man darüber geträumt hat – er wird ganz anders aussehen.

Auch das **integrative Geschehen** aktiviert Engramme, die sich als Traum-Umwelt darstellen. Das Traum-Ich setzt sich so über seine Traum-Umwelt mit sich selber auseinander. Sogar träumen, daß es träume, kann das Traum-Ich. Hingegen findet es kaum je eine konkrete Lösung für seine Probleme, was denn auch nicht seine Aufgabe ist. Es muß vielmehr das festgefahrene Wach-Ich desensibilisieren, wodurch dieses wieder neutralisierter einen wesentlich weiteren Horizont miteinbeziehen kann, um zur besten Lösung zu gelangen.

Dadurch, daß das Traum-Ich in der Traum-Umwelt wesentlich mehr erlebt als das Wach-Ich in der Wach-Umwelt, dachte man schon daran, daß das ureigentliche Ich im Traum lebe und sich nur deshalb in den Wachzustand einzwängen lasse, um dem Körper die Lebensgrundlage zu verschaffen und die nötigen Engramme einsammeln zu gehen. Dem steht allerdings die Kreativität des Wach-Ich gegenüber, die es dem Leben ermöglicht, seine Vergangenheit aufzurollen und seine Zukunft bis ins Weltall hinaus zu suchen (ev hinsichtlich des mal Erlöschens der Sonne von größter Bedeutung).

Bedeutung und therapeutische Hinweise

Die Wichtigkeit des Traumschlafes wurde anhand von Entzugs-Experimenten untersucht. Die Exploranden wurden nervös, reizbar und zerfahren. Katzen rasten schließlich wild umher, bis sie völlig erschöpft starben.

Der Traumschlaf ist demnach lebenswichtig, obwohl er nicht am Leistungsaufbau des Hirnes beteiligt ist. Er sorgt vielmehr für den psychischen Ausgleich und wird daher bei psychischen Störungen gerne herangezogen, weil sich an der Überdimensionierung ablesen läßt, was überhaupt desensibilisiert wird. Versagerträume (Zug verpaßt, eine Abmachung verschlafen etc) zB desensibilisieren Versager-Ängste ehrgeiziger, frustrationsanfälliger Leute.

Therapeutisch gilt es, bei Angstträumen nach verdrängten Störereignissen zu suchen und mehr Geborgenheit in die Wachgestaltung hineinzubringen. Bei Versagerträumen sollten die Zielvorstellungen etwas weniger hoch gesteckt oder aber durch autogenes Training mit positivem Tagträumen und durch mentales Training unterstützt werden. Geht es dem Traum-Ich gut, ist zu erwarten, daß es auch das Wach-Ich schafft.

Das Dösen

Dem Dösen liegt kein eigenständiges neurales Dös-System zu Grunde, sondern ein System-Komplex aus den ältesten Anteilen des Wach-, des Ruheschlaf- und des Traumschlaf-Systems. Damit ist das Dösen geradezu prädestiniert, als Übergangsstadium und Drehscheibe zwischen den großen Mächten zu agieren. Tatsächlich gehen alle Bewußtseinszustände über das Dösen als dem Urbewußtseinszustand ineinander über.

Im Dösen sind wir zwar von der Umwelt abgeschaltet, aber noch sehr leicht weckbar. Das Engrammierungsvermögen ist nicht ganz ausgeblendet, jedoch kürzer als im Traumschlaf.

Die Erholung geht wesentlich langsamer als im Ruheschlaf, und ähnlich dem Traumschlaf erleben wir ein Dös-Geschehen mit Efferenzen-Blockade, die manchmal durchschlagen wird, so daß wir kurz zusammenzucken. Der Aufbau dieser Blockade geschieht ruckartig, ersichtlich am ruckartigen Absinken des schwer gewordenen Kopfes bei langweiligen Vorträgen.

Das Gähnen. Beim Übergang vom Wachsein ins Dösen und umgekehrt kommt es überdies zum ausgiebigen Gähnen. Hierfür sind Neurone in der Medulla oblongata des Stammhirnes zuständig, aktiviert durch die Raphe-Kerne als Dös-Schrittmacher, die ihre Aktivität direkt an die Vorderhorn-Motoneurone abgeben und auch dann noch funktionieren, wenn die Hirnbahnen etwas weiter oben (ab der Pons aufwärts) unterbrochen sind. Der beklagenswerte Patient kann in dieser desperaten Situation nur noch gähnen und atmen (das Atemsystem liegt ganz in der Nähe, was zusammen mit der vergleichenden Hirnforschung am Fisch auf die ursprüngliche Atem-Funktion des Gähnens im Kiemenstadium mit Spreizen der Kiemen und noch jetzt Öffnen des inneren

Gehörganges hinweist) und ist sonst vollständig querschnittsgelähmt (apallisches Syndrom).

Am Morgen beim Erwachen wird wiederum gegähnt, weil das Gähn-System weiterhin seine Impulse von der Raphe-Kerngruppe (für Ruheschlaf zuständig) bekommt und nicht unterscheiden kann, ob diese Gruppe am Anlaufen oder Abflauen ist (während die motorischen Bahnen nicht mehr abgeblockt sind).

Ob dem Bedeutungswandel ist das Dösen jetzt ein Koordinator für die Gruppe, am Morgen für gemeinsames Aufwachen, am Abend für gemeinsames Einschlafen im Sinne eines physiologischen Einschlafmittels, und sollte daher nicht unterdrückt werden.

Das EEG zeigt ein ganz charakteristisches Aktivitätsmuster (Abb 59), das sich von allen anderen Bewußtseinszuständen wesentlich unterscheidet und daher die Abtrennung des Dösens von den anderen 3 Bewußtseinszuständen rechtfertigt.

Ur-Bewußtseinszustand. Da von allen anderen Bewußtseinszuständen Merkmale aufweisend, dürfte das Dösen den Urbewußtseinszustand darstellen, aus dem sich alle anderen Bewußtseinszustände entwickelt haben.

Störungen und Therapie

Störungen des Dösens gibt es eigentlich nur im Sinne des Überhandnehmens gegenüber dem Wachsein. So zB nach schwerer Hirnerschütterung, bei Vergiftungen oder bei der Altersdegeneration.

Therapeutisch ist es beim chronischen Überhandnehmen des Dösens wichtig, das Wachsein möglichst anregend und abwechslungsreich zu gestalten, unterbrochen durch den Mittagsschlaf, der die Ausdauer regeneriert. In der Regenerationsphase nach akutem Hirntrauma, nach Vergiftung usw hingegen soll der Patient den Tag ruhig durchdösen, weil sich aus diesem Urzustand heraus wieder alle anderen Bewußtseinsvermögen aufbauen.

Zusammenfassung

Von den 4 Bewußtseinszuständen bestreitet

das Wachsein durchschnittlich 17 Stunden pro Tag, gesteuert durch das Wach-System (Wach-Schrittmacher) im Mittelhirn. Unter seinem Einfluß gestaltet das Nervensystem seine Wachmuster für die Auseinandersetzung mit der Außenwelt.

Bezüglich dem Ruheschlaf steht dem Wach-System im Mittelhirn ein ausgedehntes Ruheschlaf-System vom unteren Stammhirnabschnitt bis zum Thalamus hinauf gegenüber. Gewinnt dieses Ruheschlaf-System die Oberhand, zieht sich das Hirn in sich selbst zurück, um sein Wach-Leistungsvermögen zu regenerieren. Dabei erholt sich zuerst die Merkfähigkeit, dann die Geschicklichkeit und am langsamsten die Ausdauer des Konzentrationsvermögens und der Präzision.

Traumschlaf. Unterbrochen wird die Ruheschlafgestaltung durchschnittlich 7 × durch Traumschlaf-Phasen während zusammengezählt rund 2 Stunden, gesteuert durch das Traumschlaf-System im Pons-Bereich. Im Gegensatz zum Ruheschlaf mit niedrigstem Stoffwechsel treibt das Traumschlaf-System das Großhirn zu höchster Stoffwechsel-Intensität an, sogar höher als im Wachsein. Dennoch ist die Weckbarkeit am schwersten (höchste Weck-Schwelle).

Der Traum. Dank dem Bilden von Kurzengrammen (ca 5 Minuten Halbwertszeit) kann das Wachsein analysieren, was im unmittelbar vorausgegangenen Traumschlaf passiert ist. Diese Analyse zeigt, daß die Afferenz-Engrammschranke gefallen ist, dh daß im Analysator die Engramme an die Stelle der Afferenzen getreten sind, so daß eine farbige und laute Engramm-Umwelt entsteht, die nicht mehr nach den Gesetzen der Afferenzen, sondern der Engramme läuft: Gesetz des Frisch-Engrammes, der Simultaneität und, am wichtigsten, der Ähnlichkeit.

Das Traum-Ich. Das auf die Traum-Umwelt reagierende Traum-Ich weckt mit seinen Instinkten und seinem Integrator-Vermögen weitere Engramme bis zur Überdimensionierung, die den Stellenwert der Wach-Erlebnisse neutralisieren.

Das **Dösen** als die Drehscheibe zwischen den 3 großen Bewußtseinszuständen mit Eigenschaften aus allen 3 Zuständen dürfte den phylogenetisch ältesten Bewußtseinszustand darstellen. Eingeleitet und wieder abgeschlossen wird es durch das ansteckende Gähnen.

Störungen des Wach-Schlaf-Rhytmus sind häufig, sei es wegen verminderter Wach-, sei es wegen verminderter Ruheschlaf-Kapazität. Und im Alter kommt es ebenso zu einer Destabilisierung der Rhythmus-Präzision, wie dies auch bei allen anderen alternden Systemen der Fall ist.

Therapeutisch gibt es für beide Formen Medikamente, die aber abhängigkeitsgefährlich sind. Empfehlenswert ist daher das autogene Training mit positivem Tagträumen, das Sichmüdeturnen, ein konstantes Schlafritual (zB Lesen) und das sich Anpassen an die Störungen (Mittagsschlaf, abwechslungsreiche Beschäftigung), um das Beste daraus zu machen.

Bei psychischen Schwierigkeiten lohnt sich das Beachten der Überdimensionierungen im Traumschlaf, die Überforderungen im Wachleben neutralisieren und allenfalls durch eine Korrektur der Lebens-Ansprüche oder des Lebens-Stils vermieden werden können.

Literatur

Bossard, R.: Traumpsychologie. Wachen-Schlafen-Träumen. Fischer, Frankfurt (1987)

Davidson, J. M., et al.: The Psychobiology of Consciousness. Plenum Press, New York (1980)

Dieckmann, H.: Träume als Sprache der Seele. Bonz, Oeff. (1987)

Eckes, L.: Psychoanalytische Traumtheorie und Trauminterpretation. Med. Psych., Göttingen (1980)

Faust, V., et al.: Schlafstörungen. Hippokrates, Stuttgart (1985)

Freud, S.: Die Traumdeutung. Fischer, Frankfurt (1964)

Gschwend, J.: Gähnen als einziges Verhaltensmuster der Gesichts- und Kiefermuskulatur bei einem Patienten mit Ponsgliom. Fortschritte der Neurologie-Psychiatrie 45 (1977)

Hess, W. R.: Das Schlaf-Syndrom als Folge dienzephaler Reizung. Helv. Physiol. Acta 2 (1944)

Hippius, H.: Schlaf-Wach-Funktion. Springer, Berlin (1987)

Jouvet, M., et al.: Locus coeruleus et sommeil paradoxal. Soc. Biol., Paris 159 (1965)

Jung, C. G.: Vom Wesen der Träume. Ciba Zeitschrift 99 (1945)

Kleitman, N.: Sleep and wakefulness. Univ. Chicago Press, Chicago (1963)

Koella, W. P.: Die Physiologie des Schlafes. Eine Einführung. Fischer (1988)

Luban, B.: Schlaf dich gesund. Hippokrates, Stuttgart (1985)

Magoun, H. W.: The waking brain. Springfield, Ill. (1958)

Schmidt, R.: Träume und Tagträume. Kohlhammer, Stuttgart (1980)

Siebenthal, W. V.: Die Wissenschaft vom Traum. Ergebnisse und Probleme. Springer, Berlin (1984)

Waldvogel, W.: Gähnen als diencephal ausgelöstes Reizsymptom. Helv. Physiol. Acta 3 (1945)

Werth, R.: Bewußtsein. Psychologische, neurobiologische und wissenschaftliche Aspekte. Springer, Berlin (1983)

Der Rehabilitations-Bedarf des Säuglings

Störungen durch schädigende Ereignisse nach der Geburt werden zumeist problemlos erkannt, weil sie zu einem Verlust erworbener Fähigkeiten führen und daher sofort auffallen.

Handelt es sich aber um Schäden vor der Geburt, werden diese oft viel zulange nicht erfaßt, wodurch wertvolle Rehabilitations-Zeit verstreicht. Vor oder während der Geburt entstandene Schäden sollten spätestens ab dem 2. LJ rehabilitiert werden können. Es wäre daher wünschenswert, wenn alle Kinder im Anschluß an den Impfplan am Ende des 2. LJ vom Kinderarzt kurz hinsichtlich eines allfälligen Rehabilitations-Bedarfs überprüft würden.

Bedeutungsvoll hierzu die Beurteilung der 3 Globalleistungs-Dimensionen und ihrer entsprechenden Teilleistungen:

Bezüglich der GI sollte das Kind

- ein unbekanntes Spielzeug (zB eine aufziehbare Maus) eine Minute lang untersuchen (Ausdauer des Willens),
- sich im Spiegelbild erkennen (kognitives Denkvermögen),
- ein Lieblings-Spielzeug haben (Begeisterungsfähigkeit).

Bezüglich den dazugehörigen Teilleistungen sollte das Kind

- hüpfen können (Sensomotorik),
- Zweiwort-Sätzchen zustande bringen (Das Denken verbal ausdrücken),
- emotional reagieren können (Freude oder Angst zeigen, lächeln, weinen).

Im Zweifelsfall ist es besser, eine kurze Rehabilitation einzusetzen, als sie zu verpassen.

Rehabilitiert werden muß immer, wenn ein Nervenzellverband des Hirnes oder wenn Nervenbahnen geschädigt worden sind. Hinzu kommen auch die Reife-Rückstände mit allerdings besserer Prognose, wenn sie nicht durch eine Schädigung, chronische Hemmung oder Vernachlässigung, sondern durch ein langsameres genetisches Programm zustande gekommen sind.

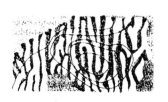
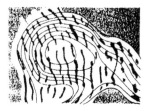

a   b

Abb 60: Bänder aus gleichen Detektorneuronen im Seh-Analysator: a bei normalem Sehen, b zurückgebildet nach Erblinden

Die Hirnschäden bestehen darin, daß Hirnzellen (Neurone) zerstört sind oder daß sie sich unter ständiger Hemmung oder Vernachlässigung zurückgebildet haben (Abb 60). Zumeist passiert eine Störung vor, seltener unter der Geburt. Leider können die Neurone ab der Geburt nicht mehr ersetzt werden. Der Säugling kommt mit seinen rund 100 Mia Neuronen zur Welt und muß damit auskommen. Durch die Rehabilitation erfolgt aber eine Korrektur unter Ausschöpfung folgender Möglichkeiten:

- Reorganisation der neuronalen Restbestände.
- Aussprossung der Neuronen-Äste von durchschnittlich 10.000 Kontaktstellen bis zu 30.000. An dieser Aussprossung beteiligen sich auch biochemische Faktoren, induziert durch die erlittenen Verluste resp das Verhältnis zur Glia, denn gesunde Neuronen-Populationen können nicht so ausgiebig zur zusätzlichen Aussprossung angetrieben werden wie wenn ein Glia-Überschuß vorhanden ist.
- Funktionswechsel vom globalintegrativen Neuron zum Teileistungs-Neuron.
- Umgehungs-Strategien (zB mit dem gebeugten Ellbogen halten statt mit der gelähmten Hand), wenn die Ausfälle nicht genügend gut regeneriert werden können.

Aber die Forschung geht weiter. In die Zukunft hinein gesehen darf mit Zell-Einpflanzungen gerechnet werden, die die ausgefallenen Neurone wenigstens zum Teil ersetzen werden, so daß das geschädigte Kind mit wesentlich besseren Voraussetzungen rehabilitiert werden wird.

Literatur

Clemens, P. C.: Neugeborenen-Screening. Thieme, Stuttgart (1990)

Feldkamp, M., et al.: Reflexmotorik. In: Diagnose der infantilen Zerebralparese im Säuglings- und Kindesalter. Thieme, Stuttgart (1988)

Die neurophysiologischen Zeitmarken der Entwicklung

Entwicklung bedeutet sowohl Reifung genetisch programmierter Strukturen, als auch Einspielen und Bereichern dieser Strukturen, damit sie nicht atrophieren (Abb 60 S 246), sondern sich weiter entwickeln, wobei das Hirngewicht von 300 – 370 g bei der Geburt innerhalb 1½ Jahr auf 1 kg ansteigt. Mit 5 Jahren erreicht es bereits 1,3 kg, um bis zum Erwachsenenalter nur noch etwa 80 g zuzulegen.

Der Säugling beherrscht angeborenerweise ein bereits recht komplexes sensomotorisches Saugverhalten mit Vakuum-Effekt und Massieren der Mamille mit der Zunge, das nicht nur eine Reflex-Verschränkung, sondern ein instinktmotiviertes Verhalten mit Suchen und Schreien nach der Mamille (Appetenz-Verhalten) bedeutet. Hinzu kommt der Geruch und der Geschmack, womit der Säugling sogar die Milch von verschiedenen Müttern unterscheiden kann.

Die Körpersensorik reagiert auf Berührung, Schmerz und Temperatur, während das Gehör schon seit 2 Monaten Laute aufgreift, auf die das noch nicht geborene Kind zappelnd reagieren kann (Spiel der Mutter mit dem Ungeborenen über ein Glöckchen). Auch beginnt das Vestibularis-System auszureifen, was zunehmend ein Anheben des Kopfes gegen die Schwerkraft ermöglicht. Und das Sehen erlaubt bereits das Erkennen markanter Züge des Gesichtes wie Augen, Nase, Mund (über entsprechende Punkt- und Strichdetektor-Gruppen) bei allerdings erst anlaufendem Farbsehen und beginnendem Fixieren ab der 6. Woche (bis zur 4. W Puppenaugenphänomen ohne Nachdrehen der Augen bei Kopfbewegungen beobachtbar).

Körpermotorisch liegt das Neugeborene mit gebeugten Beinchen und Ärmchen (Henkel-Stellung) auf dem Bauch (Schwerpunkt im Nabel-Bereich), das Becken in Beugestellung, und hält den Kopf leicht zu fast immer derselben Seite hin gewendet, um atmen zu können. In der instabilen (unphysiologischen) Rückenlage kommt es zu unkoordinierten spontanen Massenbewegungen. Mit dem Heranreifen des vestibulären Kopfstell-Reflexes entwickelt sich der Vorderarm-Stütz mit Absenken des Beckens und Verlagerung des Schwerpunktes zum Becken.

Das Schau-Kind des 3. Lebensmonats (LM) entwickelt vorrangig das Seh-Vermögen mit dem fixierenden Aufmerken, der Blickwendung und dem Farbsehen. Die Umwelt wird jetzt visuell förmlich abgetastet. Hinzu kommt der akustische Augenstell-Reflex, der dafür sorgt, daß sich die Augen sofort einer Schallquelle zuwenden.

Motorisch entwickeln sich die Stellreflexe vom Nacken her abwärts, vorerst zu den Armen (Nacken-Arm-Stellreflex) mit dem symmetrischen Ellbogen-Stütz und dem Kopf außerhalb der Stützbasis (mit 4½ M dann der Einzel-Ellbogen-Stütz mit entsprechendem Beherrschen der Schwerpunktsverlagerung von einer stabilen Haltung in eine andere, vorab auf den Ellbogen-Becken- und auf der anderen Seite auf den Kniestütz, um die Greifhand frei zu bekommen. In

Rückenlage gelingt das assoziierte Greifen der Hände und Füße bei gestrecktem Ober- und gebeugtem Unterkörper.), 3 Monate später zum Rumpf und innerhalb eines Jahres von der Willkür-Motorik bereits sehr stark überbaut zu den Beinen. Umgekehrt verschwinden der alte Handgreif-, Moro- und Schreit-Reflex sowie die Stützreaktion dadurch, daß ihre Reflex-Auslösbarkeit durch hemmende Pyramidenbahn-Fasern abgeblockt wird. Das Greifen erfolgt noch nicht über die Mittellinie hinaus (erst ab 4½ M). Präverbal werden Lall-Laute entwickelt. Auch lächelt das Kleine die Mutter im Sozialspiel ab der 6. W immer häufiger an, was ihre Bindung zum Kind verstärkt. Emotional können Freude bis zum Erregungssturm oder aber Frustrationen bis zum Zorn schon recht gut ausgedrückt werden.

Das Greif-Kind im 6. LM erwirbt dank tonischer Rumpf-Stellreflexe und zunehmender kortikaler Motorik den symmetrischen Handstütz (im 8. Monat einseitiger Handstütz, Schrägsitz und das Hochgreifen). Bei der gut entwickelten Kinästhesie der Hände greift es nach allem Erreichbaren, um es zum Mund zu führen. Es exploriert damit die Umwelt als Eß-Welt. Auch kann es jetzt selbständig beißen (seit 4. M) und kauen und will ebenfalls essen, wenn die anderen essen (Auch-Verhalten). Es ist bereits so geschickt geworden, daß es 2 Spielklötzchen in die Hände nehmen und aneinanderschlagen kann. Sprachlich entstehen die ersten Silben, und bezüglich der Raumorientierung kann das Innen vom Außen zB eines Bechers unterschieden werden. Emotional werden unerfreuliche Auslöser wie zB die Dunkelheit mit zunehmend differenzierteren Angstmustern beantwortet.

Das Krabbel-Kind im 9. LM erobert die Fortbewegung auf allen vieren im Hand-Knie- oder Hand-Fuß- resp Spinnen-Gang (vorgängig manchmal für einige Tage das Robben) und damit die entscheidende Ausweitung der Greif-Welt. Es gelingt sogar das sich Hochziehen, um damit die Schauwelt weiter zu überblicken. Beim Zupacken werden neu der Daumen und Zeigefinger gezielt zum Klemmgriff eingesetzt (mit 8 M die Finger gestreckt, mit 9 gebeugt). Dieses ständige Zupacken wird zum Dauer-Probierspiel mit Freude am Explorieren bis zum Lebensende. Sprachlich werden erste Reizworte verstanden und mit Gesten beantwortet. Emotional erreicht die Angstbereitschaft den Höhepunkt mit Ansprechen auf alle fremden Personen (Fremden).

Dem Geh-Kind im 12. LM gelingt das Gehen (zunächst Schritte seitwärts entlang den Wänden, dann auch geradeaus) dank voll ausgereiftem, statischen wie dynamischen Körperschema, ohne daß ein Zwischenstadium mit gebücktem Gehen auf allen vieren wie bei den nächsten Verwandten im Tierreich beobachtet wird, was für eine frühe Abzweigung von ihnen spricht. Das Kind kann sich bücken, und mit den Händen gelingt jetzt das Werfen. Auch kommt es immer häufiger zum Instrumental-Verhalten (zB mit dem Löffel essen). Dafür werden der alte Fuß- und Mund-Greifreflex ausgeschaltet. Sprachlich werden erste Worte gesprochen und Tierlaute nachgeahmt.

Bezüglich dem Raumschema wird durch das beliebte Stiegensteigen und das Herunterwerfen die Tiefe entdeckt, und im Spiegelbild erkennt das Kind sein Abbild. Emotional entwickelt sich die Eifersucht bei instinktmotiviertem Rivalenverhalten.

Das Renn-Kind im 18. LM geht und rennt in ständigem Wechsel. Auch kann es über den halben Kniestand aufstehen und stehend werfen ohne umzufallen. Vegetativ gewinnt es die für den Menschen so wichtige Kontrolle über den Stuhlgang, nachdem auch der vegetative Sinn zur Drang-Wahrnehmung ausgereift ist. Das Kind erobert immer mehr Worte und bildet damit Einwort-Sätze. Aber auch nonverbal beginnt sich das Kind zu äußern. Es kritzelt. Und bezüglich der Raumorientierung kann es Umwege machen und Türme in die senkrechte Dimension hinein bauen. Auch wird die Freude am Explorieren und Entdecken noch ausgeprägter. Emotional kann sich das Kind jetzt auch schämen.

Das Trotz-Kind im 2. LJ trotzt als Ausdruck von Dominanz-Ringen, das bis fast zum Leerlauf-Verhalten eingeübt wird. Daneben entwickelt sich aber auch die große Bereitschaft zum Auch-Verhalten mit Helfen, was vorab in der Küche gefährlich werden kann (Verbrennungsgefahr).

Schon in diesem Alter kommen genetisch programmierte Vorlieben zum Vorschein, die sich auch im Spiel kundtun. Beliebt jetzt nebst den Probierspielen mit Einüben der Fertigkeit die sozialen Rollenspiele als Hausmutter, Pilot, Gärtner etc, was der Schauspieler lebenslänglich macht. Gewaltig ausgebaut wird das Instrumental-Verhalten bis hin zum Skifahren. Im Bett übernehmen die Lieblings-Kuscheltiere als Mutterattrappen die Funktion der Geborgenheit, was es der Mutter erlaubt, auf akustische Distanz in einem anderen Zimmer zu schlafen. Auch entwickelt das Kind ein Schlaf-Ritual (zB Geschichtchen erzählen) und schläft noch 12 Stunden, nachdem es nach der Geburt 16 Stunden lang schlief. Akustisch-musisch drückt sich das Kind noch immer prärhythmisch und prämelodisch aus.

Die Umwelt wird archaisch, dh voller beseelter Dinge wie Berge mit Berggeistern etc erlebt. Entsprechend unterscheidet es lebendig und nicht lebendig noch nicht. Die Sprache ist zu den Zweiwort-Sätzen weiterentwickelt, wohinzu ein gewaltiges Frage-Verhalten kommt. Auch nennt jetzt das Kind seinen Namen. Und räumlich werden Klötze in allen Dimensionen aneinandergereiht. Die Dreidimensionalität ist entdeckt. Damit ist auch das Körperschema dreidimensional bei der Fähigkeit, berührte Körperstellen zu identifizieren.

Das Ich-Kind (3. LJ) bezeichnet sich mit „ich", was ein integratives Selbsterlebnis ausdrückt. Allerdings ist dies noch ebenso knäuelhaft wie die Zeichnungen vom Menschen Knäuel sind, in denen das Kind aber doch Details bezeichnet. Akustisch-musisch hingegen erobert es jetzt den Rhythmus.

Im Gegensatz zu den Tierjungen baut das Kind eifrigst in die Umwelt hinein Bau-Spiele, am liebsten mit Sand oder Schnee. Entsprechend entstehen ganze Sandstrand-Landschaften (Abb 53a S 218), bevorzugt Burgen, die aber wieder zerstört werden (die eigenen wie erst recht die fremden). Hinzu kommt eine Verteidigungs-Bereitschaft, die das Gebaute oder das Gesammelte zum allerdings leicht vergessenen Besitz macht. Der rechte Schuh wird vom linken unterschieden, es kann aber erst im Schulalter einigermaßen zuverlässig rechts und links bezeichnen. Überdies wird jetzt Lebendiges von Nichtlebendigem, aber Bewegtem unterschieden. Auch unterscheidet das Kind zwischen Bub und Mädchen.

Von den alten Reflexen verschwindet als letzter der Babinski-Reflex. Vegetativ gelingt neu die Kontrolle über die Blase. Der Mittagsschlaf wird aufgegeben. Die Emotionalität wiederum wird verfeinert und auf Lob/Tadel sensibel.

Das Wir-Kind (4. LJ) hat die Fähigkeit entwickelt, mit anderen Gleichaltrigen zusammen eine überindividuelle Gruppe zu bilden. Die Gruppenspiele dauern allerdings nicht lange, weil es recht bald Streit gibt, da die Bereitschaft zum Zurückstecken (Frust-Toleranz) noch sehr gering ist. Immerhin ist damit der Anfang zum sozialen Spielverhalten (wie zB das Karten-Spiel, das lebenslänglich anhalten wird) gelegt. Auch ist das generelle Spielverlangen so groß, daß die Kinder abends keine Zeit dazu haben, das Spiel abzubrechen und ins Bett zu gehen.

In der noch immer magischen Welt des Kindes finden jetzt Märchen mit einem deutlichen Unterscheiden von Gut und Böse großes Interesse. Als Vorstufe zur Mathematik werden Größen wie Gewichte, Längen etc unterschieden, und musisch entstehen entsprechend dem unvollständig bewußt gewordenen Körperschema die köstlichen Kopf-Füßler.

Das logische Kind (5. LJ) heißt so, weil sich sein logisches Denken dahin entwickelt, daß es sich an der Umwelt orientiert und damit die magische Welt ins Jenseits verdrängt. Entsprechend wird auch die Traumwelt von der Wachwelt unterschieden.

Das Bewußtwerden des korrekten, dreidimensionalen Körperschemas findet sich nun auch in den Zeichnungen vom Menschen, wobei deutlich zwischen Knaben und Mädchen unterschieden wird (Sex-Identität). Ab jetzt kann aus dem Mädchen kein Bub mehr gemacht werden und umgekehrt.

Der Sprachschatz ist schon beträchtlich, die Sätze sind komplett, es werden nun auch die Stimmungen verbalisiert.

Das Vorschul-Kind (6. LJ) schließlich bringt die Schulreife mit sich und erlebt eine Prägung der Muttersprache, die bis ins 15. LJ hinein reicht. Auch interessiert es sich für die geheimnisvollen Buchstaben und Zahlen, sammelt spielerisch schöne Gegenstände wie Steine, Blätter etc und geht weiterhin Vorlieben nach, während die großen Talente schon jetzt den Himmel der Berühmtheit vorbereiten.

Literatur

Ayres, A. J.: Bausteine der kindlichen Entwicklung. Springer, Berlin (1992)

Bachmann, K., et al.: Entwicklungspsychologie. In: Pädiatrie in Praxis und Klinik. Band 4. Fischer G., Stuttgart (1990)

Flehming, I.: Normale Entwicklung des Säuglings und ihre Abweichungen. Thieme, Stuttgart (1991)

Hellbrügge, Th., et al.: Die Entwicklung des Säuglings. Knaur, München (1973)

Herzka, H.: Das Kind von der Geburt bis zur Schule. Schwabe, Basel (1984)

Holle, B.: Die motorische und perzeptuelle Entwicklung des Kindes. Psychologie Vlgs Union (1992)

Piaget, J., et al.: Die Psychologie des Kindes. Klett, München (1986)

Remschmidt, R., et al.: Neuropsychologie des Kindesalters. Enke, Stuttgart (1981)

Zulliger, H.: Das normale Kind in der Entwicklung. H. Huber, Bern (1972)

Neurophysiologische Zeitmarken der Entwicklung des Kindes

	Sensorik	Motorik	Instinkte	Raum-Körper-Orientierung	Sprache	Emotion	Spiel	Global-Leistung
Geburt Saug-Kind	hört & adaptiert sieht schwarz-weiß, erkennt das Gesichtsschema Somästhesie Geruch/Geschmack Vestibularis	Saugen Spontanbewegungen vestibulärer Kopf-Stellreflex Schutzreflexe	Hungerschrei sucht Mamille			Schreivariationen		
3 Monate Schau-Kind	sieht Farben, fixiert Bildfolge- und Rückstellreflex, akustischer Augenstellreflex	Nacken-Armstellreflex Kopf außerhalb Stützbasis Verschwinden: Handgreif-, Moro- und Schreit-Reflex, Stützreaktion der Beine	Aufmerkverhalten		Plaudern	lächelt alle Gesichter an freudiger Erregungssturm Frust – Zorn	spielt mit Händen und Füßen Sozialspiele	
6 Monate Greif-Kind	Kinästhesie für die Hände	Ergreift und führt zum Mund (Eß-Welt) Handstütz, Rotation	Ißt Brot selber Auch-Verhalten	in – aus	wiederholt Silben	Angst-Schreien	Probierspiele mit Gegenständen	
9 Monate Krabbel-Kind		Krabbeln/Spinnengang Schrägsitz zieht sich hoch Klemmgriff Daumen – Zeigefinger		zeigt Körperteile	beantwortet Reizworte mit Gesten	fremden		exploriert
12 Monate Geh-Kind	Kinästhesie für die Beine	Stehen, sich bücken beginnt zu gehen & zu rennen Werfen aus dem Sitzen Verschwinden: Mund- & Fuß-Greifreflex	Rivalenaggression	Tiefe (wirft herunter)	ahmt Menschen- & Tierlaute nach sagt einige Worte	Eifersucht	Konstruktionsspiele	Instrumentalverhalten erkennt Spiegelbild

	Motorik	Instinkte	Raum-Körper-Orientierung	Sprache	Emotion	Muse	Spiel	Global-Leistung	Schlaf
1½ Jahr Renn-Kind	gutes Gehen & Rennen Werfen im Stehen	stuhlsauber	oben – unten (baut Türme) umgeht Hindernisse	Einwortsätze	Freude Schämen	kritzelt		Entdeckungslust	
2 Jahre Trotz-Kind	übt die Geschicklichkeit in den Probierspielen	will mithelfen trotzt Lieblingstiere als Kumpanersatz	vorne – hinten seitlich baut Würfelreihen	Zweiwortsätze nennt seinen Namen Fragealter		prärhythmisch prämelodisch	Rollenspiel	was? warum? denkt magisch	Einschlafritual Kuscheltiere
3 Jahre Ich-Kind	Verschwinden des Babinski	Blasenkontrolle Eigentum Mädchen-Bub-Unterscheidung	zieht Schuhe richtig an	Ich-Form	auf Lob und Tadel empfindlich	kritzelt Mensch als Kneuel bezeichnet das Gekritzel wird rhythmisch/melodisch		Ich-Integration unterscheidet lebend/nicht lebend-bewegt	kein Mittagsschlaf mehr
4 Jahre Wir-Kind				Wir-Form		Kopffüßler	Gruppenspiele geringe Frusttoleranz	überindividuelles Gruppengeschehen unterscheidet Mengen Freude an Märchen	
5 Jahre Logisches Kind		Sexidentität	Körperschema komplett & bewußt wahrgenommen		verbalisiert Emotionen	Mensch vollständig und in Umgebung gezeichnet		Das logische Wach-Ich unterscheidet sich vom Traum-Ich	
6 Jahre Vorschulkind				Prägung der Muttersprache			sammelt	Interesse für Symbole (Buchstaben, Zahlen), Vorlieben